U0105323

国医大师丁樱临证验案

主　编　丁　樱　李向峰

副主编　陈文霞　高　敏

编　委　张　博　范淑华　代彦林　白明晖

　　　　黄文龙　苏素静　韩姗姗　徐闪闪

　　　　李　阳　胡明格

全国百佳图书出版单位

中国中医药出版社

·北　京·

图书在版编目（CIP）数据

国医大师丁樱临证验案 / 丁樱，李向峰主编 .—北京：中国中医药
出版社，2024.1

ISBN 978 – 7 – 5132 – 7272 – 8

Ⅰ.①国…　Ⅱ.①丁…②李…　Ⅲ.①中医临床—经验—中
国—现代②中医儿科学—疑难病—病案—汇编　Ⅳ.①R249.7
②R272

中国版本图书馆 CIP 数据核字（2021）第 221213 号

中国中医药出版社出版

北京经济技术开发区科创十三街 31 号院二区 8 号楼
邮政编码　100176
传真　010-64405721
保定市中画美凯印刷有限公司印刷
各地新华书店经销

开本 787×1092　1/16　印张 11.75　彩插 0.75　字数 237 千字
2024 年 1 月第 1 版　2024 年 1 月第 1 次印刷
书号　ISBN 978 – 7 – 5132 – 7272 – 8

定价　68.00 元
网址　www.cptcm.com

服 务 热 线　010-64405510
购 书 热 线　010-89535836
维 权 打 假　010-64405753

微信服务号　zgzyycbs
微商城网址　https://kdt.im/LIdUGr
官 方 微 博　http://e.weibo.com/cptcm
天猫旗舰店网址　https://zgzyycbs.tmall.com

如有印装质量问题请与本社出版部联系（010-64405510）
版权专有　侵权必究

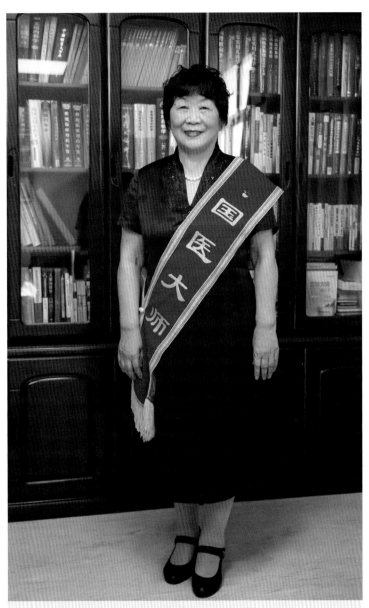

丁樱教授参加国医大师表彰大会

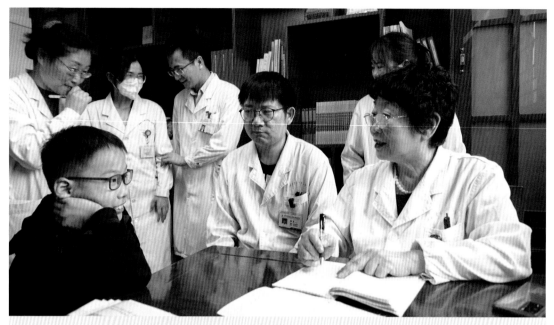

丁樱教授坐诊照（2023 年 3 月）

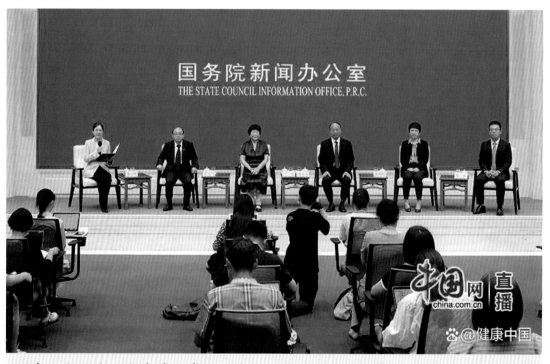

国务院新闻办公室中外记者见面会："最美医生"代表与中外记者见面交流
（2023 年 8 月）

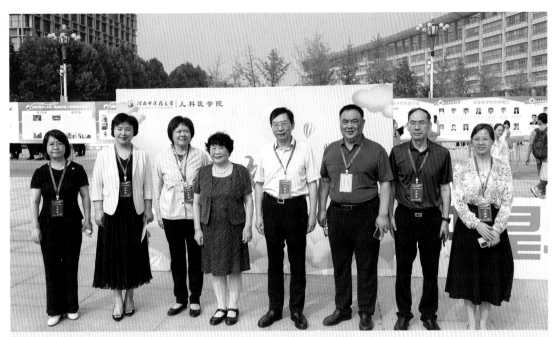

丁樱教授与河南中医药大学李小芳书记、王耀献校长等人在 2023 年河南
中医药大学开学典礼合影

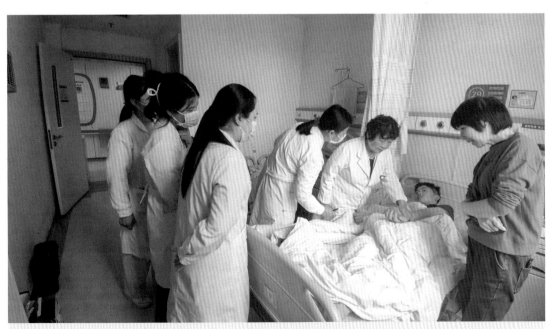

丁樱教授携团队成员查房照（2023 年 10 月）

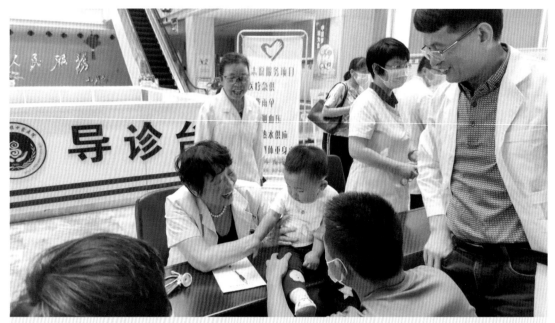

丁樱教授在内蒙古土默特左旗中蒙医院义诊照（2021年7月）

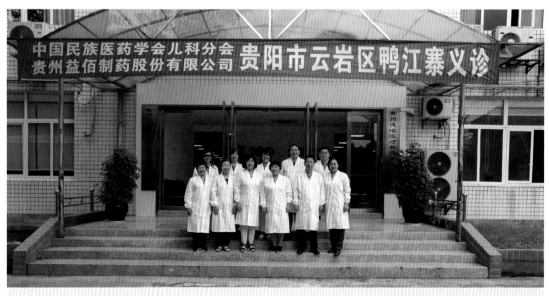

丁樱教授在贵阳市云岩区鸭江寨义诊照（2019年6月）

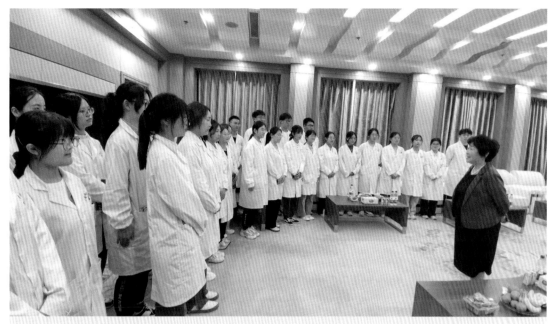

丁樱教授与学生交流互动（2022 年 8 月）

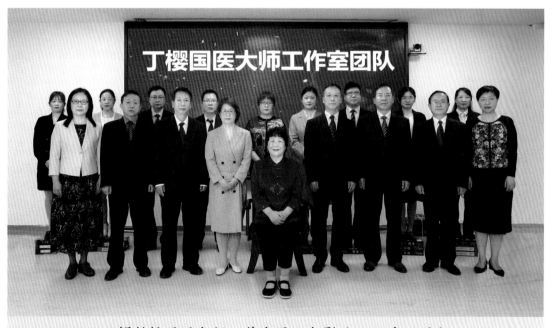

丁樱教授国医大师工作室团队合影（2023 年 3 月）

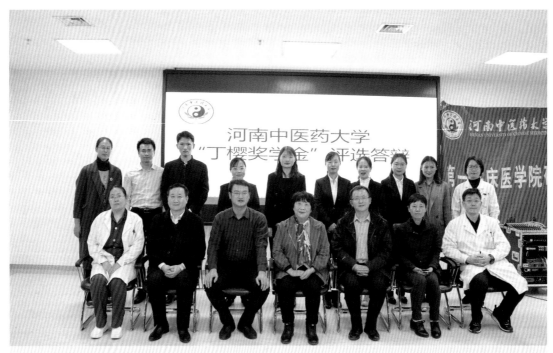

丁樱教授在奖学金评审现场（2019 年 12 月）

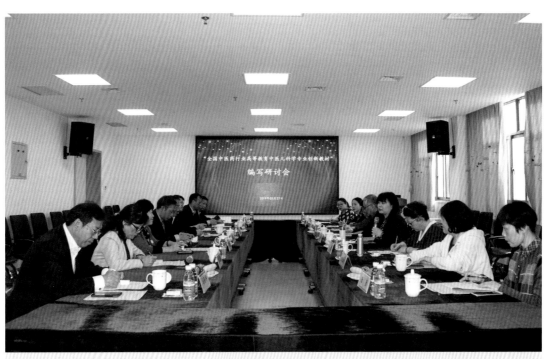

全国中医药行业高等教育中医儿科学专业创新教材编写研讨会（2019 年 3 月）

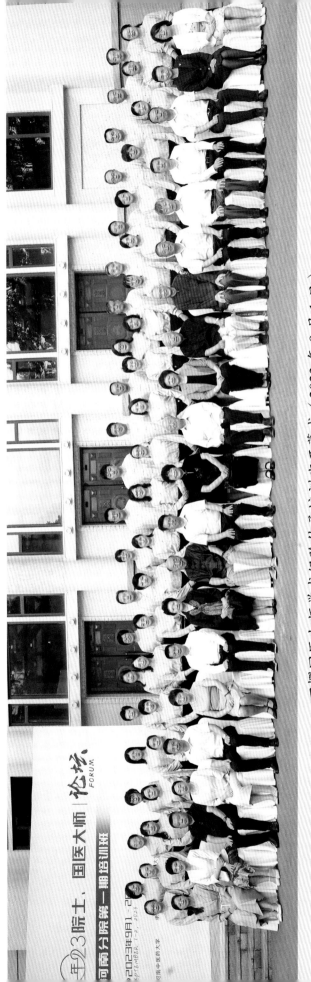

丁樱国医大师学术经验传承培训班开幕式（2023 年 9 月 1 日）

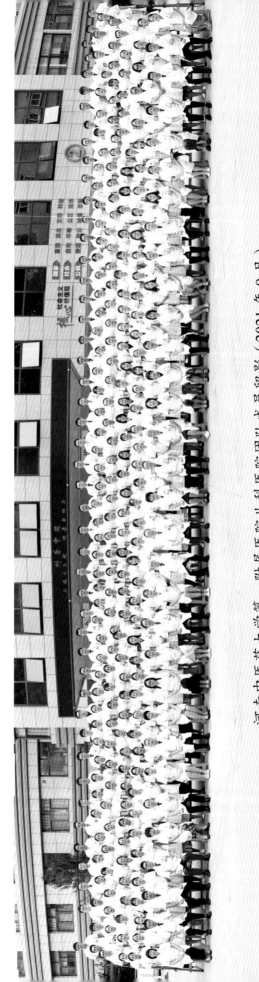

河南中医药大学第一附属医院儿科医院团队成员留影（2021 年 9 月）

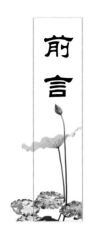

前言

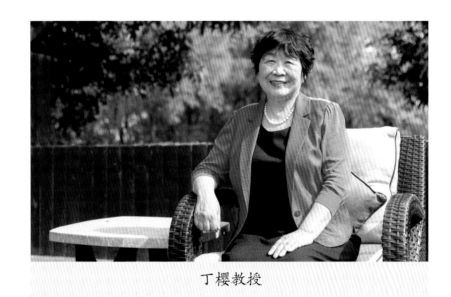

丁樱教授

　　丁樱，教授、主任医师、博士生导师、第四批国医大师、中国中医科学院学部委员、首批全国名中医、中医药高等学校教学名师、全国卫生系统先进工作者、2023年全国最美医生、2022年感动中原人物，第四、六、七批全国老中医药专家学术经验继承工作指导老师。从事中医、中西医结合医教研55载，治学严谨，学贯中西，重视科研与临床结合，成绩斐然，虽已步入古稀之龄，仍勤于临证，读书治学孜孜不倦，未尝有一刻之懈怠。

　　丁樱教授临证提倡病证结合理念，注重辨证与辨病相结合，擅长治疗儿科常见病及疑难杂症，对小儿常见病如发热、慢性咳嗽、传染性单核细胞增多症、便秘、厌食、小儿遗尿等经验丰富；在此基础上，尤擅儿科疑难杂症的治疗，对不明原因发热、慢性免疫性血小板减少症、过敏性紫癜、肾病综合征、IgA肾病、各种继发性肾病（紫癜肾、狼疮肾、乙肝肾等）、儿童风湿免疫性疾病等疑难杂症经验独到。她提出了小儿肾病"扶正祛邪，序贯辨治"的学术观点，治疗小儿肾病重视标本辨证，首次将小儿肾病"标本"辨证分型体系写入全国高等中医药院校规划教材，并沿用至今；倡导病证结合理念，在小儿肾病激素应用的不同阶段发挥中药调理阴阳，恢复脏腑功能的作用；研制了"清热止血颗粒""肾必宁颗粒"等院内制剂，广泛应用于小儿紫癜及肾病的治疗，疗效显著；率先将雷公藤引入小儿肾病及紫癜的治疗中，并在国内率先提出雷公藤多苷及雷公藤颗粒在儿科应用的新剂量；在我国中医儿科界率先开展了肾活检及病理诊断技术为中医临床服务……

名老中医经验是中医药的宝贵财富，代表着当前中医学术和临床发展的最高水平，是当代中医药学术精华的沉淀和积累。为更好地总结学习丁樱教授的临证经验，丁樱国医大师工作室弟子系统整理了近年来部分丁师门诊验案付梓成册。书中所列病案，按脏腑系统进行章节编排，无法归类者暂归为杂病系列。其中不乏疑难病症，尤其肾系疾病及风湿免疫性疾病，患者大多病情较重，病程迁延，经丁樱教授悉心诊疗终获痊愈，更体现了医者仁心，辨证用药的细心与耐心。

"大匠诲人，必以规矩"，本书中所选病例，一剂而效者有之，而复诊十余次、迁延难愈者亦有之，每一例病证均详细记载临证资料，尽量还原真实的就诊过程。案例后所附按语对所选病例进行详细剖析，或点出辨证眼目，或解析方药，或介绍用药心法，或阐述临证思维，以期凝练出丁樱教授的学术思想精华，将丁樱教授辨证论治特点和遣方用药思路完整地展现给读者。

本书学术性强，可供中医、中西医结合儿科医生临证参考，也可作为中医院校学生拓展学习的资料，还可为其他中医专业医生及中医爱好者学习借鉴。他山之石，可以攻玉，但能使读者有所裨益，则善莫大焉！

因参与整理的弟子临证经验有限，兼之时间紧迫，付梓匆匆，虽在丁樱教授指导下数易其稿，但书中难免有论述不当和错漏之处，还希望各位同仁不吝指正，以便再版时修订完善。

编 者

2023 年 10 月

目　录

第一章　肺系疾病

第四章　肾系疾病

第五章　其他疾病

附　录

第一章 肺系疾病

第一节 感 冒

案 1：感冒（外感风寒，郁而化热，邪在三阳之证）

张某，女，3 岁 1 个月，以"发热 4 天"为代主诉，于 2020 年 1 月 14 日初诊。

现病史：患儿 4 天前不明原因发热，最高体温 39℃，恶寒、无汗、鼻塞、流涕，无咳嗽、吐泻等不适，当地诊所予"布洛芬混悬液、头孢克肟干混悬剂、蒲地蓝消炎口服液"等治疗 3 日，仍反复发热，体温波动于 38 ～ 39℃，轻咳，精神欠佳，遂来诊。刻下症：发热恶寒，午后热势较高，四肢不温，干咳无痰，口渴，烦躁，纳食一般，大便偏干，小便短黄。

体格检查：体温（T）38.5℃；咽红，双侧扁桃体Ⅱ°肿大，两肺呼吸音清。舌红，苔白厚腻，脉浮数。

辅助检查：血常规：白细胞 $8.5×10^9$/L，中性粒细胞百分比 62.2%，淋巴细胞百分比 30.6%，血小板 $196×10^9$/L，血红蛋白 118g/L，异常淋巴细胞 1%；肺炎支原体 IgM（–）；胸部正位片无异常。

西医诊断：急性上呼吸道感染。

中医诊断：小儿感冒病。

中医证型：外感风寒，郁而化热，邪在三阳之证。

治法：解肌清热。

方药：丁氏三阳透解汤加减。

处方：柴胡 12g，葛根 20g，生石膏 30g，黄芩 10g，金银花 10g，连翘 10g，青蒿 10g，桔梗 5g，甘草 5g。

中药配方颗粒 3 剂，每日 1 剂，分 3 次，水冲服。

二诊：2020 年 1 月 17 日。患儿服上方 2 剂后体温即降至正常，现偶咳，食欲欠佳，大便服药后偏稀。舌质红，苔白稍厚，脉滑。外邪退却，胃气未复，中焦有湿热，予院内制剂消积健脾散 3g，宣消散 3g，3 剂，每日 1 剂，水冲服，巩固治疗，嘱清淡饮食。

随访：服药后诸症皆消，随访 1 周无复发。

按：丁氏三阳透解汤是丁樱教授临床上治疗外感发热的常用方，是丁樱教授在柴葛解肌汤的基础上去掉羌活、白芷、桔梗，加入金银花、连翘、青蒿等化裁而成，药物组成有柴胡、葛根、青蒿，其中柴胡入少阳经，有清解表里的作用；葛根为解肌要药；青蒿苦寒，但具有清退虚热、凉血除蒸的作用，很符合小儿用药特点；金银花、连翘长于清热解毒，疏散风热，善治外感风热或温病初起；石膏甘辛大寒，为清泄肺胃气分实热之要药，诸药合用，共奏清热解肌、解毒透热之功；加用辛散苦泄之桔梗，不但引药上行，更可开宣肺气，使全方更偏于清解上焦温热邪毒。本例患儿初为外感风寒，因治疗不当而渐入里化热成三阳合病之证，故丁樱教授予三阳透解汤加减，2 剂而效。

（范淑华　整理）

案 2：感冒（外感风热未解，三阳合病）

田某，男，14 岁，以"发热 1 周"为代主诉，于 2017 年 12 月 7 日初诊。

现病史：患儿 1 周前感受风热后出现发热，体温 39℃左右，伴汗出、头痛、咽痛、口渴、咳嗽，在当地医院求治无效，求诊于丁樱教授。刻下症：发热，汗出，偶咳，目疼鼻干，头痛，眼眶痛，咽干痛，便干，溲赤。

体格检查：T 39.1℃；无皮疹，咽红，双侧扁桃体 I°肿大，心肺听诊未见异常，肝脾无肿大，四肢关节无畸形。舌质红，苔黄，脉浮而微洪。

辅助检查：血常规：白细胞 $12.4×10^9$/L，红细胞 $4.2×10^{12}$/L，血小板 $138×10^9$/L，中性粒细胞百分比 71%，淋巴细胞百分比 28%。尿常规：尿蛋白（﹣），潜血（﹣），镜检红细胞 0～1/HP；血沉（ESR）、C- 反应蛋白（CRP）、抗链球菌溶血素"O"（ASO）（﹣）；肝肾功能（﹣）。

西医诊断：上呼吸道感染。

中医诊断：感冒。

中医证型：外感风热未解，三阳合病。

治法：疏风清热，表里兼治，透解三阳。

方药：丁氏三阳透解汤加减。

处方：柴胡 18g，葛根 30g，川芎 15g，黄芩 15g，白芍 15g，金银花 30g，连翘 15g，生石膏 30g，防风 6g，冬凌草 15g，甘草 6g。

中药配方颗粒 4 剂，每日 1 剂，分 3 次，水冲服。

二诊：2017 年 12 月 11 日。患儿体温降至正常，头痛等诸症皆减。上方去石膏，继服 3 剂。

三诊：2017 年 12 月 14 日。体温稳定，诸症皆消。

随访：1 周未见复发。

按：本方证乃太阳风热未解，而化热入里之证。阳明经脉起于鼻两侧，上行至鼻根部，经眼眶下行；少阳经脉行于耳后，进入耳中，出于耳前，并行至面颊部，达眶下部；入里之热初犯阳明、少阳，故目疼鼻干、眼眶痛、咽干痛。本例患儿感受风热之邪，旋即入里化热化火，侵犯阳明、少阳二经，形成三阳合病之证，舌质红，苔黄，脉浮而微洪皆为外有表邪，里有郁热之征象。治当辛凉透表，兼清里热。方中以葛根、柴胡为君，葛根味辛性凉，辛外透肌热，凉内清郁热；柴胡味辛性寒，助葛根外透郁热；金银花、连翘气味芳香，助君药疏散风热；黄芩、生石膏清泄里热，俱为臣药；冬凌草解毒利咽；白芍敛阴养血，防止疏散太过而伤阴；防风发郁火；川芎辛温升散，能"上行头目"，祛风止痛，共为佐药；甘草调和诸药而为使。本方药少力专，药证相符，谨扣病机，故效如桴鼓。

（范淑华 整理）

案 3：感冒（外感风热，邪入少阳、阳明证）

田某，男，6 岁，以"发热 5 天"为代主诉，于 2017 年 10 月 7 日初诊。

现病史：患儿 1 周前受凉后发热，体温最高 39℃左右，恶寒，精神反应尚可，无咳嗽、咳痰等不适，咽红，大便正常，舌质淡，苔白。初期因体温不高，未予特殊处理，近 3 日体温控制不佳，自行口服"头孢类抗生素、清热解毒口服液"等，患儿仍反复发热，遂求诊于丁樱教授。刻下症：发热，寒热往来，微烦躁，呕吐，腹胀，腹痛，纳食一般，小便黄，大便 2 日未行。

体格检查：T 39.1℃，咽红，双侧扁桃体Ⅰ°肿大，未见脓性分泌物，心肺听诊未见异常，肝脾无肿大，四肢关节无畸形。舌质红，苔白腻，脉弦。

辅助检查：血常规：白细胞 $10.4×10^9$/L，红细胞 $4.2×10^{12}$/L，血小板 $138×10^9$/L，中性粒细胞百分比 62%，淋巴细胞百分比 28%。尿常规：尿潜血（−），蛋白（−），镜检红细胞 0～1/HP；ESR、CRP、ASO（−）；肝肾功能（−）。

西医诊断：上呼吸道感染。

中医诊断：感冒。

中医证型：外感风热，邪入少阳、阳明之证。

治法：和解少阳兼清泄积热。

方药：大柴胡汤加减。

处方：柴胡 15g，大黄 6g，枳实 6g，黄芩 8g，半夏 3g，白芍 6g，甘草 3g。

中药配方颗粒 4 剂，每日 1 剂，分 3 次，水冲服。

二诊：2017 年 10 月 11 日。患儿病情稳定，未再发热，诸症皆减，大便正常。上方减大黄为 3g，继服 3 剂。

随访：服药后诸症皆消，随访 1 周无复发。

按：本方证乃太阳风热未解，而又化热入里，邪犯少阳，兼见阳明实热之证。初感外邪，卫气郁闭，可见发热、恶寒，本为太阳表证，应汗之而解，但病人就诊时无恶寒，提示已无表证，而见寒热往来、烦躁之少阳证，又见呕吐、腹痛、腹胀、烦躁、便秘之阳明证。无表证则不能用解表治法，故辨证为外感风热，邪入少阳、阳明之证，因而用大柴胡汤和解少阳兼清泄内热。方中重用柴胡为君药，配臣药黄芩和解清热，以解少阳之邪；黄芩配伍半夏又成清热燥湿、化痰降浊之功；大黄、枳实泄热通腑，行气导滞；生姜、大枣助半夏和胃以止呕逆；柴胡配枳实使清升浊降，气顺而胀消；白芍配柴胡疏肝解郁，又可抑肝而护脾；诸药合用共奏和解少阳、清泄积热之功。二诊患儿大便已然正常，故减性峻涤荡之大黄，余药继巩疗效。本方证为少阳阳明合病，大柴胡汤切中此证之病机，和解少阳同时，又不悖少阳禁下之旨，表里兼顾，双解两阳（少阳、阳明），一举两得。

（范淑华　整理）

案 4：感冒（风寒夹湿证）

患儿赵某，女，10 岁，以"发热、头痛 1 天"为代主诉，于 2018 年 11 月 6 日初诊。

现病史：患儿 1 天前受寒后开始发热，体温最高 38.9℃，恶寒，咽痛，前额痛，鼻塞，轻咳，无流涕，无呕吐，自服"布洛芬混悬液及蒲地蓝消炎口服液"，体温能短暂下降，但仍反复发热，头痛及咽痛缓解不明显，精神欠佳，遂来诊。刻下症：发热，服退热药后汗出较多，现无汗，稍恶寒，前额痛，咽痛，鼻塞，轻咳，恶心、腹部不适，纳食一般，大便黏滞不爽，小便正常。

体格检查：精神欠佳，全身无皮疹，咽充血，双肺呼吸音粗，未闻及啰音。腹胀，无明显压痛。舌质淡，苔白厚，脉浮数。

辅助检查：血常规：白细胞 8.7×10^9/L，中性粒细胞百分比 52.7%，淋巴细胞百分比

41.2%；肺炎支原体（－）；流感病毒：甲型、乙型均阴性。

西医诊断：急性上呼吸道感染。

中医诊断：感冒。

中医证型：风寒夹湿。

治法：解表散寒，化湿清热。

方药：九味羌活汤合小柴胡汤加减。

处方：羌活 6g，独活 10g，防风 6g，炒苍术 10g，白芷 6g，连翘 10g，炒牛蒡子 10g，北柴胡 18g，黄芩 10g，姜半夏 6g，炙甘草 6g。

中药配方颗粒 3 剂，每日 1 剂，分 3 次，水冲服。

嘱清淡饮食，药后适当饮热水，盖被发汗。

二诊：2018 年 11 月 9 日。家长诉当日取药后，中午即开始服药，至当日夜间，共服药 4 次（每 2～3 小时服药一次），患儿服第 4 次药后遍体微汗，至凌晨 1 点左右体温降至正常，汗退身凉，次日体温未再反复。现患儿无发热，无头痛、咳嗽等不适，纳食转佳，二便正常。舌质红，苔白微厚，脉浮数。停药，嘱其饮食调理。

按：本例患儿为感受风寒湿邪发病，邪犯太阳故发热，恶寒，头痛，鼻塞；外邪入里内犯少阳，故咽痛，恶心，精神欠佳。丁樱教授选九味羌活汤合小柴胡汤加减以解表散寒，化湿清热。方中羌活、独活、苍术、防风、白芷等解表散寒除湿，为九味羌活汤组成之主要药物；连翘、炒牛蒡子解毒利咽；柴胡、黄芩、半夏能解表清热，降逆止呕，可视为缩略版小柴胡汤，因患儿脾胃不虚故不加人参及姜枣。诸药合用，切中病机，加上患儿家长护理及用药得当，故患儿当日即汗出热退，诸症皆失。值得一提的是，羌活善祛太阳风寒湿邪，苍术则除太阴寒湿，白芷则解前额痛之阳明头痛，升散与寒凉相互配伍，即发散风寒湿邪，又清退郁热，体现了"分经论治"的学术思想。九味羌活汤也是丁樱教授临床习用之方，本方出自王好古所撰《此事难知》，书中称其为"易老解利神方""增损用之，其效如神"。原方组成：羌活、防风、苍术、细辛、川芎、香白芷、生地黄、黄芩、甘草。主治"太阳证"。立方初衷为"经云：有汗不得服麻黄，无汗不得服桂枝。若差服，则其变不可胜数，故立此法，使不犯三阳禁忌"。后世医家对本方的认识，代表性的有"此足太阳例药，以代桂枝、麻黄、青龙各半等汤也"（《医方集解》）；"此为四时发散之通剂"（《中国医学大辞典》）；明代医家陶华在《伤寒六书》中对本方易名"羌活冲和汤"，给予了极高的评价："以代桂枝、麻黄、青龙各半汤，此太阳经之神药也……此汤非独治三时暴寒，春可治温，夏可治热，秋可治湿，治杂证亦有神也。"并谓"秘之不与庸俗知此奇妙耳"。

（李向峰　整理）

案5：反复上呼吸道感染（温病后期之阴虚发热证）

张某，女，8岁，以"反复发热3个月"为代主诉，于2018年10月21日初诊。

现病史：患儿近3个月因上呼吸道感染发热4次，本次发热与上次间隔仅1周，就诊时已发热12天。初起热势较高，体温波动在38.5～40.0℃，伴流涕、咳嗽，外院予抗感染治疗1周，咳嗽减轻，热势下降，仍反复低热，夜间为主，遂求诊于丁樱教授。刻下症：低热，夜间明显，无汗，无鼻塞、流涕，无咳嗽、吐泻等不适，纳差，心烦，眠不安，大便干，2～3日一行，小便正常。

体格检查：咽红，心肺腹查体未见明显异常。舌红，苔薄黄，脉细数。

西医诊断：反复上呼吸道感染。

中医诊断：温病后期之阴虚发热。

中医证型：热病后期，邪伏阴分证。

治法：养阴透热。

方药：青蒿鳖甲汤加减。

处方：青蒿10g，鳖甲10g，生地黄10g，知母6g，牡丹皮9g，白薇10g，百部10g，鸡内金6g，决明子10g。

中药配方颗粒5剂，每日1剂，分3次，水冲服。

二诊：2018年10月26日。患儿服药后低热、心烦症状明显减轻，食欲增加，夜寐安，效不更方，上方继服5剂巩固治疗。

随访：患儿服上方后诸症全消，随访1个月无复发。

按：小儿为纯阳之体，阳常有余而阴常不足，加之形气未充，卫外不固，易感风热温热之邪，首犯肺卫肌表，正邪交争则发热。小儿体属纯阳，感受外邪，化热最速，如治疗不当，风热之邪入里化热化火，耗伤阴津，或表邪不清，温热余邪入营，加之"稚阴未长"，邪伏阴分而见身热经久不退，午后热盛或夜热早凉，五心烦热，夜卧不安，盗汗，咽干口渴，大便干结，舌质红绛，无苔少津，脉细数等邪热内伏、阴虚发热之证。本例患儿反复呼吸道感染后出现低热难退，伴咽红、舌红、脉细数等阴虚表现。吴瑭《温病条辨》有云："邪气深伏阴分，混处于气血之中，不能纯用养阴，又非壮火，更不得任用苦燥。"故选用青蒿鳖甲汤加减，以养阴透热。方中鳖甲直入阴分，滋阴退热，入络搜邪；青蒿味苦辛，性寒，苦寒清热，辛香透达，清透内伏之邪热，使得邪热从阴分透出阳分而虚热自退，两药相配，滋阴清热，入络搜邪，共为君药，正如《温病条辨》言："此方有先入后出之妙，青蒿不能直入阴分，有鳖甲领之入也；鳖甲不能独出阳分，青蒿领之出也。"知母滋阴降火，白薇味苦咸，性寒，苦咸入血分，清解血分郁热，二药既能清实热，又能退虚热，共为臣，知母亦可"佐鳖甲、青蒿而搜剔之功焉"（《温病条辨》）；生地黄清阴络之热，牡丹皮泻血中之伏火，百部止咳、鸡内金消食、决明子通便共为佐使。诸药合用，共奏养阴透热、泻火消积之功。全方紧扣病机，故能收良效。

（范淑华、陈文霞 整理）

第二节 时行疾病

案1：流行性感冒（邪犯肺卫证）

患儿王某，男，5岁。以"发热、咳嗽2天"为代主诉，于2019年12月10日初诊。

现病史：患儿2天前开始发热，体温最高39℃，咳嗽，流清涕，自服"头孢克肟、蓝芩口服液"等，效不佳。刻下症：发热，中高热为主，咳嗽轻，鼻塞，流涕，头痛，乏力，浑身酸痛，纳食差，干哕，大便黏滞不爽2日未行。

体格检查：急性热病病容，咽充血明显，双侧扁桃体Ⅱ°大，未见脓性分泌物。双肺听诊呼吸音稍粗，未闻及干湿性啰音。舌质红，苔白厚，脉弦数。

辅助检查：血常规：白细胞$10.7×10^9$/L，中性粒细胞百分比81.3%，淋巴细胞百分比15.6%，血红蛋白126g/L，血小板$212×10^9$/L；C反应蛋白5.8mg/L；甲型流感病毒抗原（+）。

西医诊断：流行性感冒（甲型）。

中医诊断：时行感冒。

中医证型：湿热阻络。

治法：清热解毒，化湿通络。

处方：三仁汤合小柴胡汤加减。

方药：杏仁10g，白豆蔻6g，生薏苡仁20g，滑石20g，姜半夏6g，姜厚朴6g，小通草6g，淡竹叶10g，北柴胡18g，黄芩10g，生石膏30g，甘草3g。

中药配方颗粒3剂，每日1剂，分3次，水冲服。

西药：奥司他韦颗粒，每次30mg，每日2次，口服。

二诊：2019年12月13日。服药1剂后大便通，泻下大便酸臭，汗出，身热渐退，3剂药后诸症皆消。

按：本病例患儿为流感发热，病情相对简单，用药亦不复杂，难点就在于辨证准，不落窠臼，并未按照教材选用普济消毒饮、银翘散等方，而是结合舌脉，选用了治疗湿温的三仁汤合小柴胡加减之方。三仁汤为吴鞠通《温病条辨》名方，原文："头痛恶寒，身重疼痛，舌白不渴，脉弦细而濡，面色淡黄，胸闷不饥，午后身热，状若阴虚，病难速已，名曰湿温。汗之则神昏耳聋，甚则目瞑不欲言，下之则洞泄，润之则病深不解，长夏深秋冬日同法，三仁汤主之。"书中并没有对三仁汤做详细方解，只是指出"惟以三仁汤轻开上焦肺气，盖肺主一身之气，气化则湿亦化也。"当代方书对本方的解读，多从以药解方的角度，认为本方有"宣上、畅中、渗下"之功。如秦伯未在《谦斋医学讲稿》中指出："三仁汤为湿温证的通用方。它的配伍，用杏仁辛宣肺气，以开其上；白豆蔻、厚朴、半夏苦辛温通，以降其中；薏苡仁、通草、滑石淡渗湿热，以利其下。虽然三焦兼顾，其实偏重中焦。"陈潮祖在《中医治法与方剂》一书中也说："方中杏仁辛开苦降，开肺气，启上闸；蔻仁芳香化浊，与厚朴、半夏同用燥湿化浊之力颇强；苡仁、滑石、通草皆甘淡渗湿之品，使湿邪从下而去；用竹叶、滑石略事清热，数药合用，则辛开肺气于上，甘淡渗湿于下，芳化燥湿于中。"湿气弥漫，闭阻阳气，病位偏于肺表，治疗重在轻开宣化。主要病邪为"湿"，治疗目的为祛"湿"。治疗手段为"气化"，通过"气化"以达"湿化"。而反过来，诸症表现为"气不化"，"气不化"的原因为"湿不化"。三仁汤是通过"气化则湿亦化"来治疗"湿温"的，而最终达到"湿化气亦化"的治疗效果。本例患儿发病季节为冬季。2019年冬流感，丁樱教授采用本方合小柴胡汤加石膏加减用药取效十之八九，盖因病机切合，且小儿多为少阳体质之故，取效之捷也在情理之中。

（李向峰　整理）

案2：传染性单核细胞增多症（热毒蕴结，痰瘀阻络证）

任某，男，9岁，以"发热伴咽痛1周"为代主诉，于2018年3月8日初诊。

现病史：患儿1周前无明显诱因出现发热，体温39℃，伴流涕，轻咳，咽部疼痛，当地社区卫生院诊断为"急性扁桃体炎"，予"布洛芬混悬液、头孢克肟分散片、热速清颗粒"等口服治疗3天，仍发热，咽痛明显，伴一过性皮疹。又至当地儿童医院就诊，查体扁桃体Ⅲ°肿大，可见较多白色分泌物。诊断为"传染性单核细胞增多症"，予"拉氧头孢、更昔洛韦、热毒宁"等静滴3天，患儿持续发热，体温最高40.2℃，遂求诊于丁樱教授。刻下症：发热，体温38.9℃，轻咳，咽痛，流涕，眼睑轻度浮肿，口渴，腹胀，纳食欠佳，大便干，小便黄。

体格检查：咽部充血明显，双侧扁桃体Ⅲ°肿大，可见较多黄白色分泌物附着；颈部多发肿大淋巴结；心肺听诊未见明显异常。舌质红，苔黄厚腻，脉滑数。

辅助检查：血常规：白细胞 25.4×10^9/L，中性粒细胞百分比 16.7%，淋巴细胞百分比 71.6%，血小板 335×10^9/L，异常淋巴细胞比率 26%。EB 抗体全套：EBV-IgM（+），EBV-IgG（+）；EBV-DNA：1.96E+06 copies/ml。B 超示肝脾肿大，颈部多发淋巴结肿大，较大者约 2.5cm×2cm。

西医诊断：传染性单核细胞增多症。

中医诊断：温毒。

中医证型：热毒蕴结，痰瘀阻络。

治法：清热解毒，化痰散瘀。

方药：自拟解毒散瘀汤加减。

处方：黄芩 10g，黄连 5g，栀子 10g，连翘 15g，桔梗 9g，牛蒡子 15g，玄参 10g，生地黄 10g，牡丹皮 6g，炒僵蚕 10g，蝉蜕 6g，生大黄 5g（后入），柴胡 6g，甘草 6g，浙贝母 12g，牡蛎散 20g。

中药配方颗粒 4 剂，每日 1 剂，分 2 次，水冲服。

二诊：2018 年 3 月 12 日。服上方 2 剂后热渐消退，现低热（体温 37.3℃），咽部疼痛缓解，纳食增，大便顺畅。查看患儿精神较好，双侧面颊潮红，扁桃体Ⅱ°大，无分泌物附着，双侧颈部仍可触及多发肿大淋巴结，较大者约 1.5cm×2cm，无触痛，肝脾触诊无肿大。舌红，苔薄黄，脉滑数。患儿热毒已解，阴虚邪恋，治以"养阴清热，解毒散结"，处方"青蒿鳖甲汤合消瘰丸"加减：青蒿 9g，生地黄 9g，知母 6g，牡丹皮 12g，炒鳖甲 6g，北柴胡 6g，黄芩 10g，玄参 10g，浙贝母 12g，牡蛎 20g，猫抓草 12g。5 剂，水煎服，每日 1 剂，分 3 次温服。

三诊：2018 年 3 月 18 日。服上方 1 剂后低热退，无不适，纳食好，二便正常。舌质淡，苔薄微黄，脉弦细。2 天前，复查血常规：白细胞 9.8×10^9/L，中性粒细胞百分比 32.3%，淋巴细胞百分比 59.1%，血小板 186×10^9/L；异常淋巴细胞百分比 4%；B 超示肝脾大小正常，颈部可见多发淋巴结，右侧较大者约 0.9cm×1.2cm。上方加南沙参 10g，继服 7 剂。

随访：患儿服药后体温持续正常，淋巴结明显缩小，嘱停药观察，3 月后复诊，无异常。

按：本患儿为传染性单核细胞增多症早期，热势高，颈部淋巴结肿大明显，扁桃体红肿溃脓，舌质红，苔黄厚腻，脉滑数，辨证"热毒蕴结，痰瘀阻络"无疑，丁樱教授予经验方"解毒散瘀汤"加减，方中黄芩、黄连、栀子性味苦寒，直泄三焦热毒共为君药；臣以连翘、桔梗、牛蒡子，解毒利咽；玄参、生地黄、牡丹皮滋阴清热，凉血化瘀，亦为臣药；炒僵蚕、蝉蜕、大黄辛开苦降，仿升降散之意为佐；浙贝母、牡蛎散结消肿，合玄参又有消瘰丸之意，少入柴胡引药上行，甘草调和诸药为使。诸药配伍严谨，共奏清热解毒、化痰消瘰之功，切合本病热、毒、痰、瘀之病机，2 剂而热退，症状缓解，可谓药证相符，取效甚捷。二诊时热毒已解，阴虚邪恋证，治以"养阴清热，解毒散结"为主，处以"青蒿鳖甲汤合消瘰丸"加减，使邪有所出，痰瘀得消，而收全功。

（范淑华、李向峰　整理）

第三节　咳　嗽

案 1：咳嗽（风寒夹滞证）

王某，男，6 岁，以"咳嗽、流涕 2 天，加重 1 天"为代主诉，于 2019 年 12 月 22 日初诊。

现病史：患儿 2 天前受凉后出现咳嗽，伴鼻塞，流清涕，无发热、吐泻等不适，未予治疗。今日咳嗽加重，遂求诊。刻下症：阵发性连声咳，咳吐白色清稀痰，鼻塞流清涕，无发热，纳欠佳，眠尚可，大便干。

体格检查：咽不红，双侧扁桃体无肿大；双肺呼吸音粗糙，未闻及干湿性啰音；心脏听诊无异常。舌淡红，苔白厚，脉浮。

西医诊断：急性支气管炎。

中医诊断：咳嗽。

中医证型：风寒夹滞。

治法：疏风散寒，消积止咳。

方药：本院儿科散剂

处方：寒咳散 6g，顿咳散 6g，宣消散 6g。

院内制剂 3 剂，每日 1 剂，分 3 次，水冲服。

二诊：2019 年 12 月 25 日。患儿外感症状减轻，大便恢复正常，但痰液增多，去宣消散，加二陈散 6g 加强化痰之力，3 剂，每日 1 剂，分 3 次，水冲服。

患儿服上药后咳止痰消，饮食及大便恢复正常。

按：小儿形气不足，卫外不固，加之起居不慎，寒温失调，易感外邪，而六淫之邪皆能使人咳，但风为百病之长，常夹寒邪而袭肺，肺失宣降，气道不利，肺气上逆，则出现风寒外感之咳嗽，流清涕，痰液清稀。本例患儿起病急，病程短，感受风寒之邪，咳嗽痰液清稀，鼻流清涕，舌咽不红，故辨为风寒犯肺之咳嗽，另患儿纳差，苔白厚，大便干，故又兼积滞，总属风寒夹滞之证，选方予院内儿科配方颗粒：寒咳散由杏仁、苏叶、陈皮、茯苓、干姜、半夏等药物组成，乃"杏苏散""二陈汤"化裁而来，功能温肺散寒，化痰止咳；顿咳散药物组成主要有百部、白前、紫菀、款冬花等，功能宣肺化痰，具有镇咳作用；患儿外有风寒之邪袭肺，内又兼积滞，故联合既能宣肺解表，又可消食导滞的宣消散，方中主要药物组成有麻黄、杏仁、焦三仙、番泻叶等。诸药合用，共建温肺散寒、止咳化痰、消积导滞之功。二诊患儿外感及积滞症状减轻，但痰液增多，故去宣消散，加用二陈散，二陈散主要由陈皮、半夏、茯苓、紫苏子组成，功能燥湿化痰，止咳平喘，全方化裁，以收脾健痰消、风散咳止之效。

（范淑华　整理）

案 2：咳嗽（风寒束肺兼脾虚痰湿证）

海某，男，1 岁 9 个月，主因"反复咳喘半个月"于 2017 年 1 月 20 日初诊。

现病史：患儿因早产、发育落后，于郑州大学第三附属医院进行康复治疗。半个月前，治疗过程中受寒出现咳嗽、咳痰、喘息、流涕等症状，该院予"小儿肺热咳喘颗粒"联合"普米克、特布他林等"压缩雾化吸入治疗，咳嗽改善不明显，痰多，遂来诊。刻下症：咳嗽，喉间痰鸣，稍喘息，流白色黏涕，无发热，纳食欠佳，二便正常。

体格检查：发育落后，面色萎黄，精神欠佳。咽无充血，舌质淡，苔白滑，指纹淡红。三凹征阴性，双肺可闻及痰鸣音。舌质淡，苔白厚，指纹色淡。

辅助检查：胸部正位片示"双肺纹理增多、紊乱"。

西医诊断：喘息性支气管炎。

中医诊断：咳嗽。

中医证型：风寒束肺兼脾虚痰湿。

治法：散寒解表，降气化痰。

方药：桂枝加厚朴杏子汤加味。

处方：桂枝 6g，白芍 5g，杏仁 5g，姜厚朴 3g，生姜 3g，干姜 3g，五味子 6g，陈皮 6g，茯苓 6g，姜半夏 6g，炙甘草 3g。中药配方颗粒 4 剂，每日 1 剂，分 3 次水冲服。

二诊：2017 年 1 月 23 日。患儿咳嗽明显减轻，现偶咳，仍有痰，无喘息，肺部听诊可闻及痰鸣音，舌质淡，苔白厚。患儿体质弱，肺脾肾不足，治以"解表化痰，补益肺肾"为法，调整处方如下：桂枝 6g，白芍 5g，生姜 3g，干姜 3g，陈皮 6g，茯苓 6g，姜

半夏 6g，炙甘草 3g，山药 20g，生龙骨 15g，生牡蛎 15g，炒牛蒡子 3g。中药配方颗粒 6
剂，每日 1 剂，分 3 次冲服，巩固治疗。

患儿二诊后带药回家过年，3 个月后因他病就诊，问及二诊后情况，家长诉患儿服二
诊方 4 剂后，诸症痊愈，自行停药，近 3 个月无反复。

按：丁樱教授谈及该患儿时曾说，这孩子太弱了，1 岁 9 个月的孩子，如果家长不告
诉你年龄，你可能会觉得这孩子最多也就 10 个月大，给人直观印象就是发育落后。患儿
症见面色萎黄，咳嗽深，喉间痰多，发育落后，为体质虚弱，兼感风寒；痰湿阻肺，故咳
嗽痰多，治疗予桂枝加厚朴杏子汤为主，加干姜温阳化饮，五味子敛痰止咳，二陈汤化
痰止嗽。全方表里兼顾，散寒解表，降气化痰。桂枝加厚朴杏子汤出自《伤寒论》"太阳
病，下之微喘者，表未解故也，桂枝加厚朴杏子汤主之。"《医宗金鉴·订正仲景全书 伤
寒论著》中方有执曰："喘者，气逆于上，故呼吸不顺而声息不利也。微者，声息缓，不
似大喘之气急也。以表尚在，不解其表，则喘不可定，故用桂枝解表，加厚朴利气，杏仁
下气，所以为定喘之要药。"丁樱教授认为，对于外感风寒或营卫不和或正气不足兼有咳
喘，脉浮缓，有汗，而无明显热象者，均可用此方。二诊患儿症状明显缓解，改予从龙汤
合二陈汤加减，从龙汤出自《医学衷中参西录》，是近代名医张锡纯治疗痰喘的经验方，
为喘病愈后复发，再服小青龙汤无效，或服小青龙汤不能痊愈，或为防止复发而设，在服
小青龙汤后，继服从龙汤最为适宜。所以方名从龙，就是因其最宜于小青龙汤之后继服。
方中龙骨、牡蛎敛正气而不敛邪气，并能治痰；芍药收阴气，敛逆气，平喘咳；半夏燥湿
化痰，苏子、牛蒡子得龙骨、牡蛎，平喘定咳，而无辛散之弊。因患儿体质弱，故不去桂
枝，痰多故合二陈，加山药以健脾断其生痰之源，予少量牛蒡子清热，并防诸药温燥太
过。诸药合用，有收有散，寒温并用，止咳而不敛邪，化痰而不温燥，故获良效。

（李向峰　整理）

案 3：咳嗽（风热犯肺夹滞证）

程某，男，4 岁 4 个月。以"发热、咳嗽 2 天"为代主诉，于 2018 年 11 月 22 日
初诊。

现病史：患儿 2 天前出现发热，体温最高 39℃，咳嗽，流浊涕，门诊予"头孢克肟、
小儿豉翘清热颗粒、蓝芩口服液等"口服效不佳，遂来诊。刻下症：发热，中低热为主，
咳嗽，有痰，流浊涕，纳差，大便 2 日未行，小便正常。

体格检查：急性热病病容，咽充血明显，扁桃体Ⅱ°肿大，表面未见脓性分泌物。听
诊双肺呼吸音粗，未闻及干湿性啰音。心腹查体未见明显异常。舌质红，苔黄厚，脉

浮数。

辅助检查：血常规：白细胞 $10.7×10^9/L$，血红蛋白 136g/L，血小板 $212×10^9/L$，中性粒细胞百分比 69.3%，淋巴细胞百分比 25.6%，C 反应蛋白 15.8mg/L。胸部正位片示双肺纹理增多、紊乱，符合"支气管炎"改变。

西医诊断：急性支气管炎。

中医诊断：咳嗽。

中医证型：风热犯肺夹滞。

治法：解表清热，消食导滞。

方药：桑菊饮合升降散加减。

处方：桑叶 10g，桔梗 6g，连翘 15g，芦根 10g，生甘草 3g，浙贝母 10g，赤芍 10g，炒僵蚕 9g，蝉蜕 6g，炒莱菔子 10g，瓜蒌 10g，生大黄 3g。中药配方颗粒 3 剂，每日 1 剂，水冲服。

二诊：2018 年 11 月 25 日。患儿服药 2 剂后热退，咳嗽较前减轻，无痰，纳增，便畅。扁桃体缩至 I°肿大，咽充血，舌红，苔黄微厚。续服本院制剂消积健脾散、葶苈散、加味泻白散各 6g。3 剂调理善后。

随访：随访 1 周诸症痊愈。

按： 桑菊饮有疏风清热止咳的作用，为吴鞠通《温病条辨》名方，病机为风温所致肺气失宣，多有咳嗽症状。本方用药轻灵疏泄，体现了"肺为清虚之脏""治上焦如羽，非轻不举"的特点。本案患儿舌苔厚腻，大便 2 日未行，当属阳明积滞，内有伏邪，故合升降散加减。升降散出自清代名医杨栗山的《伤寒瘟疫条辨》，原方由僵蚕、蝉蜕、姜黄、大黄四味药组成，具有辛凉宣泄、升清降浊、清热解毒、逐秽祛邪、表里双解的作用。本方为丁樱教授临床所习用，对于风温发热兼中焦积滞者效佳。本案中以莱菔子代姜黄以调畅气机，消食导滞；患儿咽部充血，扁桃体明显肿大，此乃邪热上炎犯咽所致，方中浙贝母、赤芍化瘀散结，切合病机，取效也速。热退后，表证已解，用药当顾护小儿稚阴稚阳特点；方随法转，调整药物以消积健脾散、养阴散顾护脾胃，葶苈散解毒利咽兼顾余邪，药少而法理俱在。

（李向峰　整理）

案 4：肺痹（气阴两虚兼痰浊、血瘀、风热证）

王某，女，5 岁，以"重症支原体肺炎后反复咳嗽、喘息 2 月余"为代主诉，于 2017 年 5 月 21 日初诊。

现病史：患儿既往患重症支原体肺炎后反复咳嗽、喘息2月余，经多方治疗效果欠佳，仍咳嗽、喘息，活动不耐受，无发热、吐泻等不适，遂来求诊。刻下症：咳嗽、喉中有痰鸣，时有清浊涕，喘息，时有气促，活动后明显，运动不耐受，汗出，无发热，纳一般，形体偏瘦，手足心热，小便淡黄，大便干。

体格检查：精神反应尚可，面色晦暗，鼻翼无扇动，口唇淡，口周发青，咽腔稍红，轻微三凹征，肺部呼吸音粗，可闻及中粗湿啰音及喘鸣音，无杵状指。舌质淡，舌苔白，脉细数。

辅助检查：肺功能示中重度小气道阻塞；肺部CT示肺过度通气、马赛克征、支气管管壁增厚；纤维支气管镜检查示支气管内膜炎，肺泡灌洗液细胞分类以中性粒细胞为主；食物过敏原：牛奶、鸡蛋阳性；T细胞亚群：$CD8^+$高；免疫球蛋白正常；基因检测纤毛不动及囊性纤维化基因阴性。

西医诊断：闭塞性毛细支气管炎。

中医诊断：肺痹。

中医证型：气阴两虚兼痰浊、血瘀、风热。

治法：益气养阴兼疏风清热、豁痰化瘀，标本同治。

方药：自拟养阴通痹汤加减。

处方：炙黄芪15g，麦冬10g，北沙参10g，五味子6g，菖蒲10g，重楼10g，丹参10g，郁金10g，红景天10g，地龙10g，紫石英15g，芦根10g，葶苈子10g，炙甘草3g。

中药配方颗粒7剂，1剂分4份，每次1份，每日3次，水冲服。

二诊：2017年5月30日。喘息、气促减轻，咳嗽伴少量黏痰，色白，活动仍不耐受，汗出，大便糊状，舌质淡，苔白，脉细数。病情有好转，大便稀，去葶苈子加陈皮6g，茯苓10g，炒麦芽10g，以健脾化痰，继服14剂，1剂分4份，每次1份，每日3次，水冲服。期间复外感，出现咳嗽，呕吐，咽红，舌质红，苔薄白，脉细数，在原方上加前胡10g，5剂，1剂分4份，每次1份，每日3次，水冲服。

三诊：2017年6月20日。精神状态明显好转，语音升高，偶有咳嗽，有痰，活动后有喘息，无憋闷，纳可，盗汗，手足心稍热，眠安，二便正常，舌质淡，苔白，脉细数。面色仍暗淡，三凹征弱阳性，肺部呼吸音粗，偶有喘鸣音及中粗湿啰音，腹软。患儿病程近3个月，初期重症肺炎耗伤正气，现邪气去半，应平治五脏，调理肺脾肾兼活血通络，扶正祛邪兼施为主。处方：北沙参10g，炙黄芪12g，石菖蒲10g，郁金10g，丹参10g，赤芍8g，五味子6g，地龙10g，重楼10g，红景天10g，桑白皮10g，煅牡蛎15g，白术10g，炒麦芽10g，炙甘草3g。中药配方颗粒14剂，每2日1剂，水冲服。

随访：经过中药长期调治，患儿咳嗽、喘息症状稳定，无明显进展，近 6 个月无再住院，无静脉用药史。体重增加 1kg，精神好转，活动耐受力增强。根据疾病变化辨证调理用药，监测肺功能和高分辨肺 CT 的变化，同时配合长期抗炎的西医药治疗。

按：患儿为学龄前儿童，支原体肺炎后反复咳嗽、喘息 2 个月。传统医学认为，小儿"肺常不足""肺为娇脏、不耐寒热"，小儿卫表尤弱，外邪每易由表入里。肺为华盖，主呼吸，外邪入侵，肺首当其冲，肺气郁闭，不能输布精微，津液凝聚成痰、成饮，宣发肃降功能失常而见咳嗽、喘息、胸闷。脾常虚，病久伤及脾胃，脾虚不能为胃行其津液而聚湿成痰，为生痰之源。正如《幼幼集成·咳嗽证治》云"咳而久不止，并无他证，乃肺虚也。"《杂病源流犀烛》云"盖肺不伤不咳，脾不虚不久咳"，而"久咳之人未有不伤肾者，以肺金不能生肾水而肾气自伤也"。肺病及肾，肾虚不能蒸腾气化，温运脾阳，助肺行津，则上泛而成痰湿，痰湿闭肺，肺失肃降，也可咳嗽、喘息。小儿"肝常有余"，所欲不随，肝火循经上逆犯肺，木火刑金，则咳嗽，甚则咯血，所谓"木叩金鸣"。"肺朝百脉，心主血脉"，肺脏受损，不能助心行脉，而心为君主之官，主危则十二官危。故本病起于肺，终于肺，但不局限于肺。正如《素问·咳论》曰："五脏六腑皆令人咳，非独肺也"，"久病入络"，"久咳逆气……定后复发，连滞经久"，"人身气道，不可有壅滞，内有瘀血则阻碍气道不得升降，是以壅而为咳"。结合患儿久病咳喘，耗伤五脏之精气，内有痰浊、瘀血胶固之邪，外逢非时之气，又致咳喘频复，病程迁延难愈。故肺之气阴两虚兼瘀血、痰浊、风热为主要病机，五脏不平为疾病复发之根本，因而应以益气养阴兼活血、通络、疏风为治疗大法，平治五脏为防复发之关键。目前患儿为正气受损，但邪实仍然存在，结合舌脉辨证当属痰热瘀血内阻，外邪扰动，肺络闭郁兼气阴两虚，故以开肺涤痰、疏风通络，兼益气养阴、平治五脏为总治则；根据急则治标、缓则治本的原则，表里同治，以防外邪深入，病情迁延。本证治以益气养阴兼疏风清热、豁痰化瘀，恢复期则应平治五脏，扶助正气兼豁痰活血、通络开闭。根据外邪引动伏痰，内外合邪，痰浊、瘀血、外邪交织，肺失肃降，病位在肺，肺为娇脏，位居上焦，而治上焦如羽，也需配合轻宣之药，畅肺之气机，后期固纳肾气，气有所归，恢复肺主气朝百脉、主治节之功能。

（范淑华、陈文霞　整理）

第四节　肺炎喘嗽

案 1：肺炎喘嗽（外寒肺热证）

患儿李某，男 2 岁 9 个月，以"咳嗽、发热 2 天"为代主诉，于 2019 年 1 月 18 日初诊。

现病史：患儿 1 天前随父母外出受凉后出现咳嗽，痰多，伴喘鸣，流涕，自服"布洛芬及头孢克肟颗粒"等，症状无明显改善，遂来诊。刻下症：发热，体温 38.5℃，咳嗽，痰多，喉间痰鸣，流清涕，纳食差，大便偏干。

体格检查：咽充血，三凹征阳性，呼吸浅促，双肺可闻及中等量湿啰音及呼气相喘鸣音。舌质红，苔白厚，指纹浮红。

辅助检查：血常规无明显异常，血清支原体阴性。

西医诊断：肺炎。

中医诊断：肺炎喘嗽。

中医证型：外寒肺热。

方药：小青龙汤加味。

处方：麻黄 12g，桂枝 12g，姜半夏 18g，细辛 9g，干姜 9g，五味子 12g，生石膏 60g，甘草 9g，浙贝母 10g，射干 12g，炒僵蚕 20g，蝉蜕 12g。中药配方颗粒 1 剂，分 3 天 9 次冲服。

二诊：2019 年 1 月 21 日。患儿服上方 1 剂后热退，咳喘减轻，现偶咳，无喘息，无发热，纳食一般，大便服药期间偏稀，家长诉拉下较多黏液样便。舌质淡，苔白稍厚，仍有清涕，肺部听诊呼吸音稍粗，未闻及明显啰音。因患儿病情明显好转，后续改予六君子汤加味善后。处方：党参 10g，白术 6g，茯苓 10g，炙甘草 3g，姜半夏 6g，陈皮 6g，桔梗 6g，五味子 6g，杏仁 10g，紫苏子 10g，桑白皮 10g。中药配方颗粒 4 剂，每日 1 剂，分 3 次水冲服。

随访：4 剂药后病情稳定，无反复。

按：小青龙汤的常见症状是咳嗽，小青龙汤是治疗咳嗽的最常用方之一。陈修园在《医学三字经》指出"柯韵伯治咳嗽，不论冬夏，不拘浅深，但是寒嗽，俱用小青龙汤多效"。方中"祛风散寒，解肌逐水，利肺暖肾，除痰定喘，攘外安内，各尽其妙。盖以肺家陈寒痼冷，非麻黄大将不能捣其巢穴，群药安能奏效哉"。本例患儿典型受寒后咳嗽，所谓"形寒饮冷伤肺"，方选小青龙汤为主即为此而设，以温肺化饮、止咳平喘。方中加生石膏，因其有热（阳明经热）；射干、浙贝清肺化痰；僵蚕、蝉蜕升清降浊，仿升降散意，均为辅助用药。本方起主要作用的仍然是小青龙汤，3剂而诸症若失。二诊时调整处方为六君子汤加味，既为治疗，也为调护而设。小青龙汤在儿科临床应用可以说最为广泛，因为儿科咳喘病人非常多，很多孩子，尤其喘息、痰多的孩子，大多是受凉后引起的，包括夏天，也有很多咳喘的孩子，跟吹空调受寒有关，所以凡寒邪所致咳喘，临床均可加减运用。

（李向峰　整理）

案2：肺炎喘嗽（风热闭肺证）

赵某，男，6岁。以"发热、咳嗽4天"为代主诉，于2018年2月2日初诊。

现病史：4天前患儿开始发热，体温38℃，咳嗽轻，至我院门诊就诊，查血常规：白细胞$10.7×10^9$/L，中性粒细胞百分比70.6%，淋巴细胞百分比21.6%，血红蛋白122g/L，血小板$416×10^9$/L，予"回春颗粒、小儿豉翘清热颗粒、退热合剂等"口服，热不退，咳嗽渐加重。遂来就诊，刻下症：发热，中低热为主，咳嗽，有痰，无喘息，无流涕，纳差，大便偏干，小便黄。

体格检查：舌质红，苔白厚，脉浮数。咽充血明显，三凹征阴性，双侧扁桃体未见肿大。听诊双肺呼吸音粗，可闻及散在湿性啰音。心腹查体未见明显异常。

辅助检查：胸部正位片示双肺纹理增粗紊乱，沿肺纹理走行，可见少许淡片状渗出影，符合支气管肺炎（轻度）改变。

西医诊断：支气管肺炎。

中医诊断：肺炎喘嗽。

中医证型：风热闭肺。

治法：清热宣肺，止咳化痰。

方药：麻杏石甘汤加减。

处方：麻黄6g，杏仁10g，生石膏15g，北柴胡9g，黄芩10g，桑白皮10g，前胡10g，浙贝母10g，清半夏6g，海浮石15g，丹参10g，陈皮9g，炙甘草6g。中药配方颗粒3剂，每日1剂，分3次水冲服。

二诊：2018年2月5日。患儿服上方后热已退，仍咳嗽，表现为阵发性刺激性咳嗽，有痰，无喘息，咽充血明显，肺部听诊无异常。舌质淡，苔白厚，脉浮数。上方去生石膏，加射干6g，煅蛤壳15g。中药配方颗粒3剂，每日1剂，分3次水冲服。

三诊：2018 年 2 月 8 日。现偶咳，无发热，无流涕，查体无异常。家长要求服药巩固治疗，予本院儿科散剂以"止咳化痰"，处方：二陈散 3g，葶苈散 3g，顿咳散 3g，消积健脾散 3g。2 剂，每日 1 剂，分 3 次冲服。

按：本例患儿外感风热，郁闭肺络，肺气失宣而致发热、咳嗽，为肺炎喘嗽风热闭肺证，已经解表，体热不退，咳嗽明显，痰多，符合"汗出而喘，无大热者，麻黄杏仁甘草石膏汤主之"论述，故方选麻杏石甘汤为基础方加味，加柴胡、黄芩有小柴胡汤之意，二者一升一降，解表清热，畅通气机；桑白皮、前胡、浙贝母、海浮石清肺热化痰；陈皮、半夏降气化痰；丹参活血而补益心肺；甘草调和诸药，全方共奏清解肺热、止咳化痰之效。二诊时热退去石膏，以防寒凉伤胃。三诊时诸症好转，予儿科散剂化痰消积，顾护脾胃。

支气管肺炎轻症，属中医肺炎喘嗽病范畴，中药辨证治疗效果佳，本案患儿病情相对较轻，用药先以经方入手，切合病机，取效迅速；但小儿为稚阴稚阳之体，且年幼，服药较为困难，症状好转后，二诊、三诊及时调整处方，一则防寒凉之药伤阳气；二则顾护脾胃，处方基本为善后处理，体现了丁樱教授处方轻巧灵活，重视顾护脾胃的用药特点。

（李向峰，陈文霞　整理）

案 3：肺炎喘嗽（余热未清，气阴两虚证）

王某，男，3 岁，以"发热、咳嗽 12 天"为代主诉，于 2017 年 10 月 18 日初诊。

现病史：患儿 12 天前无明显诱因出现发热，体温最高 40℃，咳嗽，有痰，无喘息，无寒战，肺部有湿啰音，院外诊断"肺炎"，予退热抗感染治疗 12 天，咳嗽、咳痰症状缓解，但体温控制不佳，以低热为主，体温 37.5℃左右，遂就诊于丁樱教授处。刻下症：低热，精神疲倦、烦躁、时有叹气、呕吐、呃逆，汗出口渴，纳不佳，小便黄，大便正常。

体格检查：咽红，心肺未见异常，肝脾无肿大，四肢关节无畸形。舌质淡，苔白，脉细。

辅助检查：血常规：白细胞 $7.64×10^9$/L，红细胞 $4.5×10^{12}$/L，血小板 $138×10^9$/L，中性粒细胞百分比 48%，淋巴细胞百分比 42%。尿常规（－）。ESR、CRP、ASO 均（－）。肝肾功、心肌酶（－）。胸部正位片示"肺纹理粗"。

西医诊断：肺炎。

中医诊断：肺炎喘嗽。

中医证型：余热未清，气阴两虚。

治法：益气清热养阴。

方药：竹叶石膏汤加减。

处方：竹叶 12g，石膏 20g，北沙参 12g，麦冬 10g，半夏 6g，甘草 3g，粳米 15g。

4 剂，水煎服，每日 1 剂，分 3 次温服。

二诊：2017 年 10 月 22 日。热退，精神好转，无呕吐、呃逆，仍食欲不佳，舌淡，苔白腻。患儿热退，但中焦湿邪困脾，故上方去石膏，加陈皮 6g，厚朴 6g，以化中焦湿邪，继服 4 剂。

三诊：2017 年 10 月 26 日。病情缓解，停药观察。

随访：3 天后随访，未再发热，饮食渐增，下地玩耍。

按：本例为肺炎患儿，初期邪气与正气俱盛，邪热闭肺，见高热、咳嗽等实热证，热邪最易耗气伤阴，后期邪气渐退而正气已虚，则见余热未清，气津两伤，脾胃运化功能失常之证，故患儿低热持续，神疲烦躁，呕逆纳差，治疗上应随证治之，由初期的大寒之剂易为清补并行之剂。竹叶石膏汤功能清热生津、益气和胃，善治伤寒、温病、暑病之余热未清、气津两伤之证，正切本证病机，信手拈来，尽收全效。方中竹叶、石膏清热除烦为君；人参、麦冬益气养阴为臣；半夏降逆止呕为佐；甘草、粳米调养胃气为使。诸药合用，使热祛烦除，气复津生。二诊热退后纳食不佳，舌苔厚腻，为中焦有湿，阻碍气机故也，故予陈皮、厚朴行气除湿，恢复脾胃升清降浊之功。陈皮、厚朴与竹叶淡渗利湿相合而理气除湿，诸药合用，使热祛烦除，气复津生，胃气调和，诸症自愈。

（范淑华 整理）

第五节 乳 蛾

案 1：急乳蛾（肺胃热盛证）

患者陈某，男，6 岁 5 月，以"发热 2 天"为代主诉，于 2016 年 2 月 19 日初诊。

现病史：患儿 2 天前凌晨无明显诱因出现发热，体温 38.9℃，自行口服美林后至社区医院诊治，按感冒给予"氨酚右敏口服液、安儿宁颗粒及头孢克肟颗粒等"治疗，患儿体温仍反复，每日 2～3 次热峰，最高体温 40℃，遂来诊。刻下症：发热，体温 39.2℃，咽痛，偶咳，无流涕，纳差，夜眠打鼾，大便 3 日未行，小便黄。

体格检查：咽充血明显，扁桃体 Ⅲ°大，表面可见较多脓性分泌物附着。双肺听诊无异常。舌质红，苔黄厚腻，脉滑数。

辅助检查：查血常规示白细胞 15.4×10^9/L，中性粒细胞百分比 78.0%，淋巴细胞百分比 15.0%，中性粒细胞数：12.0×10^9/L；C 反应蛋白 42.3mg/L。

西医诊断：急性化脓性扁桃体炎。

中医诊断：急乳蛾。

中医证型：肺胃热盛。

治法：泄热解毒，利咽消肿。

方药：自拟柴胡升降汤加减。

处方：北柴胡 18g，黄芩 10g，清半夏 12g，连翘 10g，炒牛蒡子 10g，炒僵蚕 10g，蝉蜕 6g，大黄 3g，桔梗 6g，生石膏 30g，甘草 6g。中药配方颗粒 3 剂，每日 1 剂，分 3 次冲服

二诊：服上方 2 剂后患儿热退，泻下秽臭大便较多，现体温正常，无咽痛等不适，大便偏稀，舌质红，苔稍厚，脉数，扁桃体已缩至 Ⅱ° 大，未见明显脓性分泌物。上方去大黄、生石膏，继服 2 剂巩固治疗。

按：本患儿为急性化脓性扁桃体炎，属中医"急乳蛾"范畴，乃热毒壅聚咽喉所致，正如明代方隅《医林绳墨·卷七》所说："盖咽喉之证，皆由肺胃积热甚多，痰涎壅盛不已……于是有痰热之证见焉。吾知壅盛郁于喉之两旁，近外作肿，以其形似飞蛾，谓之乳蛾……因食热毒之所使也。"本患儿证属"肺胃热盛"，治以泄热解毒，利咽消肿为法，予丁樱教授经验方"柴胡升降汤"加减，本方由小柴胡汤合升降散而成，加入石膏又有白虎汤之意。方中柴胡苦平，清解少阳，有推陈致新之效，《神农本草经》谓其"治心腹肠胃中结气、饮食积聚、寒热邪气、推陈致新"；黄芩除热止烦，合柴胡有宣畅气机之效；炒僵蚕清热解郁，化痰散结，解毒定惊，既能宣郁又能透风湿于火热之外；蝉蜕宣肺开窍以清郁热；大黄攻下热结，泻火解毒，推陈致新，安和五脏。柴胡、黄芩、炒僵蚕、蝉蜕、大黄等药相伍，升清降浊，寒温并用，内外通达，气血调畅，行气解郁，宣泄三焦火热之邪，使气机升降复常，故名"柴胡升降汤"；方中加半夏化痰散结，能治咽喉肿痛，仿小半夏汤意；连翘、炒牛蒡子解毒利咽；石膏清阳明经热；桔梗载药上行，直达病所；甘草调和诸药，有利咽消肿。诸药配伍，切合病机，故两剂而效。二诊时患儿热退，扁桃体明显缩小，因患儿大便已偏稀，故去寒凉之大黄、石膏，巩固治疗。

（李向峰　整理）

案 2：乳蛾、鼻衄（肺胃蕴热，毒瘀交阻，血热妄行证）

潘某，男，6 岁，以"打鼾 2 个月，鼻衄 1 周"为代主诉，于 2019 年 3 月 15 日初诊。

现病史：患儿 2 个月前感冒后出现打鼾，伴有鼻塞，睡眠时张口呼吸，无发热、咳嗽

等不适，未予治疗。1 周前出现鼻出血，2～3 天一次，量少，色鲜红。为求中医治疗求诊。刻下症：打鼾、鼻塞，烦躁，小溲赤，大便干。

体格检查：全身未见皮疹及出血点，腺样体面容，咽充血明显，双侧扁桃体Ⅱ°肿大，心肺听诊无异常，全腹无压痛反跳痛，肝脾未及肿大，神经系统检查无异常。舌红，苔黄，脉数。

辅助检查：血常规、尿常规、心电图未见异常，鼻咽侧位 X 线片检查腺样体肥大，A/N 为 0.8。

西医诊断：腺样体肥大、鼻出血。

中医诊断：乳蛾、鼻衄。

中医证型：肺胃蕴热，毒瘀交阻，血热妄行。

治法：清热解毒，豁痰化瘀，凉血散结。

方药：消瘰丸合升降散加减。

处方：玄参 10g，瓜蒌 10g，牛蒡子 10g，生牡蛎 15g，连翘 10g，夏枯草 10g，皂角刺 10g，蒲公英 10g，生地黄 10g，芦根 10g，赤芍 10g，蝉蜕 6g，僵蚕 10g，猫爪草 10g，藕节炭 6g，桔梗 6g，生甘草 3g。

中药配方颗粒 7 剂，每日 1 剂，分 3 次，水冲服。

二诊：2019 年 3 月 22 日。服药 1 周后就诊，打鼾明显好转，鼻塞减轻，夜间可闭口呼吸，未再出现鼻出血，舌脉同前。上方去生地黄、藕节炭，继服 14 剂，停药观察。

随访：服药后诸症皆消，随访 1 个月未复发。

按：本例患儿病史较长，早期有感冒病史，邪气未能尽除，郁久化热，蕴结肺胃，肺之宣发肃降功能及脾胃之升降运化功能失常，水液不化，津液不布，留而为痰，久而成瘀；邪热与痰瘀互阻，复又闭阻肺气，肺开窍于鼻，肺气不利则鼻窍不通，见鼻塞、打鼾；毒瘀停滞脾胃，中焦痞满，逆犯肝胆，使肝气不舒，郁而化火，则烦躁、溲赤；肝脾功能异常，加之毒热迫血妄行，血不循经，故见鼻衄。患儿喉核肿赤明显，结合舌脉，故辨证为肺胃蕴热，毒瘀交阻，血热妄行，治疗当以解毒散结、疏肝化痰、凉血化瘀为法，方选消瘰丸合升降散加减。方中玄参苦寒，《本草备要》指出"玄参……色黑入肾……咸软坚"，说明本药可壮肾水，软坚散结，是滋阴清热化痰的良药；生牡蛎咸寒，《本草纲目》曰"化痰软坚……消瘰疬结核"，认为本药可软坚散结兼化痰；浙贝苦寒，《品汇精要》记载其"消结痰，散痈毒"，可清热痰、散郁结，此三味共为君药。夏枯草无毒入肝，可散血破癥；赤芍苦而微寒，能凉血活血散癖；蒲公英可解毒溃坚消肿；皂角刺专消肿托毒；连翘、僵蚕专治风痰，散结行经；蝉蜕可疏风止痒，清热化痰，开郁散结；芦根清肺胃实热、养阴生津；藕节清热凉血止血；生甘草清热解毒，调合诸药。诸药合用，共奏祛邪、化痰、解郁之功，从而达到治疗目的。纵观上方紧扣病机，机圆法活，药少力专，效如桴鼓。

（范淑华、陈文霞　整理）

案3：乳蛾（邪瘀阻络兼风热证）

患儿郭某，男，7岁，以"反复扁桃体化脓伴颈部淋巴结肿大半年余"为代主诉，于2019年3月22日初诊。

现病史：患儿近半年来，反复扁桃体肿大、化脓，平均每月1～2次，伴颈部淋巴结肿大。每次均发热，当地医院查血常规白细胞计数偏高，中性粒细胞升高为主，每次予青霉素或头孢类抗生素静脉输注1周左右好转。今患儿家长为求进一步诊疗，遂来诊。刻下症：咽部不适，晨起咳嗽明显，夜眠打鼾，无发热，无咳嗽、流涕，纳食一般，大便偏干，小便短黄。

体格检查：神志清，精神可，全身无皮疹，双侧颈部触及多发肿大淋巴结，较大者约1.5cm×1.5cm。咽充血明显，双侧扁桃体Ⅲ°肿大，未见脓性分泌物。心肺听诊无异常；腹部无压痛，肝脾肋下未触及，双肾区无压痛、叩击痛。神经系统检查无未见异常。舌质红，苔黄厚，脉滑数。

辅助检查：血常规：白细胞$5.1×10^9$/L，中性粒细胞百分比43.9%，淋巴细胞百分比42.3%，血红蛋白127g/L，血小板$239×10^9$/L；C反应蛋白10.23mg/L。

中医诊断：乳蛾病。

中医证型：邪瘀阻络兼风热。

西医诊断：慢性扁桃体炎。

治法：清热解毒，利咽消肿。

方药：银翘散加减。

处方：金银花10g，连翘10g，炒牛蒡子10g，黄芩10g，鱼腥草15g，菊花12g，蒲公英15g，桔梗6g，防风6g，陈皮12g，猫爪草15g，甘草6g。

中药配方颗粒15剂，每日1剂，分3次，水冲服。

二诊：2019年4月5日。患儿扁桃体肿大较前稍有改善，仍夜眠打鼾，晨起咳嗽，咽部不适，大便服药期间正常。查体：咽充血，双侧扁桃体Ⅱ°肿大，双侧颈部仍可触及多发肿大淋巴结。舌质红，苔白厚腻，脉滑数。

上方去菊花、防风加皂角刺、玄参、浙贝母、穿山甲、夏枯草、昆布。

金银花 10g，连翘 10g，炒牛蒡子 10g，黄芩 10g，鱼腥草 15g，陈皮 12g，蒲公英 15g，桔梗 6g，皂角刺 10g，猫爪草 15g，甘草 6g，玄参 10g，浙贝母 10g，穿山甲 6g，夏枯草 15g，昆布 6g。中药配方颗粒 15 剂，每日 1 剂，分 3 次，水冲服。

三诊：2019 年 4 月 23 日。服上药后患儿扁桃体较前明显缩小，左侧介于Ⅰ°～Ⅱ°，右侧Ⅰ°，未再觉咽部不适。效不更方，上方继服 15 剂后停药，嘱清淡饮食。1 个月后复诊，双侧扁桃体Ⅰ°肿大，无不适。

按： 随着人们生活水平的提高，很多孩子平素摄入过多高蛋白、高糖食物，加之小儿脾常虚，运化失职，膏粱厚味之饮食常常停滞中焦，积而化热，热邪循经上攻，熏灼咽喉，热盛肉腐，而致喉核肿大、化脓，每次热退即停药，未彻底治疗，喉核局部的余毒未清，热盛毒蕴所致的瘀阻未通、痰结未消，致使喉核脉络郁阻，气血壅滞，形成慢性扁桃体炎。毒邪内蕴，痰结血瘀是其基本的病理机制，毒邪内蕴致痰结血瘀，痰结血瘀使内蕴毒邪不易清除，形成恶性循环。治当清热解毒利咽、活血散结并用，清除热毒是治本，活血散结是治标，亦是治疗喉核肿大的重要法则，热去则无伤阴之源而阴自复。本案初诊以银翘散为底方，方中金银花、连翘、菊花、牛蒡子清热解毒利咽；鱼腥草、蒲公英解毒散结；猫爪草散结消肿；防风祛风，陈皮化痰，桔梗、甘草取桔梗甘草汤之意。二诊时患儿外邪已解，去防风、菊花，方中加皂角刺、玄参、浙贝母、穿山甲、夏枯草、昆布等诸药，乃丁樱教授经验用药，专为本病而设，穿山甲、浙贝母、连翘、夏枯草、昆布皆有散结作用，其中穿山甲散结作用最好，《本草从新》谓其"专能行散，通经络，达病所"。《医学衷中参西录》曰："穿山甲……其走窜之性，无微不至，故能宣通脏腑，贯彻经络，通达关窍，凡血凝血聚为病，皆能开之。"穿山甲善治咽喉肿痛，取其走窜之性，达病所，活血散结，解毒败毒之功，药证相合，为主药。昆布对慢性扁桃体局部瘢痕形成者有软坚散结消痕之功。诸药合用，切合病机，守方缓图月余而效。然，"欲伏其所主，必先其所因"，患儿症状改善后仍需控制饮食调护，否则仍会复发。

（范淑华、李向峰 整理）

第六节 鼻 鼽

案 1：鼻鼽（营卫不和证）

记某，男，3 岁，以"鼻塞，流涕 15 天"为代主诉，于 2017 年 3 月 11 日初诊。

现病史：患儿 15 天前受凉后出现鼻塞、流涕、喷嚏，偶尔咳嗽，有痰，无发热、喘息，自行口服感冒颗粒后病情缓解不佳，持续时间长，遂就诊丁樱教授处，刻下症：鼻塞，鼻痒，抠鼻子，喷嚏，时发时止，休作有时，纳一般，自汗出，小便色淡，大便正常。

体格检查：鼻黏膜色白，无其他明显阳性体征。舌质淡，苔白，脉浮。

辅助检查：血常规正常，嗜酸细胞百分比 5%。

西医诊断：鼻炎。

中医诊断：鼻鼽。

中医证型：营卫不和。

治法：滋阴和营，调和营卫。

方药：桂枝汤加减。

处方：桂枝 6g，白芍 6g，生姜 5g，炙麻黄 3g，细辛 3g，辛夷 6g，蝉蜕 6g，僵蚕 6g，荆芥 6g，防风 6g，甘草 3g。

中药配方颗粒 4 剂，1 剂分 4 份，每次 1 份，每日 3 次，水冲服。

嘱清淡饮食。

二诊：2017 年 3 月 16 日。病情好转，诸症明显减轻，效不更方，上方继服 5 剂，颗粒剂，1 剂分 4 份，每次 1 份，每日 3 次，水冲服。嘱清淡饮食，避风寒。

三诊：2017 年 3 月 21 日。诸症缓解，继服黄芪 6g，五味子 6g，防风 6g，白芍 6g，川芎 6g，甘草 3g，颗粒剂，调理 1 周。

随访：随访 2 周病情稳定。

按： 鼻炎归属于中医"鼻鼽"范畴，为肺系疾病，除典型的鼻部症状外，常因患者体质和感受外邪的差异而兼夹他症。该例患儿鼻塞流涕时间较长，休作有时，伴有自汗出，结合舌脉，辨证为营卫失和之证。桂枝汤出自《伤寒论》，是调和营卫的经典名方，予桂枝汤加减，可滋阴和营，调和营卫。太阳中风，卫强营弱，营卫失调，而肺主气属卫，心主血属营，营卫失调或心肺不和，则鼻为之不利，自汗出，营卫郁滞，法则滋阴和营，调和营卫。方中桂枝辛温发散，温通卫阳；芍药酸苦微寒，滋阴和营，二药相合，调和营卫；蜜麻黄、细辛、辛夷、苍术宣通鼻窍止涕；生姜助桂枝温散腠理，大枣佐芍药滋阴养营；蝉蜕、僵蚕、荆芥、防风祛风止痒；后期加用黄芪、五味子益气固表止汗，防邪气入里，川芎"上行头目"，以活血、祛风、行气。本方辛甘化阳助卫阳，酸甘化阴滋营阴，而达营卫调和，收效甚佳。

（范淑华　整理）

案 2：鼻鼽（肺经郁热证）

李某，男，5 岁。以"晨起喷嚏、流涕半年"为代主诉，于 2018 年 4 月 5 日初诊。

现病史：患儿半年前晨起喷嚏、流涕，伴咳嗽，咯痰，遇冷空气或刺激性气味后症状加重，刻下症：鼻痒，喷嚏，咳嗽，咯痰，四肢及腰背部皮肤可见散在湿疹，大便偏干，小便正常。

体格检查：舌红，苔薄白，脉浮数。全身皮肤可见散在湿疹。咽红疼痛，双侧扁桃体Ⅰ°肿大。听诊双肺呼吸音稍粗，未闻及明显干湿性啰音。心腹查体未见异常。

西医诊断：过敏性鼻炎。

中医诊断：鼻鼽。

中医证型：肺经郁热。

治法：清宣肺气，通利鼻窍。

方药：过敏煎合苍耳子散加减。

处方：银柴胡 10g，黄芩 10g，防风 6g，牡丹皮 10g，五味子 6g，乌梅 6g，苍耳子 6g，辛夷 6g，地龙 10g，杏仁 10g，川贝母 10g，仙鹤草 10g，百部 10g。中药 7 剂，每日 1 剂，水煎服。

外用本院鼻炎宁滴剂，早晚滴鼻。

二诊：2018 年 4 月 12 日。药后鼻部症状明显减轻，咳嗽消失，湿疹处仍瘙痒。咽略痛，扁桃体较前缩小，舌象如前。上方去杏仁、川贝母、仙鹤草、百部，加地肤子 10g，白鲜皮 10g，薄荷 6g，白芷 6g。7 剂，每日 1 剂，水煎服。

随访：门诊随诊，鼻腔通畅，未反复。

按：本案患儿鼻鼽反复发作，与其脏腑虚损、卫表不固、正气不足有关。而过敏原是本病的始发因素，有效地控制过敏原是减轻症状的首要措施。中医针对这个特点，采用"祛风脱敏"法治疗，以著名老中医祝谌予"过敏煎"为基础方，同时配合《济生方》中苍耳子散加减化裁。方中银柴胡、防风、地龙、牡丹皮有很强的抗过敏功效；苍耳子散风通窍；佐以五味子、乌梅和营止涕；杏仁、贝母止咳化痰；仙鹤草、百部敛肺降气。上方共奏益阴敛肺、祛风通窍之功。过敏煎具有御卫固表、抗过敏、增强机体免疫力的功效，苍耳子散通鼻窍、抗过敏，过敏煎与苍耳子散联合用药，既可增强机体的免疫力，还可以改善鼻塞、鼻痒等症状，达到了治疗过敏性鼻炎的目的。二诊时咳嗽已愈，去敛肺止咳之品，加地肤子、白鲜皮、薄荷、白芷以增强祛风止痒之力。

（李向峰　整理）

第二章 脾系疾病

第一节 厌 食

案1：厌食症（脾胃虚寒证）

患儿李某，男，4岁6月。以"厌恶进食、食欲不振半年余"为代主诉，于2018年12月26日初诊。

现病史：患儿半年前因过量进食冷饮后出现腹泻、腹痛、呕吐等不适，予"益生菌及健胃消食口服液"及"复方丁桂儿脐贴"后，症状缓解；随后出现进食量减少，减少至病前半量左右，恶心干哕，进食后腹胀明显，间断腹痛，多次口服中药治疗，效欠佳。刻下症：精神稍倦怠，面色萎黄，食欲不振、食量减少至病前半量，进食后腹胀恶心，时感脘腹腹痛，喜饮热水，遇生冷腹痛加重，动则汗多，大便偏稀，小便可清长，四肢不温。舌淡胖嫩，舌苔白润，脉沉迟。

西医诊断：小儿厌食病。

中医诊断：厌食症。

中医证型：脾胃虚寒。

治法：温阳运脾，健脾开胃。

方药：自拟温阳健脾汤加减。

处方：炒苍术9g，法半夏6g，肉桂6g，炒鸡内金9g，干姜3g，茯苓9g，白术9g，佛手6g，炒麦芽9g，砂仁6g，炒神曲9g，甘草6g。中药配方颗粒7剂，日1剂，分3次温服。

二诊：2019年1月5日。家属诉服7剂后，食欲好转，食量增加，无脘腹胀满感，面色稍红润，大便仍稀。查体：精神尚可，面色偏黄，四末稍凉，无腹胀，舌淡苔白脉缓。守方继服 7 剂。

按：小儿脾常不足，平素嗜食甜品冷饮，日久伤及脾阳，导致脾胃运化失调，健运升清功能减退，阳热温煦功能减退，阳虚则内寒自生而致脾胃虚寒，故出现食欲不振、食量减少、四肢欠温、脘腹胀满、神疲倦怠、面色萎黄等临床表现。治宜温阳运脾，健脾开胃，方予温阳运脾方加减。苍术、法半夏、肉桂温阳运脾；干姜、炒鸡内金助君药温运脾阳；茯苓、白术、佛手、炒麦芽、砂仁、炒神曲益气健脾，温中燥湿，以达扶正补虚之功；甘草调和诸药。诸药合用，全方共奏温阳运脾、健脾开胃之功。脾健寒散，纳食渐佳，脾胃纳运功能恢复正常，病即向愈。

（李向峰 整理）

案 2：厌食（本虚标实证）

王某，男，2 岁。以"厌恶进食，食量减少 2 月余"为代主诉，于 2018 年 6 月 20 日初诊。

现病史：患儿 2 个月前外感愈后出现厌恶进食，食量较前减少。家长予"复方鸡内金颗粒、醒脾养儿颗粒、健胃消食口服液"等口服效果不佳，患儿仍食欲欠佳，遂来诊。刻下症：神清，精神差，甚或烦躁少寐，厌恶进食，食量较前减少约二分之一，伴腹胀，手足心热，大便偏干，小便短黄。

体格检查：舌红少津，苔少或花剥，指纹紫滞。神清，精神可，形体消瘦，余无明显异常。

西医诊断：消化不良。

中医诊断：厌食。

中医证型：本虚标实。

治法：培补中焦，滋脾养胃。

方药：本院儿科散剂。

处方：养阴散 3g，参苓白术散 3g，消积健脾散 3g，白蔻散 1g。

院内制剂 6 剂，日 1 剂，分 3 次水冲服。

嘱勿强迫进食，少吃零食，忌辛辣刺激及生冷饮食。

二诊：2018 年 6 月 27 日。服上方后症状明显好转，患儿有食欲，纳食较前增加，食量已能达到病前三分之二。舌质红，苔薄而润，指纹滞。脾胃阴伤已复，治疗以健脾助运为法，上方去养阴散，加三甲散 3g。5 剂，每日 1 剂，分 3 次冲服。

三诊：2018 年 7 月 3 日。患儿精神好，食欲大增，食量较病前略有增加，二便正常。

舌红，苔厚微黄，指纹滞。嘱家长，饮食调理为主，不可过饱，少食零食，以免积滞之祸，遂停药。

随访： 半年后随访，停药后饮食持续正常。

按： 小儿厌食为儿科脾胃疾患中的常见病、多发病，其中医病机关键为本虚标实。此患儿厌恶饮食、食量减少，病程大于1个月，有热病伤阴史，病发于暑湿当令季节，并排除其他系统性疾病引起的厌食，故可确诊。方中院内制剂白术散法效《局方》参苓白术散，功专健脾化湿；养阴散擅滋养胃阴，但养阴药多滋腻碍胃，使脾失健运，故在养阴的同时辅以白蔻散理气助运。另外，脾气失运必然饮食内积，故酌加消积散以消食助运，然因本方性燥伤阴，故宜小量应用。二诊，患儿脾胃阴伤已复，故去养阴散，而加三甲散以健脾助运。纵观上方，紧扣病机，机圆法活，药少力专，而收良效。三诊，患儿脾胃已纳健，饮食大增，然患儿舌苔厚微黄，指纹滞，虑其脾胃损伤初复，若饮食不节，贪食零食反致积滞之祸，遂停药，嘱饮食调理，切合古人"常当节适乳哺"育儿观，是谓不药而愈病之大法。

（苏素静、李向峰　整理）

第二节　便　秘

案1：便秘（脾虚夹积，郁而化热证）

李某，女，3岁6个月，以"不思乳食、便秘1月余"为代主诉，于2019年5月16日初诊。

现病史： 患儿1个月前因过量进食汉堡后出现食欲下降，不思乳食，腹胀，间断腹痛，夜眠不安，爱翻腾，喜趴睡，无发热、呕吐，大便偏干,4～5天1行，多需使用"开塞露"灌肠排便，曾至附近社区医院就诊，按"消化不良"间断予"四磨汤口服液、健胃消食口服液、益生菌"等口服后2周，效欠佳。刻下症：精神烦躁，多乏力困倦，不思乳食，腹胀，脐周间断腹痛，时欲干哕，口中异味，夜眠不安，多翻腾，喜趴睡，手足心热，咽红，大便偏干，4～5天1行，排便困难，小便色黄，苔白腻。

西医诊断： 消化功能紊乱。

中医诊断： 便秘。

中医证型： 脾虚夹积，郁而化热。

治法： 运脾开胃，消积化热。

方药：自拟运脾消导汤加减。

处方：茯苓 10g，白术 10g，苍术 6g，山药 10g，陈皮 10g，木香 6g，枳壳 6g，白蔻 5g，炒麦芽 10g，焦山楂 10g，炒神曲 10g，连翘 6g，黄芩 10g，莱菔子 10g，番泻叶 5g，炙甘草 3g。5 剂，日 1 剂，水煎服。

二诊：2019 年 5 月 22 日复。服上方 5 剂后，患儿精神好转，活动量增多，食欲有所好转，有饥饿感，腹胀缓解，腹痛发作次数减少，夜眠稍安稳，手足心热减轻，可自主排便，2 ～ 3 天 1 次，成形便为主，舌苔白厚，咽稍红。中医辨证为积滞（脾虚夹积，郁而化热），上方去番泻叶，5 剂，日 1 剂水煎温服。

三诊：2019 年 5 月 29 日。查看患儿活动如常，食欲明显好转，喜欢进食，无腹胀、腹痛发作，大便成形软便为主，1 ～ 2 天行 1 次，咽不红，夜眠安稳，口中异味消失，上方减黄芩、连翘、莱菔子，5 剂药，2 天服 1 剂。

按：本患儿早期有饮食不节史，导致乳食停聚中焦，气机不利，升降失常，腑气不通，出现脘腹胀痛、大便秘结；食积日久，损伤脾胃，脾胃虚弱，运纳失常，复又生积，此乃因积致虚弱。宿食积滞日久不消，气机更加郁闭，久则蕴而化热。故以茯苓为清补之品，健补脾气且补而不滞；白术为补脾之要药，健脾又燥湿，"守而不走"；苍术为芳香悦胃之品，能醒脾助运，"走而不守"，乃运脾之要药，苍术和白术二药有补运兼顾之意，张隐庵曾指出："凡欲补脾，则用白术；凡欲运脾，则用苍术；欲补运相兼，则相兼而用。"陈皮、木香、白豆蔻、枳壳四味，既能芳香醒脾开胃、行气助运和中，又能防止健补脾气之属有稍呆则滞之嫌；焦三仙和莱菔子均为消食化积类之药，具有消食导滞、运脾开胃之效；黄芩、连翘能清解饮食积热；番泻叶润肠通便，炙甘草调和诸药。诸药合用，共奏运脾开胃、消积化热之效。

（苏素静、李向峰 整理）

案 2：便秘（脾失健运，气滞中焦证）

张某，女，5 岁 5 个月，以"便秘半年余"为代主诉，于 2019 年 4 月 24 日初诊。

现病史：患儿近半年来大便秘结，平均 3 ～ 5 天排便 1 次，粪质坚硬如羊屎，偶伴出血，患儿有时因排便疼痛而抗拒排便，需用开塞露灌肠方能排出。此患儿素受家长溺爱，喜好零食，饮食不规律，且脾气急躁，夜寐不安、磨牙，刚入睡时头部多汗。多方用药不效，检视前医用药，西药多用开塞露、乳果糖，中药不外大黄、牵牛子等苦寒攻下之品，或王氏保赤丸等泻下成药，然多获效一时。

刻下症：腹胀，口臭，纳食欠佳，大便秘结 3 ～ 5 日一行。

既往史：无特殊。

过敏史：否认药物及食物过敏。

体格检查：舌质淡红、苔白厚腻，脉滑。咽红，心肺查体（－），余无不适，舌红少苔，脉数。

辅助检查：腹部彩超未见异常。

西医诊断：便秘、消化不良。

中医诊断：便秘。

中医证型：脾失健运，气滞中焦。

治法：运脾和胃，行气布津，润肠通便。

方药：六磨汤合枳术丸加减。

处方：乌药 6g，木香 6g，槟榔 6g，沉香 2g，生白术 12g，炒枳实 6 g，杏仁 6g，厚朴 6g，莱菔子 6g，当归 6g，火麻仁 9g。7 剂中药配方颗粒，每日 1 剂，分 3 次冲服。

二诊：2019 年 5 月 3 日。患儿服药 3 天后大便明显顺畅，质地变软，时间缩短为 1～2 天一行，纳食好转，舌苔明显改善，效不更方，上方继服 1 周后停药，嘱饮食规律，少食零食及辛辣炙煿之品，适当摄入高纤维食物如谷物类、果蔬等，多饮温开水，并逐渐养成每日早起排便习惯。

随访：随访 1 个月，患儿大便持续正常。

按：小儿便秘之疾临床最为常见，其因并不单一，常病程较久，多种因素合而为患，因饮食因素或喂养不当者尤为多见，苦寒攻下，或润肠通便之类药物，只是权宜之计，取效一时，服用日久反而更伤脾胃，影响中焦气机，也不能从根本上解决患儿便秘问题。本患儿即为平素娇惯，零食不断，饮食不规律，而致脾胃运化失司，气机运行不畅，大肠传导失职而致津亏便结，甚则便中带血。因此，丁樱教授以健脾和胃、行气通便为治法，以六磨汤合枳术丸为主方加减。方中乌药善理气机，顺气开郁，能行宿积而通便；沉香下气降逆，又能温中，《本草衍义》言其"与乌药磨服，走散滞气"；槟榔破积下气，擅消谷通便，和沉香、乌药合用，乃六磨汤之主药，既能降疏肝行气，有可降气消痞满而导滞。枳实性苦辛微寒，能破气消积，善治食滞中焦之痞；白术生用，长于健脾通便，二药配伍，消补结合，虚实兼顾，乃《内外伤辨惑论》之名方枳术丸，为丁樱教授治疗脾虚夹滞便秘所习用。再伍以杏仁、厚朴、莱菔子行气；当归、火麻仁润肠布津，诸药合用切合病机，配合饮食疗法及排便习惯培养为长久之计，故能取得满意效果。

（李向峰　整理）

第三节 腹 泻

案1：泄泻（风寒夹湿证）

张某，女，1岁2个月，以"腹泻2天"为代主诉，于2019年7月16日初诊。

现病史：患儿1天前因夜间吹空调受寒并进食凉酸奶后开始出现腹泻，大便淡绿色、稀水样便，夹杂少量黏液，4～6次/天，量不大，臭味不甚，肠鸣则泻，无发热。当地社区卫生服务站予"常乐康、思密达"等口服治疗，患儿腹泻症状无明显缓解，遂来诊。

刻下症：腹泻，大便呈淡绿色、稀水样，夹杂泡沫及少量黏液，4～6次/天，量不大，臭味不甚，肠鸣则泻，无发热，无呕吐，纳食一般，小便量较前少。

体格检查：神志清，精神稍倦，舌淡，苔白滑，指纹浮红显于风关。囟门轻度凹陷，眼窝无凹陷，皮肤弹性可，腹部胀，叩诊呈鼓音，肠鸣音活跃。

辅助检查：大便常规：脂肪球（＋），白细胞及红细胞未见；轮状病毒（－）。

西医诊断：小儿腹泻病。

中医诊断：泄泻。

中医证型：风寒夹湿。

治法：疏风散寒，运脾化湿。

方药：本院儿科散剂。

处方：藿香和胃散3g，参苓白术散3g，太苍散3g。3剂，每日1剂，分3次冲服。继服常乐康及思密达，并予口服补液盐频服。

二诊：2019年7月19日。患儿服上方后，大便次数明显减少，现每日2～3次，稀糊状，纳食增加，尿量正常。上方继服2剂，痊愈。

按：本例患儿因夏日受寒，风寒邪气客于脾胃，中阳被困，水湿及水谷精微运化失职，而致风寒夹湿，发为泄泻，初诊时一派风寒夹湿之像，因此治以疏风散寒，运脾化湿为主，佐健脾益气为法，予我院儿科散剂冲服。方中藿香和胃散散寒化湿，参苓白术散及太苍散运脾化湿止泻，辨证准确，用药得当，故二诊时大便次数明显减少，诸证好转，再服2剂而愈。

（李向峰 整理）

案 2：泄泻（脾虚夹滞证）

吕某，男，以"反复腹泻 1 周"为代主诉，于 2019 年 2 月 24 日初诊。

现病史：1 周前患儿因饮食不节出现腹泻，每日泻下 10 余次，呈黄色稀糊状，量一般，味酸臭，伴腹痛，低热，无呕吐，当地医院予"头孢克肟颗粒、益生菌、蒙脱石冲剂"等口服治疗 3 天后，腹泻缓解，但大便仍偏稀，每日 1～2 次。1 天前患儿因食用冷藏火龙果后再发腹泻，大便淡黄色、稀糊样，小便量偏少，故来诊。刻下症：腹泻，日 4～5 次，呈淡黄色、稀糊样，小便量少，微腹痛，无恶心、呕吐，纳少，眠可。

体格检查：舌质淡，舌苔白微厚，脉细数。咽无充血，腹胀，肠鸣音活跃。

辅助检查：大便常规（－）。

西医诊断：小儿腹泻。

中医诊断：泄泻。

中医证型：脾虚夹滞。

治法：健脾化湿止泻。

方药：七味白术散加减。

处方：党参 10g，茯苓 10g，炒白术 10g，炙甘草 6g，广藿香 10g，木香 6g，葛根 10g，车前子 10g，赤石脂 10g，肉豆蔻 6g。中药配方颗粒 3 剂，每日 1 剂，分 3 次水冲服。

西药予口服补液盐口服补液支持治疗。

二诊：2019 年 2 月 26 日。患儿服药次日，大便次数减少至 2 次，稀糊状，尿量正常；3 剂药后大便成形。

按：本患儿先因食伤、后食生冷至脾胃虚弱，清阳不升，中焦虚寒，故泻下次频，咽无充血，舌质淡，苔薄白。选用钱氏七味白术散为底方加味，七味白术散由四君子汤加藿香叶、木香、葛根组成，以益脾生津，和胃理气。现代研究认为本方能够促进双歧杆菌、乳酸菌、酵母菌等有益菌的生长，并提高肠道酶活性，改善肠道微生态。因患儿反复腹泻 1 周余，故加车前子利小便实大便；赤石脂、肉豆蔻收敛止泻，兼补下焦，全方共收健脾益气、化湿止泻之功。本例患儿辨证准确，选方妥当，疗效明显。儿科医家万全《幼科发挥》中曾盛赞"白术散乃治泄作渴之神方"，其应用体会：一是倍用葛根以鼓舞胃气，二是大剂代茶饮，使脾胃生生之气渐复。方中藿香、葛根兼可解表，故对脾虚久泻兼外感者亦宜。

（李向峰　整理）

案3：泄泻（脾虚泻）

段某，男，9月龄，以"反复腹泻2月余"为代主诉，于2019年10月26日初诊。

现病史：患儿2月余前添加辅食不当后出现腹泻，起初稀糊状便为主，夹杂不消化奶瓣，8～9次/天，多则10余次，时可见黏液，未见血丝，无发热、呕吐，肛周红，多于食后即泄，曾予"益生菌、蒙脱石散、锌剂及口服补液盐"间断口服，服药期间大便次数可减少至4～5次/天，停药后腹泻再发，饮食稍差。发病至今，患儿体重不增。刻下症：精神一般，大便溏，每日6～9次不等，进食后腹泻明显，量少，面色稍黄，肌肉松软，少华，舌质淡红，苔薄，指纹淡红见于风关。

西医诊断：慢性腹泻。

中医诊断：泄泻。

中医证型：脾虚泻。

治法：益气健脾止泻。

方药：小建中汤合平胃散加减。

处方：桂枝6g，白芍6g，黄芪6g，干姜3g，广藿香6g，陈皮6g，茯苓15g，苍术6g，厚朴6g，豆蔻3g，饴糖30g。中药配方颗粒5剂，每2日1剂，水冲服。

二诊：2019年11月7日。腹泻减轻，每日平均2～3次，黄色稠糊至软便为主，食欲好转，逐渐添加辅食后未加重，体重增长，继予上方4剂，每2日1剂，1周后腹泻缓解后停药。

按：本案病机为脾虚湿盛。泄泻日久，损伤脾胃，脾失健运，水谷不化，精微不布，滞而不行，聚为痰湿。湿为阴邪，脾为阴土，湿邪最易困脾，易伤脾阳，脾阳不振，无以运化水谷，清浊不分，混杂而下成泄泻，"湿胜则濡泄也"。土虚其色外显，故面黄少华也。脾虚不能健运，胃弱失其消化，故食后作泄，可见奶瓣，中焦精微不生，气血不荣，无以温养脏腑及四肢肌肉百骸，故体重不增。知病之所由生，然后直取之，乃为善治。本案需复脾胃健运之功，泄泻方可自止。小建中汤为主治脾虚之本，辅之以平胃散胜湿浊以止泻。小建中汤为主治脾虚之本，辅之以平胃散，以土而胜湿以止泻。脾体阴而用阳，得阳始运，小建中汤甘温建中，诸辛温药与甘味药配伍，脾阳得温，生发得宜，恰合此意。以干姜易生姜，加豆蔻、黄芪助复脾阳，而阴霾自散矣。脾为燥土之脏，遇湿则困，脾阳不升，清气下陷，而生飧泄，以平胃散行气燥湿、运脾健胃。湿浊得化，气机条畅，脾升胃降可复，泄泻自止矣。胃可受纳，脾可运化，则谷化而能食，化生精气，濡养四肢肌肉，体重可增也。

（苏素静、李向峰　整理）

第四节 腹 痛

案1：腹痛（湿阻中焦证）

蔺某，男，7岁4个月，以"腹痛反复发作4月余"为代主诉，于2019年7月12日初诊。

现病史：患儿4个月前开始腹痛，反复发作，几乎每日都发，10分钟左右可自行缓解，痛时无法正常生活学习，伴口臭、腹胀，易乏力，无发热，无呕吐腹泻，精神可，食纳一般，睡眠偏多，小便正常，大便偏稀。曾于多家医院按"肠炎、肠系膜淋巴结炎"予"抗生素、四磨汤口服液"等药物口服，效欠佳。刻下症：精神倦怠懒动，腹痛，脐周为主，腹胀打嗝，伴口苦咽干，不思饮食，时有呕吐痰涎，口臭，大便黏腻不爽，粘马桶，舌苔白腻，脉濡缓。

西医诊断：再发性腹痛。

中医诊断：腹痛。

中医证型：湿阻中焦证。

治法：运脾和胃，化湿和中，缓急止痛。

方药：平胃散合小建中汤加减。

处方：麸炒苍术10g，姜厚朴10g，陈皮6g，茯苓10g，佩兰10g，焦山楂10g，炒鸡内金10g，黄连3g，炙桂枝9g，炒白芍12g，麸炒枳壳10g，炙甘草3g，大枣6g。7剂，水煎服，每日1剂，分早晚温服。

嘱其注意饮食调护。

二诊：2019年4月20日。患儿腹痛症状明显好转，近日未发作，食纳好转，仍易乏力、大便偏稀；舌淡红，苔薄白，脉沉细。复查^{13}C呼气试验（＋）。上方去焦山楂、黄连、白芍、炒枳，加炒薏苡仁15g，麸炒白术10g，焦神曲10g。7剂，水煎服，日1剂，分早晚温服。

三诊：2019年4月20日。腹痛未再发作，偶有腹胀，无乏力，近日无外感，仅口臭，纳寐佳，小便调，大便正常。复查C^{13}呼气试验（－）。上方继服14剂后，病愈。

按：此患儿为家中独生女，家人溺爱，饮食不节，损伤脾胃，加之感染幽门螺杆菌等邪气，脾运失健，湿邪内生，阻于中焦，气机不畅而发为腹痛。患儿腹痛反复发作，每因饮食不当而诱发，迁延日久。患儿此次就诊因过食生冷而发病，辨证为脾虚失运，湿阻中焦，气机阻滞。治疗以运脾和胃，化湿和中，缓急止痛为法。方中苍术、茯苓运脾燥湿，厚朴、陈皮、枳壳理气消胀，佩兰、黄连化湿解毒，桂枝温脾助阳，焦山楂、鸡内金消食化积，炒白芍、炙甘草、大枣敛阴缓解疼痛。诸药合用，脾健自运，湿邪自消，气机畅通，故腹痛自止。二诊时，患儿腹痛纳差症状已明显好转，但乏力仍在，且大便偏稀，考虑因腹痛日久，中气虚弱所致，故去焦山楂、黄连、白芍、炒枳，加炒薏苡仁、麸炒白术、焦神曲等健脾补中气之品。三诊时，患儿症状已基本缓解，且复查 Hp 为阴性，仅口臭，考虑为湿邪日久化热，湿邪热毒蕴积于脾胃所致，继予上方 14 剂口服，病愈。

（苏素静、陈文霞 整理）

案 2：腹痛（食滞中焦证）

王某，男，7 岁，以"间断腹痛月余"为代主诉，于 2018 年 6 月 5 日初诊。

现病史：患儿 1 个月前因饮食不节，并贪凉饮冷后出现腹痛，表现为脐周痛，发作频繁，多于饮食后，或运动后，或因情绪不稳时发作明显。每次发作数分钟到数十分钟不等钟，缓解后一如常人。先后在当地医院查腹部彩超及腹部平片，多提示肠系膜淋巴结增生，予"阿莫西林，宝儿康颗粒、解痉药"等药物治疗，症状无明显改善，遂来诊。刻下症：腹部胀满疼痛，按之痛甚，口气重，纳食差，无呕吐，夜寐不安，喜俯卧，大便偏干，2～3 天 1 次。

体格检查：面色萎黄，形体偏瘦，按腹胀满，脐周轻度压痛，舌质淡红，苔白厚，脉滑有力。

西医诊断：消化不良。

中医诊断：腹痛。

中医证型：食滞中焦。

治法：消食导滞，和胃止痛。

方药：保和丸合平胃散加减。

处方：炒神曲 10g，焦山楂 10g，姜半夏 6g，茯苓 10g，陈皮 6g，连翘 10g，炒莱菔子 10g，炒苍术 10g，姜厚朴 6g，香附 6g，砂仁 3g，高良姜 6g，炒槟榔 10g。中药配方颗粒 6 剂，每日 1 剂，分 2 次冲服。

嘱饮食清淡，少吃零食，不吃垃圾食品，不食生冷。

二诊：2018 年 6 月 12 日。服上方后腹痛明显缓解，近 5 天未再发腹痛，但仍纳食欠佳，大便仍偏干，1～2 天 1 次。舌质淡，舌苔白厚，脉滑。上方加炒鸡内金 6g，巩固治疗 1 周后，纳食正常。

随访：随访 3 个月，未再复发。

按： 本案患儿因饮食不节，又食生冷引起，乳食停滞肠胃，阻塞气机，故腹痛胀满，按之痛甚，纳食差，夜卧不安，大便偏干，舌苔厚腻。丁樱教授予保和丸合平胃散加减，以消食导滞，行气止痛。方中神曲、山楂、莱菔子、槟榔消导滞；茯苓、半夏、苍术、陈皮、砂仁等燥湿理气行滞；香附、高良姜，即良附丸，有行气止痛之效。诸药合用消食导滞，健脾化湿，行气止痛，畅通中焦。故二诊时症状明显好转，加鸡内金消食化积，如此则诸症得除，腹痛告愈。

（李向峰　整理）

第三章　心、肝系疾病

第一节　肌　炎

案：痿证（脾肾两虚证）

武某，女，3岁半，洛阳市人。以"尿失禁2个月，双下肢疼痛、全身浮肿乏力25天"为代主诉，于2019年2月12日初诊。

现病史：患儿2个月前无诱因突然出现尿失禁，遗尿2～3次/日，至长葛市中医院服中药十余天后遗尿次数较前减少，仍有间断尿失禁，未再系统治疗。25天前患儿无明显诱因出现双下肢疼痛、乏力，伴全身浮肿，至长葛市中医院查谷草转氨酶128U/L，肌酸激酶2836U/L，肌酸激酶同工酶82U/L，乳酸脱氢酶686U/L，α-羟丁酸酶475U/L，予输注"维生素C、氨溴索、门冬氨酸钾镁、磷酸肌酸钠、阿糖腺苷"治疗9天，复查谷草转氨酶91U/L，肌酸激酶1646U/L，肌酸激酶同工酶59U/L，乳酸脱氢酶587U/L，α-羟丁酸酶414U/L，但症状缓解不明显。遂转至郑州市儿童医院治疗，期间查腹部、心脏彩超无明显异常；心电图示窦性心动过速；双下肢股骨及胫骨DR骨质未见明显异常。MRI示肾柱未见明显异常，所示层面全身肌肉广泛T2压脂高信号，考虑软组织水肿可能性大，双侧髋关节、股骨及右腘窝软组织水肿；肌肉活检（右大腿）：提示无明显特殊性病变；肌电图：EMG右下肢腓总神经运动波幅较对侧降低，SEP：四肢SEP未见明显异常；予输注磷酸肌酶钠、果糖二磷酸钠等治疗12天，复查心肌酶：谷草转氨酶57.7U/L，肌酸激酶291U/L，肌酸激酶同工酶20U/L，α-羟丁酸酶366U/L。现仍于儿童医院住院。刻下症：患儿可短暂行走，易觉乏力，盗汗，尿失禁明显好转，可自行排尿，小便频，余无不适。

体格检查：全身无肿胀，皮肤无皮疹及出血点。咽无充血明显，扁桃体无肿大。心肺腹查体无异常。脊柱及四肢无畸形，四肢肌力稍低，肌张力正常，神经系统检查无异常。舌质淡胖，少苔，脉沉细无力。

辅助检查：血生化：血清总蛋白76g/L，血清白蛋白44.2g/L，谷丙转氨酶15.1U/L，谷草转氨酶57.7U/L，尿素氮9mmol/L，肌酐21.5μmol/L，尿酸259.7μmol/L，肌酸激酶291U/L，肌酸激酶同工酶20U/L，α-羟丁酸酶366U/L；血常规+C反应蛋白：白细胞8.95×10⁹/L，红细胞4.0×10¹²/L，血红蛋白113g/L，血小板计数345×10⁹/L，中性粒细胞百分比37.4%，淋巴粒细胞百分比54.5%，C反应蛋白0.8mg/L；心肌酶：肌酸激酶同工酶12.35U/L，B型脑钠肽242.1ng/mL，心肌肌钙蛋白0.063ng/mL。

西医诊断：肌炎。

中医诊断：痿证。

中医证候：脾肾两虚。

治法：健脾补肾。

方药：自拟益气健脾补肾方加减。

处方：黄芪20g，太子参15g，山药10g，白术10g，苍术10g，玄参15g，川芎10g，牛膝10g，知母6g，肉苁蓉10g，巴戟天10g，甘草4g。14剂，日1剂，水煎服。

二诊：2019年2月26日。服上方偶诉下肢肌肉疼痛，双下肢肌力较前明显好转，现可独自玩耍2小时，自行蹲下排便，站立时较缓慢，夜尿多，仍有遗尿，余无不适，鼻干痒。查体：患儿精神可，全身皮肤黏膜无异常，咽无充血，心肺腹查体无异常，四肢肌力稍低，肌张力可。舌淡红，苔白腻，脉沉细无力。辅助检查：血生化：血清总蛋白78g/L，血清白蛋白48.1g/L，谷丙转氨酶10U/L，谷草转氨酶32.2U/L，乳酸脱氢酶324U/L，肌酸激酶67U/L，肌酸激酶同工酶14U/L，α-羟丁酸酶268U/L，钙2.06mg/L；血常规：白细胞7.75×10⁹/L，红细胞4.31×10¹²/L，血红蛋白121g/L，血小板计数305×10⁹/L，中性粒细胞百分比30.9%，淋巴细胞百分比61.2%，C反应蛋白0.8mg/L。患儿肌酶已降至正常，但仍见肌肉酸痛，辨证仍属脾肾两虚兼血瘀，治以"健脾补肾"为主，处方以益气健脾补肾方加减，患儿舌苔白腻，去知母之滋腻，加砂仁6g以健脾燥湿，理气化湿；肌肉仍酸痛，加桑寄生10g以补肝肾，益筋骨；夜尿多，加煅牡蛎30g以固涩敛阴。具体药物如下：黄芪20g，太子参15g，山药10g，白术10g，苍术10g，玄参15g，砂仁6g，川芎10g，牛膝10g，肉苁蓉10g，巴戟天10g，煅牡蛎30g，桑寄生10g，甘草4g。14剂，日1剂，水煎服。

三诊：2019年3月13日。服上方后活动正常，无肌肉酸痛等症，近2周面色通红，晨起明显，夜尿 3～4 次／晚，可被唤醒，但不被叫醒就尿床，盗汗，纳眠可，大便调。查体：面色通红，余皮肤黏膜无异常，心肺腹查体无异常，四肢肌力及肌张力无异常。舌质红，苔薄黄，脉沉数。复查肝功能、肾功能、心肌酶、尿常规未见异常。患儿面色通红，上方去砂仁、巴戟天之燥热，加生地黄 9g 以清热养阴，遗尿乃是痰蒙清窍，肾失固摄，故加石菖蒲 12g 以开窍醒神，芡实 12g 以健脾补肾固精，加五味子 6g 滋肾涩精，生津敛汗，7 剂，日 1 剂，水煎服。

四诊：2019 年 3 月 20 日。服上方后患儿一般情况可，未再出现面色通红，夜尿 2～3 次／晚，可自主排尿，盗汗好转，纳眠可，大便调。查体：皮肤黏膜无异常，心肺腹查体无异常，四肢肌力及肌张力无异常。舌质红，苔薄白，脉沉。复查肝功能、肾功能、心肌酶、尿常规未见异常。患儿面色通红，上方去砂仁、巴戟天之燥热后好转，今加生地黄 9g 以清热养阴，7 剂，日 1 剂，水煎服。

五诊：2019 年 3 月 27 日。服上方后患儿一般情况可，夜尿 1～2 次／晚，可自主排尿，无明显盗汗，纳眠可，大便调。查体无异常。舌质红，苔薄白，脉略沉。患儿症状好转，守上方 14 剂，日 1 剂，水煎服。

六诊：2019 年 4 月 10 日。患儿一般情况可，遗尿症状缓解，无盗汗，纳眠可，二便可。查体无异常，舌质淡红，苔薄白，脉平。守上方，7 剂，日 1 剂，水煎服，服完停药。1 个月后复诊，患儿无异常。

按：《素问·太阴阳明论》载："帝曰：脾病而四支不用何也？岐伯曰：四支皆禀气于胃，而不得至经，必因于脾，乃得禀也。今脾病，不能为胃行其津液，四支不得禀水谷气，气日以衰，脉道不利，筋骨肌肉皆无气以生，故不用焉。"患儿四肢废而不用，脾为后天之本，气血生化之源，主肌肉、四肢，脾胃气虚，运化失司，则气血乏源，肌体痿弱不用；肾藏精，主骨，为作强之官，精血充盛，则筋骨坚强，活动正常，精血亏损，易致阴虚内热，灼液伤津，筋骨经脉失其濡养而成痿证。本患儿素体脾肾两虚，脾虚失约，肾精不固，水液失于约束，乃见夜尿频，甚则遗而不自知。后感邪气，致使脾肾更虚，水湿泛滥，四肢肿胀，湿邪重浊黏滞，故肌肉酸痛无力。小儿遗尿，亦是患儿脾肾不足而失于固摄，又有神明不清，不能统摄尿液排放，乃至水液从膀胱遗漏。

丁樱教授予经验方"益气健脾补肾方"加减，方中黄芪、太子参健脾补肾，太子参兼能滋阴，气阴双补；山药、白术、苍术健脾益气兼燥湿；巴戟天、酒苁蓉温补肾阳；生地黄、知母、玄参滋补肾阴兼以清热，防巴戟天、肉苁蓉之温燥；砂仁用之则有芳香化湿防诸药滋腻碍脾之功，阴虚者需慎之；患儿肢体肿而乏力、不能行，遂加牛膝以补肝肾，强筋骨兼通瘀、利水，一举多得；川芎为血中气药，行气开郁，祛除风燥湿，活血止痛；甘草调和诸药。全方扶正与祛邪兼顾，切中痿证本虚标实之特点。遗尿亦如是，加收敛固摄及开窍醒神之品即获良效。

（黄文龙、陈文霞　整理）

第二节　多动症

案：多动症（肾阴不足，肝阳偏旺证）

韩某，男，9岁，开封市人。以"发现多动、纳少2年"为代主诉，于2019年4月30日初诊。

现病史：2年前发现患儿无明显诱因多动、多语，急躁易怒，上课注意力不集中，难以静坐，啃指甲，纳少，喜食冷饮，无频繁眨眼、手抖等症，未予特殊治疗。近来患儿上症明显，遂来丁樱教授门诊就诊，多动症评估量表得分21分。刻下症：注意力不集中，多动多语，急躁易怒，难以静坐，五心烦热，口干咽燥，纳少，挑食，喜食冷饮，盗汗，大便干，小便调。

体格检查：咽稍充血明显，扁桃体Ⅲ°肿大，无分泌物附着。心肺腹查体未见明显异常。舌质红，苔少，脉细数。

辅助检查：多动症评估量表得分21分。

西医诊断：儿童多动症。

中医诊断：躁动。

中医证候：肾阴不足，肝阳偏旺。

治法：滋阴潜阳，宁神益智。

方药：左归饮加减。

处方：熟地黄12g，山药12g，山萸肉9g，枸杞子12g，茯苓12g，柏子仁12g，麦冬15g，龟甲15g，生龙骨30g，煅牡蛎30g，黄连6g，石菖蒲15g，远志10g，鸡内金10g，炙甘草6g。7剂，日1剂，水煎服。

二诊：2019年5月7日。服上方后热渐消退，现多动多语、急躁易怒、难以静坐、五心烦热、口干咽燥好转，纳食增，大便不干。查看患儿咽腔无明显充血。舌红，苔薄白，脉细稍数。辅助检查：多动症评估量表得分19分。患儿阴虚火旺之证稍解，仍治以"滋阴潜阳，宁神益智"为主，守上方14剂，日1剂，水煎服。

三诊：2019年5月21日。服上方后无明显急躁易怒，注意力较前集中，多动多语较前明显好转，上课时可稍安坐，五心稍热，纳食仍欠佳，盗汗明显减轻，大便不成形，小便正常。查看患儿咽腔无充血。舌质淡红，苔白稍腻，脉细。辅助检查：多动症评估量表得分 17 分。患儿服上方后阴虚火旺症状明显改善，滋阴之品用久难免有滋腻之象而出现纳差、便溏、苔白腻，故上方减滋腻滑肠之品：去柏子仁、麦冬，熟地黄减至 9g；加健脾化湿之类：炒白术 12g，炒白扁豆 15g，陈皮 9g。21 剂，日 1 剂，水煎服。

四诊：2019 年 6 月 11 日。服上方后注意力较前明显集中，无明显急躁易怒，上课可安坐，无明显多动多语，无五心烦热，纳眠可，盗汗明显减轻，二便可。查体：咽腔无充血，心肺腹查体未见明显异常。舌质淡红，苔白，脉平。辅助检查：多动症评估量表得分 13 分。上方继服 21 剂。

五诊：2019 年 7 月 3 日。服上方后患儿一般情况可，无烦躁易怒等症，性活泼，话稍多，可正常上课，无烦热、盗汗等症，纳眠可，二便可。查体无异常，辅助检查：多动症评估量表得分 10 分。嘱停药观察，2 个月后复诊，无异常。

按：儿童多动症是一种较常见的儿童行为障碍性疾病。以注意力涣散，活动过多，情绪不稳，冲动任性，自我控制能力差，并有不同程度的学习困难，但智力正常或基本正常为主要临床特征。儿童多动症在中医典籍中无记载，根据临床表现，可大致归于"躁动""失聪""健忘"等范畴。本患儿为学龄期儿童，除多动症常见症状外，还有阴虚阳亢之候。肝为刚脏而性动，藏魂，其志怒，其气急，体阴而用阳，为罢极之本，主人体生发之气。小儿肝常有余肾常虚，若肝阴不足，肝阳偏亢，则可见性情执拗，冲动任性，烦躁易怒，坐立不安。肾藏精，主骨生髓通于脑，主伎巧。小儿肾气未充，或病后肾气虚衰，髓海空虚，肾水不能涵木则肝阳易亢，肾水无以制火则相火妄动，而见心烦、急躁、易怒、盗汗、五心烦热等症。阳有余而阴不足，宜长养其阴，平抑其阳，阴与阳齐，水能制火，则诸症可宁。

本患儿注意力不集中，多动多语，急躁易怒，难以静坐，五心烦热，口干咽燥，纳少，挑食，喜食冷饮，盗汗，舌质红，苔少，脉细数，辨证属肾阴不足，肝阳偏旺，阳亢实本于阴精虚。丁樱教授予左归饮加减，方中熟地黄补血滋肾以填补真阴，滋水涵木；辅以山萸肉、枸杞子养肝肾，合熟地黄加强滋肾阴而补肝血；佐以茯苓、炙甘草益气健脾，山药益脾阴滋肾固精；龟甲、生龙骨、煅牡蛎滋阴潜阳；柏子仁、麦冬、黄连清心除烦，黄连兼清相火，柏子仁、麦冬尚能滋阴通便；石菖蒲、远志以开窍安神益智。诸药合用，共奏滋肾、养肝、益脾、宁心、益智之功效，与病机契合。三诊时患儿大便不成形，舌苔白腻，乃是滋腻之品用久，脾胃运化失司、湿邪内生之象，故减滋腻之品，加炒白术、炒白扁、陈皮健脾化湿理气之类，使补而不滞、滋而不腻。

（黄文龙、陈文霞 整理）

第三节 抽动症

案：抽动症（肝郁脾虚证）

杨某，男，10岁，驻马店市人。以"眨眼，摇头2年余"为代主诉，于2018年12月13日初诊。

现病史：患儿近1～2年无明显诱因出现清醒时不自主眨眼、快速摇头、鼓肚子等症状，睡后诸症消失，无头痛、头晕，智力发育正常。2018年4月13日至郑州市儿童医院，查体无神经系统阳性体征，家长诉外院查头颅影像正常，微量元素、肝功能、电解质均无异常，曾口服"硫必利片（0.05g，1日2次），甲钴胺分散片（0.5片，1日2次）"有效，3个月余后自行停药。停药后症状反复，于2018年8月14日至郑大一附院，诊断为"抽动症"，予"硫必利（1片，1日2次），多动宁胶囊（3片，1日3次）"口服1个月后停药，症状仍反复。现为求进一步治疗至遂至丁樱教授门诊就诊。刻下症：清醒时不自主摇头、眨眼睛，平素服药及运动后胃部易不适，纳眠可，二便调。

体格检查：全身皮肤黏膜无异常。眼睑无异常分泌物，结膜无充血。咽无充血明显，扁桃体I°肿大，表面无异常分泌物。心肺腹查体无异常。神经系统检查无异常。舌质淡红，苔白腻，脉弦滑。

辅助检查：无。

西医诊断：多发性抽动症。

中医诊断：抽动症。

中医证候：肝郁脾虚。

治法：平肝疏肝，健脾化痰。

方药：自拟健脾平肝汤加减。

处方：柴胡10g，郁金15g，钩藤15g，煅牡蛎15g，煅龙骨15g，地龙10g，薄荷6g，菖蒲15g，姜半夏6g，生白术10g，生白芍15g，当归15g，川芎10g，玄参10g，甘草6g。14剂，日1剂，水煎服。

二诊：2018年12月27日。服上方后患儿仍有不自主眨眼睛、摇头等症，清嗓子，饭后易恶心，可吐出胃内容物，纳可，眠差，入睡困难，余未诉不适，二便调。查体：患儿精神可，全身皮肤黏膜无异常，咽无充血，扁桃体I°肿大，表面无异常分泌物，心肺腹查体无异常，神经系统查体无异常。舌质淡红，苔白腻，脉弦滑。患儿辨证仍属肝郁脾虚证，治以平肝疏肝、健脾化痰为主，处方以健脾平肝汤加减。患儿入睡困难，守上方，加夜交藤 15g 养心安神以助眠；患儿清嗓子、易呕，乃是肝郁气结，胃失和降，痰气搏结于喉，取半夏厚朴汤证之意，姜半夏加至 12g，加茯苓 12g，厚朴 9g，紫苏叶 6g，生姜 5 片，28 剂，日 1 剂，水煎服。

三诊：2019 年 1 月 24 日。服上方后近半个月不自主眨眼，摇头等症状明显缓解，较前减少，清嗓子、饭后恶心呕吐缓解，纳可，入睡困难较前好转，二便调。查体：咽无充血，扁桃体 I° 肿大，表面无异常分泌物，余查体无异常。舌质淡红，苔白，脉弦。患儿清嗓子、饭后恶心呕吐缓解，守上方去紫苏、生姜，加酸枣仁养肝、宁心、安神，加天麻以平肝息风，14 剂，2 日 1 剂，水煎服。

四诊：2019 年 2 月 21 日。服上方后患儿不自主眨眼，摇头等症状缓解，无清嗓子、饭后恶心呕吐症状，纳眠可，二便调。嘱停药观察，1 个月后随诊，患儿无不适。

按：小儿抽动秽语综合征的临床特征为慢性、波动性、多发性的运动肌（头、面、肩、肢体、躯干等肌肉）不自主抽动，伴有不自主的发声性抽动和言语障碍，以及心理、行为障碍。病程持续时间长且易反复，给患儿造成很大的痛苦。《黄帝内经》曰"诸暴强直，皆属于风""风胜则动"，以及"诸风掉眩，皆属于肝"。肝主疏泄，主筋，开窍于目，肝气以冲和条达为顺，且小儿素体"阳常有余，阴常不足"，又"肝常有余"，加之现代社会生活模式的影响如对独生子女娇惯溺爱，恣食肥甘，学习压力大，迷恋于动画片、电脑游戏等，常使小儿所欲不遂，精神紧张，或为六淫所感，或过食肥甘，则邪易从热化，导致木火条达，郁结不舒，化火生风，气火上逆，肝亢风动，而见一系列抽动症状。本病病位主要在肝，与心脾肾有关。肝体阴而用阳，喜条达而主疏泄，为风木之脏，主藏血、藏魂，其声为呼，其变动为握，开窍于目，故肝风妄动可见不自主动作，如摇头、眨眼、鼓肚子等症。本患儿肝郁脾虚，脾失健运，水湿潴留，聚液成痰，脾虚肝旺，木亢生风，则见摇头、眨眼、腹肌鼓动等，肝郁气结，胃失和降，痰气搏结于喉，乃见清嗓子、饭后易恶心、呕吐等症。如此则治以平肝疏肝，健脾化痰，丁樱教授予经验方"健脾平肝汤加减"加减，方中柴胡、郁金疏肝解郁；钩藤、煅牡蛎、煅龙骨、地龙平肝息风，重镇降逆；菖蒲、姜半夏、生白术健脾燥湿以祛痰，菖蒲尚有开窍之用；生白芍、当归能养血柔肝平肝；玄参、薄荷、川芎能清肝脾积热，并能疏肝解郁行气；甘草调和诸药。全方有疏有清有补，契合病机。

（黄文龙、陈文霞　整理）

第四节　过敏性紫癜

案1：过敏性紫癜（风热伤络证）

曹某，女，5岁，周口市太康县人，以"反复咳嗽15天，皮肤紫癜11天"为代主诉，于2019年3月29日初诊。

现病史：患儿15天前出现发热，体温39℃，伴咳嗽、流浊涕，至周口市中心医院以"支气管肺炎"为诊断，予"布洛芬混悬液、头孢克洛颗粒"口服4天，热退，仍有咳嗽。11天前双下肢对称出现少量皮肤紫癜，色鲜红，无腹痛、关节疼痛，未予特殊处理，紫癜消退。今日患儿双下肢皮肤紫癜大量新出，遂来诊。刻下症：双下肢大量皮肤紫癜，颜色鲜红，伴咳嗽、流浊涕，无腹痛、关节痛，纳眠可，大便质干，小便黄。

查体：咽充血明显，扁桃体Ⅱ°肿大。双下肢大量皮肤紫癜，色鲜红，呈米粒大小，不高出皮肤。腹部柔软，无压痛及反跳痛，未触及包块。四肢关节无肿大畸形，双下肢无水肿。舌红苔黄，脉浮数。

辅助检查：血常规：白细胞16.5×10⁹/L，中性粒细胞百分比69.1%，淋巴细胞百分比27.8%，血小板485×10⁹/L。尿常规：尿蛋白（－），隐血（－）。

西医诊断：过敏性紫癜。

中医诊断：紫癜。

中医证型：风热伤络。

治法：祛风清热，凉血安络。

方药：银翘散加减。

处方：金银花10g，连翘10g，黄芩10g，鱼腥草20g，桑白皮10g，桔梗6g，牛蒡子10g，生地黄15g，牡丹皮6g，炒槟榔15g，决明子15g，甘草6g。7剂，水煎服，每日1剂，分2次服。

二诊：2019年4月4日。服上方患儿咳嗽、流浊涕症状缓解，偶有清嗓子，双下肢皮肤紫癜消退，但仍有零星新出，大便顺畅。查体：精神佳，咽略红，扁桃体无肿大，双下肢零星米粒大小皮肤紫癜。舌红，苔黄，脉浮数，中医辨证仍为"风热伤络"，治以"祛风通络，清热凉血"，予上方去炒槟榔、决明子通利之品，加忍冬藤15g，鸡血藤15g以通络活血。14剂，水煎服。

三诊：2019年4月17日。皮肤紫癜2周未新出，清嗓子，咽充血症状俱消，纳眠可，二便调，舌红，苔薄白，脉数。复查尿常规：尿蛋白（－），隐血（－）。病情稳定，外邪已消，效不更方，继予二诊方4周以巩固疗效。

随访：随访半年未见复发。

按：本患儿乃感受风热邪气致病，起病较急，且伴外感诸症。因患儿感受外邪侵袭，失治误治致邪热未解，由表入里，深入营血，血热炽盛，灼伤脉络，血溢脉外而发生紫癜。正如叶天士《温热论》所言"盖伤寒之邪留恋在表，然后化热入里，温邪则热变最速"，加之咳嗽、流浊涕、舌红苔黄、脉浮数等症状，辨为风热伤络证，故予具有"祛风清热，凉血安络"功效的银翘散加减治疗，方中金银花、连翘配伍，取其辛凉透热之性，以疏散风热之邪；黄芩、鱼腥草、桑白皮合用以清肺化痰止咳；桔梗、牛蒡子、甘草相配，以轻宣肺气，利咽止痛；生地黄配伍牡丹皮以清热凉血消癜；佐以炒槟榔、决明子通利大便，诸药配伍严谨，切合本病初期热、瘀之病机，7剂而外邪消、紫癜退。二诊时大便顺畅，仍有少量紫癜反复，丁樱教授多责之于瘀血为患，瘀血散则紫癜自消，故减炒槟榔、决明子通利之品，合用忍冬藤、鸡血藤通络活血之属以散日久离经之瘀血。三诊时热邪已衰大半，诸症皆消，只需继以原方，巩固疗效。银翘散遵《素问·至真要大论》"风淫于内，治以辛凉，佐以苦甘"之旨制成。张秉成曾云：本方"治风温温热，一切四时温邪，病从外来，初起身热而渴，不恶寒，邪全在表者"。

（代彦林、李向峰 整理）

案2：过敏性紫癜（血热妄行证1）

屈某，男，4岁，河南省商丘市人，以"皮肤紫癜10天"为代主诉，于2019年2月6日初诊。

现病史：患儿10天前无明显诱因双下肢对称出现大量皮肤紫癜，色鲜红，密集成片，不伴腹痛、关节痛，至当地诊所查尿常规示尿蛋白（－），尿隐血（－），予头孢曲松、复方甘草酸苷、维生素C针输液治疗5天，皮肤紫癜消退。今晨患儿紫癜大量新出，遂来诊。刻下症：大量皮肤紫癜，以双下肢及臀部居多，颜色鲜红，高出皮肤，压之不退色，无腹痛、关节痛，伴烦热口渴，面赤咽干，大便质干，3日一行，小便黄。

查体：双下肢大量皮肤紫癜，色鲜红，密集成片。腹部柔软，无压痛及反跳痛，未触及包块。双肾区无明显叩击痛，移动性浊音阴性。四肢关节无肿大畸形，双下肢无水肿。舌红苔黄，脉滑数。

辅助检查：血常规：血小板$326×10^9$/L。尿常规：尿蛋白（－），尿隐血（－）。

西医诊断：过敏性紫癜。

中医诊断：紫癜。

中医证型：血热妄行。

治法：清热解毒，凉血化瘀。

方药：犀角地黄汤加减。

处方：水牛角 15g，生地黄 15g，赤芍 10g，牡丹皮 15g，鸡血藤 10g，丹参 15g，当归 15g，川芎 6g，甘草 6g。14 剂，水煎服，每日 1 剂，分 2 次服。嘱其减少活动，忌辛辣。

二诊：2019 年 2 月 20 日。服上方患儿皮肤紫癜仍有反复，但多限于关节附近，烦热口渴、面赤咽干等血热症状显著改善。大便仍干，舌红，苔黄，脉数，辨证仍为"血热妄行"。热毒渐去，余邪留伏，瘀血未消，仍以"清热解毒"为要，予上方加炒槟榔 15g，大黄 6g（3 剂，单冲）通利大便之品，加忍冬藤 15g，以通络活血。14 剂，水煎服，日 1 剂，分 2 次。

三诊：2019 年 3 月 3 日。皮肤紫癜 2 周未新出，面赤咽干等血热症状俱消，大便日行 1 次，舌红，苔薄白，脉数。复查尿常规：尿蛋白（-），尿隐血（-）。病情稳定，外邪已消，效不更方，继予二诊方 2 周以巩固疗效。

随访：随访 3 个月未见复发。

按：本患儿辨证为血热妄行证。因患儿素体热盛，加之热毒内扰，日久郁热化毒化火动血，灼伤血液脉络，血溢脉外而发为紫癜。正如《证治汇补》所言"热极沸腾为发斑"，加之烦热口渴，面赤咽干，舌红苔黄，脉滑数等症状，辨为"血热妄行"证，故予"犀角地黄汤"加减治疗。丁樱教授熟读经典，效于古法，谨遵叶天士"入血就恐耗血动血，只须凉血散血"之旨，治以"清热解毒，凉血化瘀"为法。方中水牛角、生地黄、赤芍、牡丹皮配伍，取其凉性，以清热凉血；鸡血藤、丹参、当归、川芎相配，以活血散瘀；佐以甘草调和诸药，诸药配伍严谨，切合本病病机，14 剂尽而紫癜退、血热诸症减轻。二诊时诸症减轻，热毒渐去，余邪留伏，瘀血未消，仍以"清热解毒"为要，然大便不畅，故加炒槟榔 15g，大黄 6g 以通利大便。丁樱教授认为紫癜反复者多为瘀血作祟，瘀血不除，则紫癜难消，疾病难愈，故合用忍冬藤通络活血之属以散日久离经之瘀血。三诊时热邪散，瘀血消，诸症皆减，只需继以原方，巩固疗效。犀角地黄汤亦是丁樱教授过敏性紫癜血热妄行证之常用方，丁樱教授甚是赞同吴谦《医宗金鉴·删补名医方论》所云："此方虽曰清火，而实滋阴；虽曰止血，而实去瘀。瘀去新生，阴滋火息，可为探本穷源之法也。"

（代彦林、李向峰 整理）

案3：过敏性紫癜（血热妄行证2）

王某，男，8岁，以"皮肤紫癜5个月"为代主诉，于2018年1月3日初诊。

现病史：患儿5个月前外感后双下肢出现大量皮肤紫癜，对称分布色鲜红，密集成片，伴腹痛、关节痛，至当地中心医院查尿常规：尿蛋白（−），尿隐血（−），以"过敏性紫癜"为诊断予"甲泼尼龙、复方甘草酸苷、维生素C针"输液治疗7天，腹痛、关节痛消退出院，院外继予"泼尼松片（首次30mg，2天减1片）、氯雷他定片、芦丁片"口服治疗2月余，紫癜仍反复新出。1个月前因紫癜反复不愈遂至当地中医院查尿常规：尿蛋白（−），尿隐血（−）。予清热中药口服治疗1个月，紫癜仍反复新出，以膝、踝关节居多，遂来诊。刻下症：皮肤紫癜，以双下肢膝踝关节居多，颜色鲜红，不高出皮肤，压之不退色，无腹痛、关节痛，伴口渴烦热，面赤咽干，大便质干，小便黄。

查体：皮肤紫癜，以双下肢膝踝关节居多，颜色鲜红，不高出皮肤，压之不退色。腹部柔软，无压痛及反跳痛。四肢关节无肿大畸形，双下肢无水肿。舌红苔黄，脉数。

辅助检查：血常规：血小板291×10⁹/L。尿常规：尿蛋白（−），尿隐血（−）。

西医诊断：过敏性紫癜。

中医诊断：紫癜。

中医证型：血热妄行。

治法：清热解毒，凉血化瘀。

方药：犀角地黄汤加减。

处方：水牛角15g，生地黄15g，赤芍10g，牡丹皮15g，鸡血藤10g，丹参15g，雷公藤15g，甘草6g。14剂，水煎服，每日1剂，分2次服。

二诊：2018年1月16日。服上方患儿皮肤紫癜显著减少，烦热口渴、面赤咽干等血热症状缓解，舌红，苔黄，脉数，辨证仍为"血热妄行"。热毒渐消，余邪留伏，仍以"清热解毒"为要，予上方雷公藤剂量加至30g以加强通络消癜之能。28剂，水煎服。

三诊：2018年2月13日。加重雷公藤剂量后皮肤紫癜近1个月未新出，血热症状俱消，大便日行1次，舌红，苔薄白，脉数。复查尿常规：尿蛋白（−），尿隐血（−）。病情稳定，效不更方，继予二诊方2周以巩固疗效。

随访：随访半年未见复发。

按：本例患儿病程较长，且皮肤紫癜在常规治疗方案下反复3次以上，为难治性过敏性紫癜无疑，故临床治疗上更为棘手。皮肤紫癜，颜色鲜红，口渴烦热、面赤咽干、大便质干，加之舌红，苔黄，脉数，辨证为"血热妄行"证。因患儿素体热盛，热盛化火，灼伤血液脉络，血溢脉外而发生紫癜。正如《杂病广要·诸血病》所云"盖动者多由于火，火盛则逼血妄行"。治疗上以"清热解毒，凉血化瘀"为要，予"犀角地黄汤"加减治疗。方中水牛角、生地黄、赤芍、牡丹皮相伍清热凉血；鸡血藤、丹参相配，以活血养血散瘀；雷公藤活血通络消癜；佐以甘草调和诸药。患儿来诊，观其舌脉症，为血热妄行无疑，然前期口服清热凉血中药数剂无效，虑患儿日久离经之血留而为瘀，故予清热凉血药加雷公藤以活血通络化瘀，14剂尽而紫癜大减。丁樱教授运用雷公藤制剂治疗过敏性紫癜数十年疗效显著，现代研究发现雷公藤具有抑制炎症、调节免疫等多种药理活性，可通过调节多种炎症信号通路，改善皮疹、关节炎等症状。二诊时诸症减轻，余邪留伏，仍以"清热解毒"为要，然紫癜仍少量反复，故加大雷公藤剂量至30g以加强通络活血散瘀之功。三诊时热邪散，瘀血消，诸症皆减，只需继以原方，巩固疗效。

（代彦林、李向峰　整理）

案4：过敏性紫癜（血热妄行证3）

朱某，男，6岁，河南省郑州市人，以"皮肤紫癜6天"为代主诉，于2017年3月28日初诊。

现病史：患儿6天前外感后双下肢对称出现大量皮肤紫癜，色鲜红，密集成片，伴腹痛、关节痛。至当地诊所查尿常规：尿蛋白（－），尿隐血（－），以"过敏性紫癜"为诊断，予"甲泼尼龙、丹参酮、复方甘草酸苷、维生素C针"输液治疗5天，腹痛、关节痛缓解，皮肤紫癜仍反复新出，遂来诊。刻下症：大量皮肤紫癜，以双下肢以及臀部居多，色鲜红，无腹痛、关节痛，伴烦热口渴，咽痛咽干，大便带血，小便黄。

查体：咽腔红，双侧扁桃体Ⅰ°肿大。双下肢对称出现大量皮肤紫癜，色鲜红，密集成片。腹部柔软，无压痛及反跳痛，未触及包块。双肾区无明显叩击痛，移动性浊音阴性。四肢关节无肿大畸形，双下肢无水肿。舌红苔黄，脉数。

辅助检查：血常规：血小板217×10^9/L。尿常规：尿蛋白（－），尿隐血（－）。

西医诊断：过敏性紫癜。

中医诊断：紫癜。

中医证型：血热妄行。

治法：清热解毒，凉血化瘀。

方药：犀角地黄汤加减。

处方：水牛角15g，生地黄15g，赤芍10g，牡丹皮15g，鸡血藤10g，丹参15g，当归15g，侧柏叶6g，藕节炭15g，甘草6g。7剂，水煎服，每日1剂，分2次服。

二诊：2017年4月4日。服上方患儿皮肤紫癜渐消，烦热口渴、咽红等血热症状锐减。大便血量减少，结合舌脉，辨证仍为"血热妄行"。热毒渐弱而未消，故仍以"清热解毒"为要，予上方加蒲公英15g以加强清热解毒，凉血止血之力，14剂，水煎服。

三诊：2017年4月17日。皮肤紫癜2周未新出，血热症状俱消，大便正常，舌红，苔薄白，脉数。复查尿常规：尿蛋白（－），尿隐血（－）。病情稳定，外邪已消，效不更方，继予二诊方2周以巩固疗效。

随访：随访1年未见复发。

按：本例患儿病程短，起病急，在外感之后发为紫癜病，乃因外邪侵袭，入里化热，导致邪毒内盛化火，灼伤血液脉络，血溢脉外而发生紫癜。正如《丹溪手镜·发斑》所云："发斑，热炽也"。加之烦热口渴，咽痛咽干，舌红苔黄，脉数等症状，辨为"血热妄行"证，故予具有"清热解毒，凉血化瘀"功效的"犀角地黄汤"加减治疗，丁樱教授认为犀角地黄汤善解热伤血络之吐血、衄血等各种血证。方中以苦咸寒的水牛角为君药，清热解毒而凉血，臣以甘苦寒的之地黄，凉血滋阴生津；佐以苦寒之赤芍、牡丹皮，以清热凉血，活血散瘀；辅以鸡血藤、丹参、当归以活血养血散瘀；侧柏叶、藕节炭收敛止血；甘草清热解毒，兼以调和诸药。诸药相伍，清热、养阴、凉血、散瘀并用，使热清血宁而无耗血动血之虑，凉血止血而无留瘀之弊，7剂尽而效显。二诊时热毒渐弱而未消，故仍以"清热解毒"为要，予上方加蒲公英15g以加强清热解毒，凉血止血之力。三诊时诸症皆减，只需继以原方，巩固疗效。

（代彦林、李向峰　整理）

案5：过敏性紫癜（血热妄行，络脉瘀阻证）

贾某，男，9岁，许昌市鄢陵县人，以"皮肤紫癜5天，左踝关节肿痛2天"为代主诉，于2019年3月12日初诊。

现病史：患儿5天前外感后出现以双下肢及臀部为主的皮肤紫癜，量少，色鲜红，无腹痛、关节疼痛。至当地中心医院查尿常规：尿蛋白（－），尿隐血（－）。血常规：血小板$361×10^9$/L。以"过敏性紫癜"为诊断，予复方甘草酸苷片口服治疗3天，紫癜消退。2天前患儿皮肤紫癜大量新出，伴左踝关节肿痛，遂来诊。刻下症：双下肢大量皮肤紫癜，色鲜红，左踝关节肿痛、拒按，伴口臭咽干，纳佳，眠安，大便干，小便色黄。

查体：双下肢大量皮肤紫癜，色鲜红，呈米粒至黄豆大小，不高出皮肤。腹部柔软，无压痛及反跳痛，未触及包块。左踝关节肿痛拒按。舌红苔黄，脉数，舌下脉络青紫。

辅助检查：血常规：白细胞$7.9×10^9$/L，红细胞$4.24×10^{12}$/L，血红蛋白117g/L，血

小板 $485×10^9$/L。尿常规：尿蛋白（－），尿隐血（－）。

西医诊断：过敏性紫癜。

中医诊断：紫癜。

中医证型：血热妄行，络脉瘀阻。

治法：清热凉血，化瘀通络。

方药：消癜通络汤加减。

处方：水牛角 15g，生地黄 15g，牡丹皮 10g，赤芍 10g，鸡血藤 10g，忍冬藤 10g，络石藤 10g，海风藤 10g，炒火麻仁 10g，黄连 6g。14 剂，水煎服，每日 1 剂，分 2 次服。嘱其减少活动，忌辛辣。

二诊：2019 年 3 月 25 日。患儿服上方皮肤紫癜数量减少，颜色变淡，左踝关节肿痛痊愈，口苦便干症状已消。查双下零星皮肤紫癜，舌红，苔薄白，脉数。热毒虽已去大半，然离经瘀血难消难散，仍有紫癜反复，故继治以"清热解毒，化瘀通络"，予上方去炒火麻仁 10g，黄连 6g，加当归 10g，三七 3g 以加强活血化瘀之功，伍浮萍 15g 以增强宣疹透邪之效。14 剂，水煎服。

三诊：2019 年 4 月 8 日。患儿皮肤紫癜完全消退，纳佳眠安，二便调，舌红，苔薄白，脉数。复查尿常规：尿蛋白（－），尿隐血（－）。诸恙渐除，效不更方，继予原方去浮萍 14 剂续服。

随访：随访半年未见复发。

按：本案患儿乃因感受外邪发病。风热之邪，从肌肤或口鼻而入，灼伤机体浅表之阳络，络脉损伤，则血溢脉外，发为紫癜。离经之血久则为瘀，阳络瘀血不散，久则痹阻关节，则患儿出现关节肿痛，行走不利，加之舌红、脉数、大便干、口臭乃血热之象，舌下脉络青紫乃瘀血之征，故辨为"血热妄行，络脉瘀阻"，治以消癜通络汤，以"清热凉血，化瘀通络"为主，方中水牛角、生地黄、牡丹皮、赤芍（犀角地黄汤）清热凉血以去热毒为要；鸡血藤、忍冬藤、络石藤、海风藤活血通络以通利瘀血痹阻之关节，丁樱教授认为藤类药物具有缠绕蔓延之性，纵横交错之形，似人之络脉遍布全身，能够浅入阳络，深入阴络，祛逐络脉滞留之邪，为通络之佳品，活血之良药；同时适以黄连、炒火麻仁清热通便。二诊时紫癜仍有少量反复，乃离经瘀血难消难散之过，故加当归、三七以加强活血化瘀养血之功，伍浮萍以增强宣疹透邪之效。三诊时诸症皆消，只需继以原方巩固疗效，随证加减治疗 1 月余，患儿诸症皆消停药。

（代彦林、李向峰　整理）

案6：过敏性紫癜（湿热痹阻证）

刘某，女，13岁，以"双下肢皮肤紫癜18天，踝关节肿痛2天"为主诉，于2018年12月26日初诊。

现病史：患儿18天前无明显诱因双下肢出现中等量皮肤紫癜，色暗，绿豆大小，局部融合成片状，至当地社区医院查尿常规：尿蛋白（−），尿隐血（−），以"过敏性紫癜"为诊断，予"西咪替丁、阿莫西林、复方甘草酸苷针"治疗6天，皮肤紫癜消退出院，期间皮肤紫癜少量反复，予"氯雷他定片、维生素C片"口服后消退。2天前患儿出现双下肢踝关节肿痛拒按，伴紫癜反复，遂来诊。刻下症：双下肢中等量皮肤紫癜，色暗，局部融合成片状，双下肢踝关节肿痛、沉重，纳呆，眠可，大便不利带有血丝，小便黄。

查体：双下肢中等量皮肤紫癜，色暗，局部融合成片状，不高出皮肤，压之不退色。腹部柔软。双下肢踝关节肿痛、沉重。舌质红，苔黄腻，脉滑数。

辅助检查：血常规：血小板 $344×10^9$/L。尿常规：尿蛋白（−），尿隐血（−）。

西医诊断：过敏性紫癜。

中医诊断：紫癜。

中医证型：湿热痹阻。

治法：清热利湿，化瘀通络。

方药：四妙丸加减。

处方：黄柏10g，苍术10g，牛膝15g，薏苡仁30g，白术10g，木瓜6g，桑枝10g，牛膝15g，赤芍6g，鸡血藤15g，甘草6g。7剂，水煎服，每日1剂，分2次服。

二诊：2019年1月3日。服上方7剂后患儿踝关节肿痛完全缓解，双下肢皮肤紫癜量锐减，片状紫癜面积减少，大便仍带有血丝。查精神可，双下肢少量片状皮肤紫癜，色暗，舌红，苔黄，脉数。复查尿常规：尿蛋白（−），尿隐血（−）。此时湿热之邪已衰其大半，但大便带血，仍有湿热下注之象，继治以"清利湿热"，予上方减木瓜、桑枝、牛膝通利关节之属，加黄连6g，藕节炭15g以清热化湿，凉血止血。14剂，水煎服。

三诊：2019年1月17日。服上方紫癜消，且近2周无复发，二便调，舌红，苔薄黄，脉数。刻下湿热之邪已衰，但湿性黏滞，易致病情绵延，故继予上方清热利湿之剂4周，以固疗效。

随访：随访2个月未见复发，复查尿常规正常。

按：本患儿辨证为湿热痹阻证，湿热之邪易流注于关节，故本患儿发病以踝关节肿痛为特点。湿热之邪侵袭机体，湿阻气机，留滞中焦，则表现为纳呆；湿与热相合，迫血妄行，血溢脉外以成瘀，散于肌肤，发为紫癜。湿热下注以走肠道，大便不利则下血。结合舌质红，苔黄腻，脉滑数，辨为"湿热痹阻"证，予"四妙丸"加减。方中黄柏、苍术、牛膝、薏苡仁、白术健脾利湿，清热除痹；木瓜、桑枝伍以牛膝以通利关节、消痹痛；赤芍、鸡血藤相配以活血养血，散瘀消癜。诸药配合，共奏清热利湿、化瘀通络之功。二诊时关节痹痛已除，紫癜量锐减，然血便症状未有改善，下注之湿热未清，故予原方去木瓜、桑枝、牛膝，加黄连、藕节炭利湿凉血止血之品，14 剂而诸症消。三诊毕诸恙向安，但恐湿热之邪缠绵以致病情反复，故继予清热利湿之剂以巩固疗效。辨证准确，有的放矢，虽用药精简，但速能奏效。

（代彦林、李向峰　整理）

案 7：过敏性紫癜（气不摄血证）

刘某，女，8 岁，南阳市镇平县人，以"皮肤紫癜 1 年"为代主诉，于 2019 年 5 月 24 日初诊。

现病史：患儿 1 年前无明显诱因双下肢对称出现少量皮肤紫癜，色鲜红，无腹痛、关节疼痛，至当地医院以"过敏性紫癜"为诊断予"氯雷他定、芦丁片"口服治疗 2 天，紫癜消退后仍反复新出，至县中医予清热凉血中药间断口服 1 年，皮肤紫癜仍时发时止，时轻时重，遂来诊。刻下症：双下肢散在皮肤紫癜，色淡，形体消瘦、面色无华、体倦无力、食少纳呆，大便溏，小便正常。

查体：双下肢散在皮肤紫癜，色淡，不高出皮肤。腹部柔软，无压痛及反跳痛，未触及包块。双肾区无明显叩击痛，移动性浊音阴性。四肢关节无肿大畸形，双下肢无水肿。舌淡苔薄白，脉细。

辅助检查：血常规：血小板 $198×10^9$/L。尿常规：尿蛋白（－），尿隐血（－）。

西医诊断：过敏性紫癜。

中医诊断：紫癜。

中医证型：气不摄血。

治法：健脾益气，和营摄血。

方药：补中益气汤加减。

处方：党参 10g，黄芪 30g，白术 10g，陈皮 6g，当归 6g，鸡血藤 15g，丹参 15g，砂仁 10g，鸡内金 10g，甘草 6g。14 剂，水煎服，每日 1 剂，分 2 次服。

二诊：2019 年 6 月 7 日。服上方患儿面色稍有光泽、饮食、乏力症状略有改善，双下肢皮肤紫癜较前显著减少。查精神一般，形体消瘦，双下肢零星皮肤紫癜。舌淡苔薄白，脉细，结合患儿病程较长，予补气之品，症状改善显著，故继治以健脾益气，和营摄血，予上方加黄芪量至 45g，党参 20g 以益气补血。28 剂，水煎服。

三诊：2019 年 7 月 4 日。服上方皮肤紫癜 1 个月未新出，体倦乏力症状俱消，精神佳，纳眠可，二便调。复查尿常规：尿蛋白（-），尿隐血（-）。但饮食量少，挑食，予上方加焦三仙各 15g 以健脾开胃，坚持口服 2 周以巩固疗效。

随访：随访半年未复发。

按：本患儿就诊时突出特点为病程较长，且近 1 年来反复使用祛邪药物干预治疗，药效欠佳。考虑本患儿皮肤紫癜色淡，伴形体消瘦、面色无华，体倦无力以及舌脉，四诊合参，辨为"气不摄血"证。患儿平素身体屡弱，加之近一年口服祛邪中药攻伐伤正，损伤脾胃中气，以致气不摄血，出现血溢脉外，发为紫癜。形体消瘦、面色无华乃脾胃之气亏损之象，加之舌淡苔薄白，脉细，辨为此证，予"补中益气汤"加减治疗，本方乃李东垣遵《黄帝内经》"损者益之"之旨，以"辛甘温之剂，补其中而升其阳"而制定。方中党参、黄芪、白术、陈皮配伍甘温健脾、补中益气以扶正摄血；当归、鸡血藤、丹参合用养血活血以散血中瘀滞；砂仁、鸡内金养胃和中；佐以甘草调和诸药。一诊毕，而气虚数症俱减，然气亏已久，难以速复，故二诊继予补中益气之方，加重黄芪、党参补气之属的剂量，同时继予养血活血之类以消癜。三诊时气虚诸症俱消，但脾胃之气未充，故继服健脾消食和胃的焦三仙以恢复胃气，巩固后天之本。丁樱教授认为气为血之帅，对于气不摄血型的血证，仍以补气为要，故本患儿治疗中重视补气之药黄芪的运用，丁樱教授认为大剂量黄芪可使气固、促血生，正如张介宾在《景岳全书》所言："有形之血不能速生，无形之气需当速固。"

（代彦林、李向峰 整理）

案 8：过敏性紫癜（阴虚火旺证）

马某，女，7 岁，南阳市新野县人，以"皮肤紫癜半年"为代主诉，于 2018 年 9 月 2 日初诊。

现病史：患儿半年前外感后双下肢对称出现大量皮肤紫癜，色鲜红，伴腹痛，至当地医院查尿常规示尿蛋白（-），尿隐血（-），以"过敏性紫癜"为诊断予"甲泼尼龙、奥美拉唑针"住院治疗 7 天，腹痛缓解后出院，院外继予"泼尼松片（30mg，1 个月减停）、维生素 C 片"口服治疗 1 月余停药，期间紫癜仍反复零星新出。3 个月前紫癜大量反复，伴左下肢踝关节肿痛，至当地县中医院予中药、泼尼松（30mg，2 天减 1 片）口服治疗，皮肤紫癜仍时发时止，遂来诊。刻下症：双下肢散在皮肤紫癜，色暗红，时隐时现，伴手足心热、心烦不宁，夜间盗汗，纳一般，眠可，大便稍干，小便正常。

查体：双下肢散在皮肤紫癜，色暗红，时隐时现，不高出皮肤。四肢关节无肿大畸形，双下肢无水肿。舌红少津，脉细。

辅助检查：血常规：血小板 $353×10^9$/L。尿常规：尿蛋白（-），尿隐血（-）。

西医诊断：过敏性紫癜。

中医诊断：紫癜。

中医证型：阴虚火旺。

治法：滋阴清热，凉血化瘀。

方药：知柏地黄丸加减。

处方：知母15g，黄柏10g，生地黄15g，牡丹皮15g，泽泻10g，旱莲草15g，紫草15g，丹参15g，鸡血藤15g，甘草6g。14剂，水煎服，每日1剂，分2次服。

二诊：2018年9月15日。服上方患儿双下肢皮肤紫癜渐消，活动量大时偶有少量新出。查精神佳，手足心热、心烦不宁症状减轻，纳可，眠佳。舌淡苔薄白，脉细，患儿虚热渐退，瘀血尚存，故上方加三七3g以增加活血化瘀之力。28剂，水煎服。

三诊：2018年10月12日。皮肤紫癜消后未新出，阴虚火旺诸症皆消，精神佳，纳眠可，二便调。复查尿常规：尿蛋白（-），尿隐血（-）。予上方去黄柏10g，知母15g，改为2日1剂，口服2月，以巩疗效。

随访：随访3个月未复发。

按：本患儿皮肤紫癜，色暗，时隐时现，故辨为"紫癜"病，患儿素体精血不足，加之近半年间断口服激素，最易耗气伤阴，日久则阴不制阳，阴虚血热，出现血溢脉外，发为紫癜。结合手足心热、心烦不宁，夜间盗汗，纳一般，眠可，舌红少津，脉细，辨证为"阴虚火旺"。丁樱教授认为激素为助阳化热之品，患儿长期服用多会化热化火，耗伤阴津，治疗上注重滋阴清热，多予"知柏地黄丸"加减。方中知母、黄柏、生地黄、牡丹皮、泽泻配伍养阴清热以治疗阴虚诸症；旱莲草、紫草清热凉血以消皮肤紫癜；鸡血藤、丹参合用活血化瘀以散日久之瘀血；佐以甘草调和诸药。纵观全方，辨证明确，用药精准，故二诊时皮肤紫癜渐消，阴虚诸症俱减，然瘀血已久，不易速去，故予原方加三七3g，以增加活血化瘀之功。三诊时诸症俱消，复查尿常规无异常，故改二诊方2日1剂。以巩固疗效。

（代彦林、李向峰　整理）

案 9：过敏性紫癜（湿热血瘀证）

李某，女，5岁，商丘市民权县人，以"皮肤紫癜伴腹痛 6 天"为代主诉，于 2019 年 2 月 15 日初诊。

现病史：患儿 6 天前食虾后双下肢出现中等量皮肤紫癜，色鲜红，针尖至黄豆大小，对称分布，伴轻微腹痛，至当地人民医院，查尿常规：尿蛋白（−），尿隐血（−），以"过敏性紫癜"为诊断，予"青霉素、奥美拉唑"静滴 5 天，期间腹痛较前缓解，皮疹仍有反复，遂来诊。刻下症：双下肢中等量皮肤紫癜，色暗，针尖至黄豆大小，轻微腹痛，恶心，纳呆，眠可，纳眠可，大便不调，小便黄。

查体：双下肢中等量皮肤紫癜，色暗，针尖至黄豆大小，不高出皮肤，压之不退色。腹部柔软，压痛拒按，未触及包块。舌红苔黄腻，脉滑数。

辅助检查：血常规：血小板 268×10^9/L。尿常规：尿蛋白（−），尿隐血（−）。

西医诊断：过敏性紫癜。

中医诊断：紫癜。

中医证型：湿热血瘀。

治法：燥湿和胃，活血化瘀。

方药：半夏泻心汤合四物汤加减。

处方：姜半夏 6g，干姜 10g，黄连 6g，黄芩 10g，白芍 10g，当归 15g，川芎 6g，玄参 10g，白茅根 20g，甘草 6g。7 剂，水煎服，每日 1 剂，分 2 次服。

二诊：2019 年 2 月 22 日。服上方患儿腹痛、恶心症状缓解，双下肢皮肤紫癜多次反复，量多，色鲜红，大便干。查精神佳，双下肢大量皮肤紫癜，色鲜红，舌红，苔黄，脉数。此时湿邪从阳化热，热毒炽盛，迫血妄行，故证型演变为"血热妄行"证，治以"清热解毒，凉血消斑"，予"犀角地黄汤加减"，水牛角 15g，生地黄 15g，牡丹皮 10g，赤芍 10g，紫草 10g，鸡血藤 10g，当归 10g，三七 3g。14 剂，水煎服。

三诊：2019 年 3 月 6 日。服上方 4 剂紫癜消，平素偶有 1～2 个新出，二便调，舌红，苔薄白，脉浮。复查尿常规：尿蛋白（−），尿隐血（−）。病情稳定，继予二诊方 2 周，皮肤紫癜未反复，嘱停药观察。

随访：随访半年未见复发。

按：本患儿初期为湿热血瘀证，湿热之邪侵袭机体，湿阻气机，留滞中焦，则表现为腹痛、恶心、纳呆。热迫血行，血溢脉外以成瘀，散于肌肤，发为紫癜。结合舌红苔黄腻，脉滑数，辨为"湿热血瘀"证，予"半夏泻心汤合四物汤"加减。方中姜半夏、干姜、黄连、黄芩清热燥湿，和胃降逆缓解纳呆、恶心之症；白芍、甘草缓急止痛以消腹痛；白芍、当归、川芎相伍，合四物汤之意以活血养血，散血中瘀滞；玄参、白茅根辅以清热解毒凉血以消斑。诸药配伍，共奏燥湿和胃、活血化瘀之效。二诊时湿证表象俱消，湿邪从阳化热，热迫血行，故证型演变为"血热妄行"，治以"清热解毒，凉血消斑"为主，处方"犀角地黄汤"加减，予水牛角、生地黄、牡丹皮、赤芍、紫草清热凉血以消紫癜；鸡血藤、当归、三七活血养血以化瘀滞。上方药证相符，机圆法活，三诊毕即收桴鼓之效。丁樱教授在治疗儿童疾病时多注重证型变化，认为小儿脏腑娇嫩，形气未充，感触外邪、易于传变。若不及时辨证治疗，多会误治、失治，导致病情迁延。

（代彦林、李向峰　整理）

案 10：过敏性紫癜（热邪壅盛，毒窜睾腹证）

患儿王某，男，8 岁，以"皮肤紫癜 10 天，左侧睾丸肿痛 2 天"为代主诉，于 2019 年 3 月 12 日初诊。

现病史：患儿 10 天前外感后双下肢对称出现大量皮肤紫癜，色鲜红，无腹痛、关节痛。至当地人民医院查尿常规：尿蛋白（－），尿隐血（－）。予"复方甘草酸苷、低分子肝素针"输液治疗 7 天，皮肤紫癜消退后出院，院外继服"芦丁片、维生素 C 片"口服治疗。2 天前患儿紫癜大量新出，以双下肢、臀部及睾丸居多，伴左侧睾丸增大（2.5cm×1.5cm），轻度触痛，遂来诊。刻下症：大量皮肤紫癜，以双下肢、臀部及睾丸居多，颜色鲜红，高出皮肤，压之不退色，伴左侧睾丸肿痛，面赤口渴，心烦急躁，大便质干，小便黄。

查体：腮腺无肿大。双下肢、臀部、阴囊大量皮肤紫癜，色鲜红，密集成片。腹部柔软，无压痛及反跳痛，未触及包块。阴茎正常，左侧睾丸肿痛拒触。舌红苔黄，脉数有力。

辅助检查：血常规：白细胞 $8.3×10^9$/L，血小板 $406×10^9$/L。尿常规：尿蛋白（－），尿隐血（－）。

西医诊断：过敏性紫癜。

中医诊断：紫癜。

中医证型：热邪壅盛，毒窜睾腹。

治法：清热解毒，活血散结。

方药：犀角地黄汤加减。

处方：水牛角 15g，生地黄 15g，赤芍 10g，栀子 15g，荔枝核 20g，夏枯草 15g，猫爪草 15g，当归 15g，丹参 15g，甘草 6g。7 剂，水煎服，每日 1 剂，分 2 次服。嘱其减少活动。

二诊：2019 年 3 月 19 日。服上方 3 剂后患儿睾丸疼痛消失，5 剂后睾丸大小恢复正常，皮肤紫癜减少，限于关节附近，面赤口渴、心烦急躁等热毒壅盛症状显著改善。查舌红，苔黄，脉浮数。此时毒窜睾腹之症已去，热毒渐消，仍以"清热解毒活血"为要，予上方去荔枝核、夏枯草、猫爪草散结消肿之品。14 剂，水煎服。

三诊：2019 年 4 月 3 日。皮肤紫癜消退且未有新出，面赤口渴、心烦急躁、大便干等血热症状俱消，舌红，苔薄白，脉数。复查尿常规：尿蛋白（－），尿隐血（－）。皮肤紫癜消退，诸恙渐除，继予二诊方 4 周以巩固疗效。

随访：随访 3 个月未见复发。

按：本患儿发病以皮肤紫癜伴单侧睾丸肿痛为特点，辨证为热邪壅盛，毒窜睾腹证。因患儿素体热盛，加之外感邪毒从口鼻而入，热毒相合，化火动血，灼伤脉络，血不循经，溢于脉外，瘀阻络脉，发为紫癜，热毒循络下行至睾腹，发为睾丸肿痛，加之面赤口渴、心烦急躁，舌红苔黄，脉数有力等症状，辨为"热邪壅盛，毒窜睾腹"证，故予具有"清热解毒，活血散结"功效的"犀角地黄汤"加减治疗，方中水牛角、生地黄、赤芍、栀子配伍，取其凉性，以清热凉血，凉血活血；荔枝核、夏枯草、猫爪草散结消肿以消睾丸肿胀疼痛；丹参配伍当归，以活血散瘀消血中瘀滞；佐以甘草调和诸药，全方既注重清热凉血之力，又兼顾活血散结之功，故 5 剂尽而睾丸肿痛俱消，诸热证减轻。二诊时诸症减轻，毒窜睾腹之症已去，热毒渐消，仍以"清热解毒"为要，予上方去荔枝核、夏枯草、猫爪草散结消肿之品。三诊时诸症皆消，只需继以原方，巩固疗效。

（代彦林、李向峰 整理）

案 11：过敏性紫癜（风热相搏，湿瘀内蕴证）

孙某，男，13 岁，河南省濮阳市，以"皮肤紫癜伴风团 5 天"为主诉，于 2019 年 1 月 10 日初诊。

现病史：患儿 5 天前外感后双下肢出现皮肤紫癜，色红，不高出皮肤，伴双上肢淡红色风团，瘙痒难挨，无腹痛、关节疼痛。至当地中心医院查尿常规：尿蛋白（－），尿隐血（－）。血常规：血小板 309×10^9/L。以"过敏性紫癜合并急性荨麻疹"为诊断，予口服氯雷他定、复方甘草酸苷片，外用炉甘石洗剂治疗 3 天，紫癜渐消，风团时隐时现。今晨患儿风团扩展至颈项、躯干，伴剧烈瘙痒，遂来诊。刻下症：双下肢中等量皮肤紫癜，色红，压之不退色，伴颈项、躯干淡红色风团，口苦，夜寐不安，时有心烦，小便色黄，大便干结，2 日一行。

查体：双下肢大量皮肤紫癜，色红，不高出皮肤，伴颈项、躯干部淡红色风团。腹部柔软，无压痛及反跳痛，未触及包块。舌红绛，苔黄腻，脉滑数。

辅助检查：血常规：白细胞 $10×10^9$/L，血小板 $300×10^9$/L。尿常规：尿蛋白（－），尿隐血（－）。

西医诊断：过敏性紫癜。

中医诊断：紫癜。

中医证型：风热相搏，湿瘀内蕴。

治法：疏风清热，养血除湿。

方药：消风散加减。

处方：防风 15g，荆芥 6g，牛蒡子 10g，蝉蜕 10g，苦参 10g，生地黄 15g，当归 15g，赤芍 15g，牡丹皮 15g，生石膏 15g，知母 10g，甘草 6g。7 剂，水煎服，每日 1 剂，分 2 次服。瘙痒剧烈时炉甘石洗剂外涂。

二诊：2019 年 1 月 17 日。患儿服上方 2 剂瘙痒消，7 剂而风团尽退，但留双下肢皮肤紫癜少量反复，心烦、便干、夜寐症状减轻。舌红绛、苔黄腻，脉滑数。风邪已消，湿热之邪仍盛，故继治以"清热除湿，养血活血"，予上方去防风、荆芥、牛蒡子疏风透邪、消疹止痒之剂，加黄连 6g 以清热燥湿改善口苦症状。28 剂，水煎服。

三诊：2019 年 2 月 15 日。患儿紫癜消退，持续无新出，纳佳眠安，二便调，舌红，苔薄白，脉数。复查尿常规正常。继予原方去黄连、苦参 14 剂续服。

随访：随访 3 个月未见复发。

按： 本案患儿为过敏性紫癜急性期，发病时皮肤紫癜伴有风团。风湿热之邪，从肌肤或口鼻而入，侵袭人体，郁于肌肤腠理，浸淫血脉，血溢脉外，留而为瘀，发为紫癜。风性"善行而数变"，郁于肌肤，营卫不畅，故皮肤瘙痒；湿热相合，上扰于心，故心烦不宁，夜寐难安。结合口苦，舌红绛，苔黄腻，脉滑数，故辨为"风热相搏、湿瘀内蕴"，治以"消风散"加减，以"疏风清热，养血除湿"为主。痒自风而来，止痒必先疏风，故以荆芥、防风、牛蒡子、蝉蜕疏风透邪，消疹止痒；配伍苦参清热燥湿以利湿邪；石膏、知母清热泻火，以去热邪；然风热内郁，易耗伤阴血，湿热浸淫，易瘀阻血脉，故以当归、生地黄、赤芍、牡丹皮养血活血，并寓"治风先治血，血行风自灭"之意，且紫癜本属"血证"，治标之时亦需兼顾其本，治以活血养血；佐甘草清热解毒，和中调药。全方外疏内清下渗，分消风热湿邪，寄治血于治风之内，兼顾标本，故 7 剂尽而风团消，紫癜减。风易去，而湿热缠绵，故二诊时减疏风之防风、荆芥、牛蒡子，加黄连之清热燥湿之属。三诊时诸症皆消，只需继以原方继服，以防湿热缠绵，随证加减治疗半月余，患儿诸症皆消停药。

（代彦林、李向峰　整理）

案12：过敏性紫癜（湿热蕴结证）

王某，女，6岁，河南省商丘市人，以"皮肤紫癜3个月"为代主诉，于2019年3月13日初诊。

现病史：患儿3个月前住新房后双下肢出现大量皮肤紫癜，色鲜红，米粒至黄豆大小，对称分布，伴腹痛拒按，至当地人民医院。查尿常规：尿蛋白（－），尿隐血（－）。以"过敏性紫癜"为诊断，予"复方甘草酸苷、甲泼尼龙、奥美拉唑针"静滴7天，期间腹痛缓解，皮疹消退。院外继予"复方甘草酸苷片、氯雷他定片"口服治疗2月余，期间皮肤紫癜仍有反复，遂来诊。刻下症：双下肢中等量皮肤紫癜，色暗，米粒至黄豆大小，对称分布，脘腹胀满，小便稍黄，大便黏滞。

查体：双下肢中等量皮肤紫癜，色红，米粒至黄豆大小，对称分布。腹部胀满，未触及包块。四肢关节无肿大畸形。舌质红，苔黄润，脉滑数。

辅助检查：血常规：血小板 300×10^9/L。尿常规：尿蛋白（－），尿隐血（－）。

西医诊断：过敏性紫癜。

中医诊断：紫癜。

中医证型：湿热蕴结。

治法：清热利湿，活血化瘀。

方药：茵陈蒿汤加减。

处方：茵陈15g，栀子10g，大黄6g，白扁豆6g，砂仁6g，炒槟榔6g，淡竹叶15g，当归10g，赤芍10g，丹参15g，甘草6g。7剂，水煎服，每日1剂，分2次服。

二诊：2019年3月20日。服上方原皮肤紫癜消退，少量皮肤紫癜反复，二便如常。查精神佳，双下肢大量皮肤紫癜，色红，舌质红，苔黄，脉滑数。热邪渐去，湿邪缠绵，故脘腹胀满不解，予上方加半夏10g，陈皮10g，取其"二陈汤"之意，以燥湿化痰，理气和中。14剂，水煎服。

三诊：2019年4月4日。服上方紫癜未有反复，脘腹胀满症状缓解，二便调，舌红，苔薄白，脉数。复查尿常规：尿蛋白（－），尿隐血（－）。病情稳定，症状缓解，治疗遵前法再进14剂停药。

随访：随访3个月未见复发。

按：本患儿病情缠绵不愈，其根本原因在于湿热未清，余邪留伏，日久困于中焦脾胃，致湿热内盛，耗血动血以发为紫癜，加之脘腹胀满，小便稍黄，大便黏滞，舌质红，苔黄润，脉滑数，判为"湿热蕴结"证无疑，因此治以"清热利湿，活血化瘀"。丁樱教授认为此患儿病情迁延数月难愈责之于湿热郁结壅滞，邪无出路，故应治以发越其郁遏，通其瘀滞，使湿热尽出，而茵陈蒿汤清热利湿之效优力著，最为适宜，方中茵陈、栀子、大黄、淡竹叶以清热利湿，除本病缠绵之凤根；白扁豆、砂仁、炒槟榔醒脾理气化湿；当归、赤芍、丹参活血化瘀；甘草调和诸药，全方清热利湿，凉而不伤脾，止血不留瘀。共奏清热利湿、活血化瘀之功。二诊时，热邪渐去，但湿邪缠绵，故脘腹胀满不解，予上方加半夏10g，陈皮10g，取其"二陈汤"之意，以燥湿化痰，理气和中消中焦胀满之感。三诊时湿热之邪已消，症状全解，但仍恐余邪留伏，一触即发，故继予一诊方减大黄、炒槟榔之清热利湿重剂，巩固治疗2周以善后，全方切合病机，收效显著。

（代彦林、李向峰　整理）

案13：过敏性紫癜（气阴两虚兼血瘀证）

王某，女，8岁，周口市西华县人，以"皮肤紫癜1年"为代主诉，于2018年8月18日初诊。

现病史：患儿1年前外感后双下肢对称出现中等量皮肤紫癜，部分呈水疱型，大者1cm×2cm，小者0.5cm×0.5cm，触之疼痛，疱内呈淡黄色半透明液体，顶端呈坏死状。无腹痛、关节疼痛。至当地中心医院查尿常规：尿蛋白（－），尿隐血（－）。以"过敏性紫癜"为诊断予"甲泼尼龙、头孢曲松、复方甘草酸苷针"输液治疗10天，渗液减少、皮肤结痂脱落后出院，院外继予"泼尼松片（30mg，2天减1片）、西替利嗪片"口服1月余，紫癜完全消退停药。6个月前患儿疾病反复伴疱型紫癜，至当地中医院复查尿常规：无异常，予"甲泼尼龙、复方甘草酸苷针"住院治疗7天，紫癜减少出院，院外予中药间断口服治疗3个月停药。2天前外感后患儿皮肤紫癜反复，量中等，部分紫癜呈水疱型，遂来诊。刻下症：双下肢中等量皮肤紫癜，色暗，部分呈水疱型，怠倦乏力，口渴喜饮，纳差食少，大便溏，小便正常。

查体：双下肢中等量皮肤紫癜，色暗，部分呈水疱型，大小0.5cm×0.5cm左右，触之疼痛，疱内呈淡黄色半透明液体，顶端呈坏死状。腹部柔软，无压痛及反跳痛，未触及包块。双肾区无明显叩击痛，移动性浊音阴性。四肢关节无肿大畸形，双下肢无水肿。舌红少苔，舌体瘀斑，脉细无力。

辅助检查：血常规：血小板428×10⁹/L。尿常规：尿蛋白（－），尿隐血（－）。

西医诊断：过敏性紫癜。

中医诊断：紫癜。

中医证型：气阴两虚兼血瘀。

治法：益气养阴，活血化瘀。

方药：玉屏风散合增液汤加减。

处方：黄芪 30g，白术 15g，防风 10g，玄参 10g，地黄 15g，麦冬 10g，赤芍 10g，牡丹皮 15g，当归 10g，鸡血藤 15g，丹参 15g，甘草 6g。7 剂，水煎服，每日 1 剂，分 2 次服。

二诊：2018 年 8 月 25 日。服上方 7 剂后，患儿疱型紫癜渗出液减少，结痂，坏死部位脱落脱皮，患儿怠倦乏力，口渴喜饮症状显著改善，大便仍溏。查精神可，双下肢少量皮肤紫癜。舌红苔薄，脉细无力，结合患儿病程较长，继予上方去玄参、麦冬，加党参 10g 以益气补虚。28 剂，水煎服。

三诊：2018 年 9 月 22 日。服上方后，原有皮肤紫癜结痂脱屑后 1 月未新出，气阴两虚症状基本缓解，大便正常，精神佳，纳眠可，二便调。复查尿常规：尿蛋白（－），尿隐血（－）。但饮食量少，继服上方加砂仁 6g 以健脾开胃，坚持口服 2 周以巩固疗效。随访 3 个月未复发。

按：本患儿病情特点为病程久，每因外感复发，紫癜发作时多为水疱型，内有渗液。结合临床怠倦乏力，口渴喜饮，舌红少苔，舌体瘀斑，脉细无力等，四诊合参，故辨为"气阴两虚兼血瘀"证。患儿久病成虚，气虚不能摄血，阴虚内热灼伤血络，以上两方面因素共同作用，致使血溢脉外，散布于肌表而成紫癜。素体正气已虚，每遇外邪，致邪热内结，而发为水疱。丁樱教授认为此类病人多为正虚，临床治疗以扶正为主，兼以祛邪、活血。故选用"玉屏风散合增液汤"加减治本为主，方中黄芪、白术、防风益气扶正以托毒外出；玄参、地黄、麦冬、牡丹皮养阴清热助消疹退斑；赤芍、当归、鸡血藤、丹参养血活血以散瘀滞；佐以甘草调和诸药。全方共奏气益气养阴、活血化瘀之功。二诊时患儿疱型紫癜渗出液减少，结痂，坏死部位脱落脱皮，怠倦乏力，口渴喜饮气阴两虚症状显著改善，但大便仍溏，结合患儿病程较长，故予上方去玄参、麦冬，加党参 10g 以加大益气补虚之效，同时继予养血活血之类以消癜。三诊时气阴两虚诸症俱消，但脾胃之气未充，故继服健脾和胃的砂仁以恢复胃气，巩固后天之本。

（代彦林、李向峰 整理）

案 14：过敏性紫癜（瘀血内结证）

位某，男，9 岁，湖北省武汉市人；以"皮肤紫癜 1 年"为代主诉，于 2019 年 1 月

24 日初诊。

现病史：患儿 1 年前外感后双下肢出现中等量皮肤紫癜，色鲜红，针尖至米粒大小，对称分布，伴腹痛、膝关节肿痛，至当地卫生诊所予"地塞米松、奥美拉唑针、维生素C、头孢曲松针"输液治疗 8 天，腹痛、膝关节疼痛缓解，但皮肤紫癜仍有反复，遂至当地中医院。查尿常规：尿蛋白（－），尿隐血（－）。以"过敏性紫癜"为诊断，予"头孢曲松、复方甘草酸苷针"住院治疗 7 天，皮肤紫癜消退大半出院，出院后予中药间断口服半年余，紫癜仍有少量新出。2 天前患儿皮肤紫癜中等量反复，遂来诊。刻下症：双下肢中等量皮肤紫癜，色暗红，黄豆大小，口干欲饮，纳差，眠可，小便正常，大便干结。

查体：双下肢中等量皮肤紫癜，对称分布，色暗红，不高出皮肤，压之不退色。腹部柔软，未触及包块。四肢关节无肿大畸形，双下肢无水肿。舌红，舌下脉络青紫，苔黄，脉涩。

辅助检查：血常规：血小板 260×10^9/L。尿常规：尿蛋白（－），尿隐血（－）。

西医诊断：过敏性紫癜。

中医诊断：紫癜。

中医证型：瘀血内结。

治法：温经通络，活血化瘀。

方药：桃核承气汤加减。

处方：桃仁 15g，桂枝 6g，大黄 3g，芒硝 6g，当归 10g，鸡血藤 15g，雷公藤 15g，络石藤 15g，丹参 15g，甘草 6g。7 剂，水煎服，每日 1 剂，分 2 次服。

二诊：2019 年 2 月 1 日。服上方后患儿紫癜渐退，部分留色素沉着，口干欲饮、大便干结症状不甚缓解。查精神佳，双下肢有少量皮肤紫癜及中等量色素沉着，舌红，舌下脉络青紫，苔黄，脉涩。此时药对症，而效欠佳，考虑瘀血久留，而药力不足，故瘀血不去，大便难通，继予"温经通络，活血化瘀"，予上方加大黄至 6g，芒硝 12g 以攻下瘀积、荡涤邪热，以求"微利"。7 剂，水煎服。

三诊：2019 年 2 月 8 日。服上方紫癜消退，少量反复，口干、大便干结等瘀热症状减轻。查精神可，双下肢零星皮肤紫癜，色素沉着斑减退，舌红，舌下脉络青紫，苔薄白，脉涩。复查尿常规：尿蛋白（－），尿隐血（－）。瘀热渐消，诸症向好，继予二诊方加雷公藤剂量至 30g，以加强活血通络消癜之效，14 剂，水煎服。

四诊：2019 年 2 月 22 日。服上方紫癜完全消退，但留少量色素沉着斑，瘀热症状完全缓解，大便"微利"。查精神可，双下肢零星皮肤紫癜，色素沉着斑减退，舌红，苔薄白，脉涩。复查尿常规：尿蛋白（－），尿隐血（－）。瘀热已去，伏邪已清，予三诊方去大黄，14 剂，以巩疗效。

随访：随访 3 个月未复发。

按：本患儿辨为瘀血内结证，患儿因外感而发，外邪侵袭机体，郁而化热，热迫血行，溢于脉外以成瘀，散于肌肤，发为紫癜。正如《医林改错·通窍活血汤所治之症目》所云"紫癜风，血瘀于肌理"，故本病的发生是瘀血阻络，血不归经，溢于肌肤，而发为本病，结合舌红苔黄，舌下脉络青紫，脉涩，辨为"瘀血内结"证，予"桃核承气汤"加减。丁樱教授认为桃核承气汤寒温并用，清中寓温，只要系瘀热互结所致病证，皆可灵活运用本方，且血气者，喜温而恶寒，温则消而去之，而桃核承气汤专为血结而立。方中重用甘平之桃仁以破血祛瘀，苦寒之大黄攻下瘀积，荡涤热邪，二药相配，直达病所，使瘀热从下而去；桂枝辛温以通利血脉，助桃仁以活血，芒硝咸寒，助大黄以泄热通便；当归、鸡血藤、丹参活血养血以散瘀消癜；雷公藤、络石藤通经活络以消血中瘀滞。众药配伍，正合"瘀血内结"之证。然患儿病程较久，瘀血久留，而药力不足，故一诊毕，而瘀热症状未有缓解，二诊时加大大黄、芒硝用量以攻下瘀积、荡涤邪热，以求大便"微利"。三诊时疗效显著，紫癜渐消，口干、大便干结等瘀热症状减缓。然紫癜仍有少量反复，予二诊方加大雷公藤剂量以达通络消癜之能。四诊时大便"微利"，瘀热诸症俱消。复查尿常规：尿蛋白（－），尿隐血（－）。瘀热已去，伏邪已清，予三诊方去大黄，以巩疗效。本方寒热并用，清中寓温，切合本病病机，故治疗 2 个月而收全效。

（代彦林、李向峰　整理）

案 15：过敏性紫癜（风热伤络证）

郑某，女，7 岁，以"皮肤紫癜 10 天，右膝关节肿痛 2 天"为代主诉，于 2019 年 4 月 8 日初诊。

现病史：患儿 10 天前外感后双下肢、臀部出现皮肤紫癜，色鲜红，伴咳嗽、咽痛，至当地卫生诊所以"过敏性紫癜、急性上呼吸道感染"为诊断予头孢克洛、氨酚黄那敏颗粒、氯雷他定片口服治疗 5 天，咳嗽好转。2 天前患儿紫癜大量新出，伴右膝关节肿痛，遂来就诊。刻下症：双下肢、臀部大量皮肤紫癜，颜色鲜红，米粒至黄豆大小，右膝关节肿胀疼痛，伴咽痛，微咳，纳眠可，大便质干，小便黄。

查体：咽充血明显，扁桃体Ⅱ°肿大。双下肢大量皮肤紫癜，色鲜红，米粒至黄豆大小，不高出皮肤。腹部柔软，无压痛及反跳痛，未触及包块。双肾区无明显叩击痛，移动性浊音阴性。右膝关节肿胀疼痛，双下肢无水肿。舌质红，苔黄厚，脉浮数。

辅助检查：血常规：白细胞 $7×10^9$/L，血小板 $234×10^9$/L。尿常规：尿蛋白（－），尿隐血（－）。

西医诊断：过敏性紫癜。

中医诊断：紫癜。

中医证型：风热伤络。

治法：疏风清热，凉血安络。

方药：疏风消癜汤加减。

处方：金银花10g，连翘10g，板蓝根10g，牛蒡子10g，生地黄15g，牡丹皮6g，赤芍10g，紫草15g，川芎15g，当归10g，牛膝10g，甘草6g。7剂，水煎服，每日1剂，分2次服。

二诊：2019年4月15日。服上方患儿咳嗽、咽痛症状缓解，双下肢皮肤紫癜消减，右膝关节疼痛缓解。查精神佳，双下肢零星米粒大小皮肤紫癜，纳欠佳。舌红，苔黄，脉浮数，中医仍治以"疏风清热，凉血安络"，予上方去板蓝根、牛蒡子清热利咽之品，去牛膝强筋利关节之属，加水牛角15g以加强解毒凉血之功。14剂，水煎服。

三诊：2019年4月28日。患儿皮肤紫癜消退，未有反复，余诸症俱消，纳眠可，二便调，舌红，苔薄白，脉数。复查尿常规：尿蛋白（－），尿隐血（－）。病情稳定，外邪已消，效不更方，继予二诊方4周以巩固疗效。

随访：随访半年未见复发。

按：本案患儿由外感风热之邪所致，感受外邪侵袭，失治误治致邪热由表入里，深入营血，血热炽盛，灼伤脉络，血溢脉外而发生紫癜。"风热不散，作祟不断"，故需及早使用疏风散邪之品以防病邪深入。邪热入里化热常动血破血，致血瘀为患，病情迁延，故在疏风基础上宜投清热凉血、活血通络之剂。丁樱教授认为紫癜急性期的治疗应着眼于致病之因，不应见血治血。本病由外邪引起，故治疗时首应祛邪外出，辅以凉血止血，待外邪尽除，则着重于养血活血。故予具有"疏风清热，凉血安络"功效的"疏风消癜汤"加减治疗。本方在银翘散基础上加重活血散瘀之剂，形成疏风消癜汤，临床运用数年，疗效甚著。方中金银花、连翘配伍，疏散风热；牛蒡子、板蓝根清热解毒利咽；"入血就恐耗血动血，只须凉血散血"，故加用生地黄、牡丹皮、赤芍、紫草等清热凉血之品；川芎活血行气，又"祛风通络"，当归补血活血，牛膝活血通经，并引药下行，三药合用，既以防诸药寒凉太过，又能行气活血，以达"治风先治血，血行风自灭"之旨，甘草则调和诸药。诸药相伍，既疏风清热，又凉血化瘀，切合病机，故二诊时诸症已消大半，只需随症加减。外感已清，故去板蓝根、牛蒡子清热利咽之品，关节已利，故去牛膝利强筋之属，另加清热解毒之水牛角。三诊时诸症皆消，只需继以原方，巩固疗效。

（代彦林、李向峰 整理）

第五节 色素性紫癜

案 1：色素性皮肤紫癜（血热妄行证）

浑某，男，19 岁。以"下肢瘀斑、瘀点半年，加重 1 个月"为代主诉，于 2018 年 3 月 8 日初诊。

现病史：患者半年前无明显诱因右小腿内侧出现数处皮疹，瘙痒不显，未予重视。后皮疹逐渐增多，3 个月前就诊于当地某医院，查血小板 118×10⁹/L，诊为"紫癜样皮炎"，给予口服中药，服药期间仍有新发瘀斑、瘀点，皮损逐渐蔓延至双下肢及腰部，无明显痒痛，继服中药数剂，疗效不显。1 月前皮疹泛发于面部、躯干及四肢，下肢皮损部分融合，皮损伸侧多于屈侧，瘀斑颜色鲜红，伴少量脱屑，给予"仙特明、芦丁片、维生素 C、雷公藤多苷片（2 片/次，日 3 次）"口服 1 月余，效不佳，遂就诊于丁樱教授门诊。刻下症：四肢、躯干大量鲜红色针尖至豆大皮疹，瘙痒，食纳可，睡眠一般，二便尚调，乏力，时耳鸣，性情急躁易怒。

体格检查：躯干、四肢较密集鲜红色针尖至豆大皮疹，下肢皮疹部分融合成片，散在少量色素沉着，皮疹可见少量细碎白屑，皮损边界尚清，压之不退色，肤温不高。舌质红苔黄，脉弦。

西医诊断：色素性皮肤紫癜。

中医诊断：紫癜病。

中医证型：血热妄行。

治法：清热凉血，活血祛风。

处方：赤芍 30g，牡丹皮 10g，生地黄 g，白鲜皮 10g，紫草 30g，茜草 15g，焦三仙 30g，淡竹叶 6g，冬瓜皮 30g。上方 14 剂，水煎服，每日 1 剂，分 2 次服。外用我科室紫癜熏洗方。

二诊：2018 年 3 月 23 日。皮疹较前减轻，躯干部皮疹颜色变淡，下肢瘀斑仍较红，新发皮疹少，夜寐欠安，大便略稀软，腰膝乏力，舌质暗红，脉弦。上方去冬瓜皮，加茯苓 15g 健脾宁神、淡渗利湿，忍冬藤 30g 养血通络。连服上方 14 剂。

三诊：2018 年 4 月 8 日。躯干及上肢皮疹基本消退，遗留少量色沉，下肢部皮疹颜色转暗，脱屑减少，时瘙痒，无新发瘀点，口干、腰酸，夜寐安，乏力减轻，舌质暗红，苔薄黄，脉弦。继服 3 月 23 日方加水蛭 3g 活血化瘀，薄荷 10g 疏肝解郁，疏风止痒。21 剂，水煎服，日 1 剂，分 2 次服。

四诊：2018 年 4 月 30 日。周身皮疹基本消退，无瘙痒，遗留少量色素沉着。

随访：随访 3 个月，皮疹未复发。

按：色素性皮肤紫癜，是一组紫癜样皮肤病，包括毛细血管扩张性环状紫癜、进行性色素性紫癜皮病及色素性紫癜性苔藓样皮病。属中医"血风疮""血疹""血疳"等范畴。本病临床较常见，有复发倾向，易于诊断，治疗相对困难。本病临床特征为：发病年龄以中老年为主，儿童少见，本病较过敏性紫癜病程长，常迁延不愈，反复发作。病变部位多在腰部以下，双下肢连及足部多发，呈对称性分布。初起时斑、疹可同见，初起时色红如点刺，后融合成片，色暗红，斑起较慢，斑消亦慢，紫癜常不退。大部分患者伴有不同程度瘙痒，其临床合并症较少见。

中医学对本病的认识：①素禀血热，外受风湿热邪，佛郁腠理，内不得疏通，外不得透达，溢于脉外，瘀阻经络发为本病。②气阴两虚，阴虚血热，灼伤脉络，血不循经，复加湿热熏蒸，凝于肌肤之间；血虚受风，化燥生热，瘀阻经脉，血循失常；素体虚弱，脾虚气不摄血，血不归经，溢于脉外。③瘀血内阻，新血不生，日久内不得消散，外不得宣泄，结于皮下而致本病，日久血燥伤阴，肌肤失养，皮肤粗糙，疹痒难耐。

丁樱教授结合多年临床经验及著名医家对本病的认识，通过实践，逐渐形成了"从血论治理"学术思想治疗色素性紫癜性皮肤病。临床治疗效果较好。本患儿色素性皮肤紫癜，证属血热妄行，以赤芍、牡丹皮、生地黄、白鲜皮、紫草、茜草等清热凉血，活血化瘀；正如叶天士温热论中阐述"入血就恐耗血动血，直须凉血散血"，可加生地黄、牡丹皮、阿胶、赤芍等类。辅以淡竹叶清气分热，冬瓜皮利水消肿，"血水同源"使瘀血得以化去。二诊中患儿皮肤紫癜较前好转，出现大便偏稀，眠差，停用冬瓜皮，加用茯苓健脾止泻，更有安神之效；忍冬藤则搜络祛风止痒。三诊中加入水蛭增强活血化瘀功效；瘀血得除，紫癜得退，故病愈。

（白明晖　整理）

案 2：色素性皮肤紫癜（湿热阻痹证）

牛某，男，11 岁，以"双下肢紫癜 1 年，躯干四肢加重 3 个月"为代主诉，于 2019 年 4 月 17 日初诊。

现病史：患者 1 年前无明显诱因双下肢出现多处针尖大小密集紫癜，伴疹痒，就诊于当地某医院，诊断不详，予"氯雷他定"口服，外用"维生素E乳膏、糠酸莫米松乳膏"，皮疹增多，逐渐由小腿向上蔓延。3月前皮疹泛发躯干四肢，瘙痒明显，为进一步诊治遂于丁樱教授门诊就诊。刻下症：皮疹瘙痒，夜间瘙痒明显，纳可，夜寐欠安，大便稀溏，余无特殊不适。

体格检查：躯干、四肢群集性暗红色针尖大小紫癜，呈黄豆大小，压之不退色，肤温不高，周身散在点状暗褐色色素沉着斑点及斑片。舌质暗红，有瘀点，苔黄腻，脉弦滑。

西医诊断：色素性皮肤紫癜。

中医诊断：紫癜病。

中医证型：湿热阻痹。

治法：清热利湿，通络活经。

处方：黄芩15g，黄连9g，干姜8g，姜半夏15g，苍术15g，鸡内金10g，焦三仙30g，冬瓜皮15g，生薏苡仁15g，当归15g，何首乌6g。14剂，水煎服，每日1剂，分2次服用。

二诊：2019年5月3日。躯干及上肢大部分紫癜消退，遗留色素沉着，小腿少量暗红色至黄褐色紫癜，未见新发瘀点、瘀斑。考虑病久入络，上方去生薏苡仁，加牛膝15g引经，水蛭3g活血化瘀。21剂，水煎服，每日1剂，分2次服用。服药后皮疹基本消退，遗留色素沉着。

随访：随访3个月，色素沉着逐渐消退，未复发。

按：丁樱教授认为色素性皮肤紫癜，急性期以血热为主，慢性期以虚、瘀为主，用药时宜选用清热凉血兼活血化瘀通络的药物，兼顾正气。本病病变部位在下肢，部分患者小腿肿胀、困重无力，应适当佐以利水化湿。因其血溢脉络，为离经之血，阻隔气血，辅以活血化瘀通络使气血归经，脉络得通，斑疹得以消退。使离经之血回归血脉，瘀血去则新血自生，斑疹逐步消退。临证之时，患者证型并非单一绝对的血热妄行证、血瘀阻络证或气血亏虚证，往往互相兼夹，或兼有湿阻、痰饮、阳虚等他证，需灵活变通。此证丁樱教授辨证为"湿热阻痹"，深谙《伤寒论》中"半夏泻心汤"为治疗湿热错杂阻于中焦之不二良方，方中黄芩、黄连清热解毒，半夏，干姜温中降逆除痞，苍术薏苡仁燥热，利水渗湿。瘀血与寒结，则见患儿夜间瘙痒明显，与当归、何首乌温经活血治疗，所谓"治风先治血，血行风自灭"。诸药合用，切中病机，故终获全效。

（白明晖 整理）

第六节　免疫性血小板减少症

案1：免疫性血小板减少症（急性期，风热伤络证）

邱某，女，5岁5个月，以"发现血小板减少2周"为代主诉，于2020年6月10日初诊。

现病史：2周前患儿无明显诱因出现发热，最高38.5℃，咽痛，无鼻塞、流涕，无咳嗽、喘息。查血常规：白细胞$11.6×10^9$/L，中性粒细胞百分比67.4%，淋巴百分比28.9%，血红蛋白128g/L，血小板$101×10^9$/L，C反应蛋白35mg/L。诊断为"疱疹性咽峡炎"，予"头孢克肟片、利巴韦林喷剂、蒲地蓝口服液"等治疗1周，病情缓解，复查血小板$42×10^9$/L。现家长为求进一步治疗，遂来诊。刻下症：皮肤黏膜无瘀点、瘀斑，无鼻衄，无发热，稍流涕，无咳嗽，纳食一般，大便不成形，小便正常。

既往史：无特殊。

过敏史：否认药物及食物过敏。

体格检查：舌质红，苔白厚，脉浮数。全身皮肤未见瘀斑瘀点；浅表淋巴结未触及肿大，咽充血明显，咽峡部未见疱疹，扁桃体Ⅰ°肿大；心肺查体（-）；腹软，肝脾肋下未触及；神经系统查体未见异常。

辅助检查：血常规：白细胞$5.6×10^9$/L，中性粒细胞百分比37.4%，淋巴细胞百分比53.9%，血红蛋白128g/L，血小板$42×10^9$/L。

西医诊断：原发性免疫性血小板减少症（急性期）。

中医诊断：血证。

中医证型：风热伤络。

治法：疏风清热，凉血解毒。

处方：银翘散加减。金银花10g，连翘10g，菊花6g，淡竹叶6g，荆芥10g，炒牛蒡子10g，薄荷5g，当归20g，生地黄10g，丹参15g，鸡血藤15g，赤芍10g，贯众10g，重楼10g，炒薏苡仁10g，炙甘草6g。

中药颗粒剂7剂，水冲服，每日1剂，分2次服。

二诊：2020年6月17日。患儿无咽痛等不适，纳食一般，大便仍不成形，舌质红，苔白腻，脉数。复查血小板$85×10^9$/L。上方去牛蒡子，加砂仁6g，继服10剂。

三诊：2020年6月30日。无不适，大便已成形，舌质淡，苔白稍厚，脉滑数。复查

血小板升至 $126\times10^9/L$。患儿病情稳定，血小板持续上升已恢复正常，建议停药，予多维元素片口服巩固治疗。

按：本例患儿为原发性血小板减少症（急性期）。患儿发病前 2 周曾患疱疹性咽峡炎，因此，考虑血小板下降和肠道病毒感染相关。患儿初诊时，一派风热伤络之象，外感风热邪毒郁于肌表，扰动浅表血络，血络不宁而发病，故丁樱教授治以疏风清热，解毒利咽，凉血活血，方选银翘散加味。方中银翘散辛凉解表，透风热于外；加贯众、重楼解毒利咽而防邪热入里，损伤血络而出血，使风热不与血热相合而加重病情。其中，重楼有清热解毒利咽、祛除伏毒、畅通经络之效，为丁樱教授临证治疗本病不可或缺之药。同时现代药理认为，重楼中的有效活性成分重楼总皂苷，能诱导血小板聚集和体内止血，与本病病机切合。"离经之血便为瘀血"，瘀血不去血脉不通，气机不畅，则新血难生，方中加入鸡血藤、赤芍、当归等凉血活血养血。二诊时患儿已经服用抗感染及清热解毒药近 1 周，热邪已去，但外邪易解，伏毒难除，且小儿易虚易实，易寒易热，感病后病情变化迅速，脾胃运化失司则大便稀溏，故去牛蒡子，加砂仁健脾祛湿，恢复脾胃气机，脾胃健运则能生气血而固本。诸药协同，取效甚捷。丁樱教授认为急性血小板减少症治疗关键就在于明确辨证，认准病机，而非一见到血小板下降就使用糖皮质激素及丙种球蛋白冲击治疗。临床发现，凡是早期即用丙种球蛋白冲击及激素治疗的孩子，多数会迁延不愈，转为慢性或难治之证，其机制还待进一步研究。

（李向峰、陈文霞　整理）

案 2：免疫性血小板减少症（血热妄行证）

汤某，男，10 岁，以"发现皮肤紫癜伴血小板减少 2 月余"为代主诉，于 2018 年 10 月 23 日初诊。

现病史：2 个月前患儿无明显诱因发现双下肢及躯干部散发针尖大小出血点，局部较密集，压之不退色，无鼻衄、齿衄，无血尿等症状。查血常规：白细胞 $10.2\times10^9/L$，中性粒细胞百分比 57.4%，淋巴细胞百分比 34.9%，血红蛋白 112g/L，血小板 $4\times10^9/L$。诊断为"免疫性血小板减少症"，院外予"皂矾丸、强的松、中药颗粒"等治疗，出血点较前减少，但复查血小板仍偏低，波动在（10～15）$\times10^9/L$，故来诊。刻下症：皮肤散在出血点，针尖样大小，部分融合成片，无鼻衄、齿衄，纳一般，咽红，乳蛾肿大，二便正常。

既往史：无特殊。

过敏史：否认药物及食物过敏。

体格检查：舌质红，苔稍厚，指纹紫滞。躯干部及四肢散发针尖大小出血点，局部较密集，压之不退色；浅表淋巴结未触及肿大，咽充血，扁桃体Ⅰ°肿大；心肺查体（−）；腹软，脾脏肋下 1cm 可触及，边锐，质韧。

辅助检查：血常规：白细胞 $6.8×10^9$/L，中性粒细胞百分比 49%，淋巴细胞百分比 41.8%，血红蛋白 120g/L，血小板 $16×10^9$/L。

西医诊断：原发免疫性血小板减少症（持续期）。

中医诊断：紫癜。

中医证型：血热妄行。

治法：清热解毒，活血化瘀。

方药：自拟升板汤加减。

处方：玄参 15g，麦冬 15g，鸡血藤 15g，当归 10g，红花 6g，板蓝根 15g，重楼 10g，藕节炭 10g，甘草 3g，砂仁 9g，白芍 10g。中药配方颗粒 14 剂，每日 1 剂，水冲服。

强的松片减量至 1mg/（kg·d），实予 30mg，顿服。

二诊：2018 年 11 月 7 日。服上方 2 周后，皮肤瘀点基本消退，复查血小板 $36×10^9$/L。复诊前 2 天患儿因受凉出现咽痛，咳嗽，有痰，无发热，夜眠多汗。查体：咽充血，舌苔白厚，脉数。心肺听诊无异常。免疫性血小板减少症多因外感而反复，丁樱教授认为外感风热客于肺络，郁而化热，则络损血溢，故急则治其标以透风于热外，暂以疏风解表，止咳化痰为法，调整处方如下：

方 1：炒杏仁 10g，菊花 10g，前胡 15g，桑白皮 15g，桔梗 6g，浙贝母 10g，法半夏 12g，麦冬 30g，板蓝根 15g，鸡血藤 30g，墨旱莲 15g，虎杖 15g，甘草 6g。5 剂，每日 1 剂，水煎服。

方 2：待患儿外感症状缓解后，再以 10 月 23 日方去白芍、砂仁，加地黄 15g，杏仁 5g，生黄芪 30g，太子参 10g，白术 12g，防风 6g，五味子 6g，煅牡蛎 30g。益气固表扶正而防外邪侵入，同时增加生地黄，防风热相合而耗伤阴津。15 剂，每日 1 剂冲服。

强的松片减量至 0.5mg/（kg·d），实予 15mg，继服 2 周。

三诊：2018 年 12 月 4 日。患儿服外感方 3 天后，外感症状基本消失；方 2 服用半月后当地复查血小板升至 $75×10^9$/L，未再发瘀斑瘀点，盗汗减轻，继服上方 1 个月，停用强的松。

随访：门诊随访 2 个月，患儿血小板波动于（95～135）$×10^9$/L。

按：本例血小板减少症反复发作（持续期），初诊为血热妄行证，治疗以清热解毒，凉血化瘀为主，兼以养阴，标本兼治。方中菊花、板蓝根、芦根、重楼清热解毒；玄参、麦冬、生地黄养阴，以固其本；鸡血藤、当归、红花、桃仁化瘀；砂仁性温，可佐制方中诸药，防寒凉伤脾胃阳气。全方共凑解毒凉血之效，故患儿症状改善明显。二诊时，患儿合并风热外邪，故先宣肺解表，后仍从凉血化瘀立方，原方中加玉屏风散固表，防再感外邪，患儿服用激素后阴虚盗汗，加五味子、牡蛎等收涩巩固治疗月余，终获全效。丁樱教授认为血小板减少症临证处方除辨证论治外，要注意以下三点，方可提高疗效：①藤类药的应用：如鸡血藤、忍冬藤，因鸡血藤能养血活血，二花藤能清热解毒，疏风通络，二者皆有类雷公藤抑制免疫之功用，甚合本病免疫性损伤的病理，故疗效甚好。②应注意祛邪：患儿免疫低下，卫外不固，故易感外邪，致病情迁延不愈，故要先祛邪或兼顾外邪。③注意清热利咽：急性期或慢性期急性发作多发生于呼吸道感染痊愈之后，提示血小板减少可能与感染引发的免疫反应有关。故清除感染源是预防和治疗本病的关键因素，临证常加牛蒡子、射干、黄芩、冬凌草等解毒利咽，可明显增加疗效。

（李向峰、陈文霞 整理）

案3：免疫性血小板减少症（复发病例，风热伤络兼瘀血证）

杨某，男，13岁，以"血小板减少1年余，再发1周"为代主诉，于2020年1月8日就诊。

现病史：1年前患儿无明显诱因出现四肢及躯干部散发针尖大小出血点及瘀斑、瘀点。当地医院查血常规：血小板 26×10^9/L。遂至我院住院治疗，经"干扰素、免疫球蛋白（2g/kg）、强的松（足量服用1个月后逐渐减量，共服用2个月减停）及中药治疗1周"后，血小板升至正常，瘀斑瘀点消失。后于我院门诊定期随访，服用中药巩固治疗，期间复查血小板大致正常，波动于（96～118）$\times 10^9$/L。1周前患儿感冒后复查血小板再次下降。我院门诊查血常规：白细胞 5.2×10^9/L，血红蛋白120g/L，血小板 42×10^9/L。门诊予半量强的松口服（30mg/d）不效，遂来诊。刻下症：全身皮肤无瘀斑、瘀点，稍流涕，无发热、咳嗽等症，纳食一般，小便黄，大便偏干。

既往史：无特殊。

过敏史：否认药物及食物过敏。

体格检查：舌质红，苔白厚，脉浮数。浅表淋巴结未触及肿大，咽充血，扁桃体Ⅰ°肿大；心肺听诊无异常；腹软，肝脾肋下未触及。

辅助检查：血常规：白细胞 6.5×10^9/L，中性粒细胞百分比45.2%，淋巴细胞百分比48.9%，血红蛋白118g/L，血小板 46×10^9/L。

西医诊断：免疫性血小板减少症。

中医诊断：血证。

中医证型：风热伤络兼瘀血。

治法：疏风清热解毒，活血化瘀止血。

方药：自拟升板汤加减。

处方：生地黄 15g，玄参 15g，麦冬 15g，鸡血藤 15g，当归 10g，红花 6g，板蓝根 15g，重楼 10g，炒桃仁 10g，藕节炭 10g，薏苡仁 20g，砂仁 6g，甘草 3g，金银花 10g，白芷 6g。中药配方颗粒 14 剂，每日 1 剂，水冲服

强的松改为 30mg，每日晨起顿服，每周减 5mg。

二诊：2020 年 1 月 22 日。服上方后，感冒症状好转，无鼻塞等不适，全身无瘀斑瘀点，纳食可，二便正常。舌红，苔黄稍厚，脉滑数。复查血常规：白细胞 7.5×10^9/L，中性粒细胞百分比 60.6%，淋巴细胞百分比 33.5%，血红蛋白 146g/L，血小板 101×10^9/L。上方去金银花、白芷，继服 14 剂。强的松改为 20mg，每日晨起顿服，每周减 5mg。

三诊：2020 年 3 月 25 日。因新冠疫情影响，患儿继续服用上方一个半月，每 2 周查一次血常规，血小板波动于（105 ～ 139）$\times 10^9$/L。现强的松已减停，除活动后多汗外，余无不适，舌质淡，苔白厚，丁樱教授予六君子汤合玉屏风散加减以补益肺脾，巩固治疗。处方：黄芪 30g，白术 12g，防风 12g，太子参 20g，茯苓 20g，陈皮 12g，法半夏 12g，炒苍术 10g，姜厚朴 6g，砂仁 6g，薏苡仁 20g，炙甘草 6g。中药配方颗粒 15 剂，每日 1 剂，分 2 次冲服。

随访：门诊随访至 2020 年 10 月 22 日，病情持续稳定。

按：本例为慢性免疫性血小板减少症复发型。患儿血小板减少初次发作为急性血小板减少，初期伴有发热，考虑可能与病毒感染有关。本次发作仍为呼吸道感染后继发血小板减少，虽属复发，急则治标，仍可按急性期治疗。患儿此次血小板属中度低下，且正值青春期，不宜长期足量服用强的松，故让其快速减量，治疗以中药为主，宜"疏风清热解毒，活血化瘀止血"，方中板蓝根、重楼、金银花清热解毒；玄参、麦冬、生地黄养阴，以固其本；鸡血藤、当归、桃仁、藕节等活血化瘀；白芷为感冒鼻塞而设，兼疏风清热；砂仁针对患儿舌苔厚腻、腹胀而设，于众寒凉药中起反佐之效，甘草调和诸药。全方共凑解毒凉血之效，故服药 2 周后患儿血小板即接近正常，虽有强的松的功效，但患儿强的松减量后坚持服药 2 月，血小板仍持续正常，当知血小板恢复正常乃中药之效也。三诊时，患儿病情稳定，强的松已自行减停，患儿长期服用寒凉药物，已有肺脾气虚之象，丁樱教授调整用药思路，以益气健脾，兼化水湿，终获全效。

（李向峰、陈文霞　整理）

案4：免疫性血小板减少症（阴虚火旺兼气虚血瘀证1）

高某，女，4岁，以"发现血小板减少1年"为代主诉，于2018年4月17日初诊。

现病史：患儿1年前因高烧至某中医院住院治疗，体温正常后皮肤黏膜出现瘀点、瘀斑，时查血小板15×10⁹/L，骨穿示骨髓粒红占比偏小，产板巨核细胞38/50，散在血小板易见，诊断为"免疫性血小板减少症"，予地塞米松等药（具体不详）治疗4天，血小板升至208×10⁹/L，改为强的松片15mg，日2次，口服，出院。1周后因感染再次出现皮肤黏膜瘀点，针尖大小，无明显瘀斑及鼻衄、齿衄等，至成都华西妇幼保健院复查血小板为40×10⁹/L，予丙种球蛋白25g，治疗后血小板升至110×10⁹/L，1周后无明显诱因血小板下降，最低降至0×10⁹/L。10个月前（2017年6月）患儿至成都中医药大学附属医院服用中药、贞芪扶正颗粒等药物治疗，效欠佳，复查血小板3×10⁹/L。10天前（2018年4月6日）患儿出现鼻衄，量多，按压后可以止血，无尿血，无发热、咳嗽等，至华西妇幼保健院静脉输注人血丙种球蛋白后复查血小板为43×10⁹/L。今求诊于丁樱教授。刻下症：全身未见明显出血点，纳可，眠差，二便可。

体格检查：舌淡红，苔薄白，脉细弱。全身皮肤未见有出血点，咽腔充血，双肺听诊呼吸音稍粗，未闻及干湿性啰音，肝脾肋缘下未触及肿大。

辅助检查：血常规：白细胞5.3×10⁹/L，红细胞4.95×10¹²/L，血红蛋白111g/L/，血小板13×10⁹/L，中性粒细胞百分比31.8%，淋巴粒细胞百分比59.2%。

西医诊断：免疫性血小板减少症（持续型）。

中医诊断：紫癜。

中医证型：阴虚火旺兼气虚血瘀。

治法：滋阴益气，凉血宁络。

方药：升板方加减。

处方：生地黄10g，玄参10g，牡丹皮10g，麦冬10g，鸡血藤10g，当归10g，红花3g，板蓝根10g，重楼6g，炒桃仁6g，藕节10g，甘草3g，藕节炭10g，黄芪15g。中药配方颗粒21剂，日1剂，分2次水冲服。

二诊：2018年5月4日。期间无外感，2天前劳累后双小腿及眼部出现散在针尖大小皮疹，消退快，无鼻衄及齿衄，纳眠可，大便日1次，质稀，舌淡红，苔薄，脉细弱。血常规：白细胞7.1×10⁹/L，红细胞5.21×10¹²/L，血红蛋白116g/L，血小板6×10⁹/L，中性粒细胞百分比30%，淋巴粒细胞百分比59.6%。中药上方加白及6g凉血止血，加炒白术10g、薏苡仁10g健脾化湿。21剂，日1剂，分2次服。出血严重时就近住院治疗。

三诊：2018年5月25日。皮肤黏膜无出血点，大便正常，舌质淡，苔白，脉细数。复查血常规：白细胞6.8×10^9/L，红细胞5.06×10^{12}/L，血红蛋白118g/L/，血小板68×10^9/L，中性粒细胞百分比33.8%，淋巴粒细胞百分比56.6%。调整中药处方：生地黄10g，玄参10g，麦冬10g，鸡血藤10g，当归10g，红花3g，板蓝根10g，重楼6g，藕节10g，炒桃仁6g，甘草3g，生黄芪15g，生白术6g，防风6g，煅牡蛎10g，五味子6g，陈皮6g。21剂，日1剂，分2次水冲服。

四诊、五诊：病情稳定，血小板波动在（102～135）$\times10^9$/L，自行停药。

随访：继续随访中。

按：免疫性血小板减少症属中医"紫癜""血证""葡萄疫"等。其病因多为外感邪毒，或饮食积滞，郁而化热，热扰营血，迫血妄行；或脾气亏虚、气不统血；或阴虚火旺，灼伤血络，或血溢脉外而瘀血阻络。病机的关键无外热、毒、虚、瘀，以气阴两虚为本，瘀血、伏毒互结，阻滞血络为标。瘀血既是致病因素又是病理产物，贯穿疾病始终。肝藏血，主疏泄；脾主统血，为后天之本，气血生化之源；肾主藏精，主骨生髓，为精血生化之源，为先天之本。故肝、脾、肾三脏的功能与血液的生成和运行关系密切。本例为外感邪毒，邪侵袭人体，影响气血，伤及血络，而见出血。

本病患儿血小板反复减少，予以丙种球蛋白、激素治疗后血小板可迅速恢复到正常，提示可能与感染引起的免疫损失有关，然而1周后均迅速下降，甚至降为0，而骨髓穿刺结果示骨髓生板功能减弱。中医认为髓为肾主，髓虚则精血生化无源。肝藏血，精血同源，而肝体阴而用阳，故髓虚则肝肾阴虚。"邪之所凑，其气必虚"，反复外邪侵袭，热毒之邪郁于肺络，耗气伤阴，阴虚则火旺，灼伤脉络，导致血溢脉外，发为紫癜。加之久病耗伤气阴，气虚则不能摄血，血虚则气无所依，而血溢脉外，故见瘀斑、瘀点，即瘀血证。因此应予以益气滋阴，宁络止血。方中生地黄、玄参、麦冬滋阴清热凉血，益肾髓而生血，即"救阴不在血，而在津和汗"；鸡血藤能养血活血；板蓝根、重楼清热解毒，祛邪外出，防血热入里动血而出血，与生地黄、牡丹皮、麦冬合则清热滋阴养血生津，"祛邪则为养阴"。"离经之血即为瘀血"，瘀血不去，新血不生，则需养血、凉血、散血，予当归、红花、桃仁活血化瘀；藕节凉血收敛止血；甘草调和诸药，精血互生，气血互生，予黄芪以补气生血，以助髓生板。"有形之血不能速生，无形之气所当急固"，黄芪、当归合用，以补气生血，也可避免血虚不能载气而阳气外越，且黄芪、五味子、防风、牡蛎还能益气卫外而防邪深入兼顾护津液。

（陈文霞　整理）

案5：免疫性血小板减少症（阴虚火旺兼气虚血瘀证2）

海某，男，8岁，以"发现皮肤出血点2月余"为代主诉，于2019年5月24日初诊。

现病史：2个月前患儿无明显诱因发现双上肢、面部出血点，针尖样大小，齿龈肿痛，无鼻衄，无发热、咳嗽等，查血小板计数 $48×10^9$/L，予抗感染治疗，病情缓解不佳，今来诊。刻下症：双下肢及面部散发针尖样大小出血点，牙肿痛，口臭，纳可，腹胀，眠可，大便平素偏干，小便黄。

体格检查：舌质红，苔白厚，脉滑数。双下肢及面部散发针尖样大小出血点，双肺听诊呼吸音粗，未闻及干湿性啰音，腹部查体无异常。

辅助检查：血常规：血小板计数 $48×10^9$/L。

西医诊断：免疫性血小板减少症（急性期）。

中医诊断：血证。

中医证型：阴虚火旺兼气虚血瘀。

治法：益气滋阴，凉血宁络。

方药：升板方加减。

处方：生地黄10g，玄参10g，麦冬10g，鸡血藤10g，当归10g，红花3g，板蓝根10g，重楼6g，炒桃仁6g，藕节10g，甘草3g，连翘10g。7剂，水煎服，日1剂，分2次服用。

二诊：2019年5月31日。服药后肢体原有瘀青变淡，无新出瘀斑瘀点，无牙龈出血及鼻出血，其间无外感。复查血常规：白细胞 $12.4×10^9$/L，红细胞 $4.69×10^{12}$/L，血红蛋白136g/L，中性粒细胞百分比50.6%，淋巴粒细胞百分比44.6%，血小板 $20×10^9$/L。中药上方加菊花6g，鸡内金6g。7剂，日1剂，分2次服。强的松片20mg，日1次顿服。

三诊：2019年6月7日。患儿皮肤瘀斑及瘀点渐消退，大便日1次，舌质红，苔白，脉数。血常规：白细胞 $10.3×10^9$/L，红细胞 $5×10^{12}$/L，血红蛋白149g/L，中性粒细胞百分比70.3%，淋巴粒细胞百分比25.2%，血小板 $9×10^9$/L。继服二诊方7剂，水煎服，日1剂，分2次服。强的松片20mg，日1次顿服。

四诊：2019年6月14日。颜面部散在出血点，无鼻衄、无齿衄。血小板 $30×10^9$/L。效不更方，继续服用14剂，水煎服，日1剂，分2次服。强的松片15mg，日1次顿服。

五诊：2019年6月28日。病情尚稳定，未有明显不适。血常规：白细胞 $7.2×10^9$/L，红细胞 $4.75×10^{12}$/L，血红蛋白139g/L，中性粒细胞百分比51.3%，淋巴粒细胞百分比44.2%，血小板 $30×10^9$/L。继服"升板汤"以滋阴降水，宁络止血。处方如下：生地黄

10g，玄参 10g，麦冬 10g，鸡血藤 10g，当归 10g，红花 3g，板蓝根 10g，重楼 6g，炒桃仁 6g，藕节 10g，甘草 3g。14 剂，水煎服，日 1 剂，分 2 次服。

按：急性原发性免疫性血小板减少症（ITP）多由外邪传里，热毒内炽，热入营血，或饮食不节，食滞化火，或肝郁化火，迫血妄行所致。脾胃积热或外邪引动体内伏邪，内外相合，郁而化热，迫血妄行而致出血。平素脾胃积热，土郁木壅，木郁化火，肝木凌土，可致脾不统血而引发该病长久不愈。口服激素等阳热之品，易助阳化热，耗伤气阴，后期会导致脾肾阳虚或肝肾阴虚，不可不知。

本例患儿上肢、颜面部皮肤紫癜、血小板减少，同时伴有齿龈肿痛，而齿龈为胃所主，胃与脾为表里脏腑，阳明为多气多血之腑，与肠道食物结合在一起，易生湿热，弥漫三焦、阻滞气机、蕴久成毒。阳明经经过面部，脾主肌肉、四肢，故见上肢、面部可见出血点。正如《景岳全书》"盖动者由于火，火盛则逼血妄行，损者多由于气，气伤则血无以存"。湿热阻滞气机，故本病临证需抓标本虚实之纲要，辨证论治。中焦湿热不能外泄，必内伤营血，久则化燥伤阴，阴虚火旺，灼伤血络，故予生地黄、玄参、麦冬入于血分、阴分，清热凉血滋阴，且清热而不苦寒伤胃，养阴而不滋腻碍脾，可长期服之；鸡血藤养血活血，"离经之血即为瘀"，故以桃仁、当归、红花活血化瘀，藕节炭收敛止血；即"凉血、散血"合而用之。连翘、板蓝根、重楼清热解毒凉血，意在透热转气，勿使外邪与伏毒相合为患；甘草调和诸药。"清热即为凉血、凉血即为滋阴"，热不与湿相合则不能致病，避免耗伤气阴，而使病情反复，融合治未病思想。

（陈文霞　整理）

案 6：慢性免疫性血小板减少症（阴虚火旺兼风热犯咽证）

战某，男，3 岁，以"发现皮肤瘀斑、瘀点 1 年 7 个月"为代主诉，于 2019 年 3 月 18 日初诊。

现病史：患儿于 1 年 7 个月前无明显诱因发现皮肤瘀斑、瘀点，无鼻衄、齿衄，查血小板 $9×10^9$/L，至郑州某医院住院治疗，予丙种球蛋白输注（2.5g×5 支），血小板升至 $400×10^9$/L，出院后予甲泼尼龙片（早 20mg，晚 20mg，2 次口服；每周减 5mg），其间血小板可降至 $20×10^9$/L，后间断服用中药治疗，血小板波动在（60～90）$×10^9$/L，遂就诊。刻下症：皮肤黏膜无瘀斑、瘀点，无鼻衄，无齿衄，皮肤抓挠后可出现瘀点，微咳，咽痒，清嗓子，手足心热，纳一般，眠尚可，小便黄，大便正常。

体格检查：舌红，苔黄，脉细数。皮肤黏膜无瘀点、瘀斑，咽红，心肺听诊未闻及异常，腹软，肝脾肋缘下未触及肿大。

西医诊断：慢性免疫性血小板减少症。

中医诊断：紫癜。

中医证型：阴虚火旺兼风热犯咽。

治法：清热凉血，滋阴养血。

方药：升板方加减。

处方：生地黄 15g，玄参 15g，麦冬 15g，鸡血藤 15g，当归 10g，红花 6g，板蓝根 15g，重楼 12g，炒桃仁 6g，藕节 10g，桔梗 6g，甘草 6g。中药配方颗粒 14 剂，2 日 1 剂，每晚水冲服。

西药：①多维元素片 1 次 1 片，日 1 次，口服；②醋酸泼尼松片单日 5mg 双日 2.5mg，顿服。

二诊：2019 年 4 月 5 日。患儿皮肤黏膜持续无瘀斑、瘀点，5 天前外感，咳嗽，自服双黄连口服液后好转，现偶有清嗓子，纳眠可，二便调，舌红，苔黄，脉细数。复查血常规：血小板 85×10⁹/L。中医辨证为阴虚火旺兼风热犯咽，治疗以疏风清热、滋阴养血为治法，上方加冬凌草 10g。14 剂，水煎服，2 日 1 剂，每晚服。

西药：泼尼松片隔日 5mg，顿服。

三诊：2019 年 4 月 23 日。皮肤瘀斑、瘀点 3 月余未见新出，无清嗓子，咽红，乳蛾肿大，纳眠可，二便调，舌红，苔薄黄，脉细数。复查血小板 103×10⁹/L。上方加牛蒡子 10g，砂仁 6g。14 剂，2 日 1 剂，每晚服。

四诊：2019 年 5 月 21 日。病情稳定，血小板正常，舌质淡红，苔薄白，脉数。复查血小板波动在（103～130）×10⁹/L。口服激素已减停。病情稳定，邪气已去，阴虚火旺、温热之邪内外相合导致的阴津尚未完全恢复，而脾胃为气血生化之源，脾旺而四季不受邪，治疗以甘寒清养为法，继服增液汤、益胃汤加砂仁、鸡内金、薏仁等振奋脾胃，清除余邪。予生地黄 10g，玄参 10g，麦冬 10g，鸡血藤 15g，当归 10g，红花 6g，板蓝根 10g，炒桃仁 6g，藕节 10g，砂仁 6g，鸡内金 6g，薏苡仁 10g，桔梗 6g，甘草 6g。14 剂，水煎服，2 日 1 剂，每晚服。

按：本病患儿初发应用丙种球蛋白、激素，用药持续时间长，运用激素强补阳以升板，然血为阴所化，有"壮火食气"遏"少火生气"之病机参加，再加外感温热之邪，"两阳相劫"，耗伤阴津，清窍必干，可见咽痒，清嗓子，发热，皮肤瘙痒；血络损伤、血热妄行可见瘀点、瘀斑；胃阴虚则纳减少，故滋阴以清热，活血以祛瘀、养血以生血，如是则阴津可化血，瘀去以新生，正如"渠清如许""为活水来"，故以生地黄、玄参、麦冬养阴生血凉血祛热；鸡血藤、当归养血生血活血散瘀；红花、桃仁活血化瘀。以上诸药凉血补血与活血通络共施，使血热得清而不凝滞，失血得补而不致壅塞。佐以牛蒡子、冬凌草、桔梗、板蓝根、重楼等以疏风清热利咽；藕节收敛止血以防血溢而失；甘草补中益气。加之患儿平素纳差，脾胃者，后天之本，中焦化气取汁，奉心化赤，血病顾护脾胃以生血有源，故佐以薏苡仁、砂仁、鸡内金以健脾助运，以助精血生化以辅助生血之功。急性期或慢性期急性发作多发生于呼吸道感染痊愈之后，提示血小板减少可能与感染引发的免疫反应有关。故清除感染源是预防和治疗本病的关键因素，丁樱教授临证常加牛蒡子、射干、黄芩、冬凌草等解毒利咽，可明显增加疗效。其次，血养于脾，根于肾，后天脾胃可以资助先天之肾，故后期注意调理脾胃以恢复脾胃化生气血之功，脾旺则四季不受邪。

（陈文霞　整理）

案 7：慢性免疫性血小板减少症（气不摄血兼痰热证）

孙某，男，10岁，以"发现血小板减少2月余"为代主诉，于2019年6月15日初诊。

现病史：2个月前患儿无明显诱因出现鼻出血，按压约15分钟后血止，皮肤黏膜散在出血点，无发热、咳嗽等，至当地医院查血小板 $17×10^9/L$，骨穿报告：①骨髓增生活跃；②粒系增生活跃；③红系增生活跃；④可见巨核细胞95个，血小板少见。予甲泼尼龙琥珀酸钠静脉输注后血小板可升至正常，院外口服泼尼松片（早30mg，中25mg，晚30mg），逐渐减量至2019年5月3日停用。20天前（2019年5月7日）复查血小板 $15×10^9/L$，至开封市某医院予"促血小板生成素、皂矾丸、槐杞黄、维血宁"治疗后，复查血小板 $99×10^9/L$。1天前患儿周身多发出血点，查血小板 $4×10^9/L$，为求进一步系统治疗，遂来我院住院治疗。入院症见全身多发出血点，部分融合成片，鼻衄，出血量大，予肾上腺素按压可以止血，乏力，头晕，无视物昏花，无关节痛，无鼻塞、流涕，无发热、咽痛，纳一般，眠可，二便正常。血常规：白细胞 $12.4×10^9/L$，红细胞 $4.08×10^{12}/L$，血红蛋白122g/L，血小板 $2×10^9/L$，抗血小板抗体1∶10（±），入院后予"地塞米松10mg（5月28日～6月4日）、丙种球蛋白（5月27日～5月29日共55g）、更昔洛韦、多种微量元素、复合辅酶"静滴效不佳，于6月6日及6月13日行利妥昔单抗冲击治疗（共900mg），口服泼尼松片（15mg，1日3次，6月5日起）、钙、骨化三醇、磺胺片及雷贝拉唑胶囊，6月14日出院时查血小板 $10×10^9/L$，今来丁樱教授门诊复诊。刻下症：皮肤黏膜无出血，无鼻衄，偶咳嗽，有痰，色黄，无喘息，纳一般，二便正常。

体格检查：舌质淡，苔稍黄，脉沉数。皮肤黏膜无出血点，咽红，肺部呼吸音粗，未闻及干湿性啰音，肝脾肋缘下未触及明显肿大。

西医诊断：免疫性血小板减少症。

中医诊断：紫癜。

中医证型：气不摄血兼痰热。

治法：益气健脾，清热化痰。

方药：归脾汤加减。

处方：黄芪 10g，党参 15g，当归 10g，天冬 10g，仙鹤草 15g，甘草 6g，茜草 15g，醋龟甲 10g，连翘 6g，葶苈子 10g，黄芩 10g，茵陈 30g，鱼腥草 15g。

14 剂，水煎服，日 1 剂，分 2 次服。

西药：泼尼松片 15mg，日 3 次，口服。

二诊：2019 年 7 月 2 日。患儿出现肉眼血尿，呈洗肉水样，周身无出血点，无鼻衄、齿衄等出血症状，胃脘部不适，无呕吐、反酸，纳食可，大便易干结，舌质红，苔白厚，边有齿痕，脉沉数无力。泼尼松片早 15mg，中 15mg，晚 10mg（自 6 月 27 日始）。查体：面色萎黄，精神欠佳，皮肤黏膜无出血点，咽红，心肺听诊未闻及病理性杂音。血常规：白细胞 $11.48×10^9$/L，红细胞 $4.18×10^{12}$/L，血小板 $3×10^9$/L。中医辨证为阴虚血瘀兼脾胃两虚型紫癜，以滋阴清热、凉血化瘀兼健脾止血为则，方予升板汤加减。具体方药如下：生地黄 15g，玄参 15g，麦冬 15g，鸡血藤 15g，当归 12g，红花 6g，板蓝根 15g，重楼 12g，炒桃仁 6g，藕节 10g，甘草 6g，三七粉 6g，山药 10g，茯苓 10g，金银花 10g，虎杖 10g。14 剂，水煎服，日 1 剂，分 2 次服。同时禁食辛辣食物，避风寒，防外感。

西药：泼尼松片早 15mg，中 10mg，晚 5mg，每 5 天减 1 片。

三诊：2019 年 8 月 29 日。复查血小板 $31×10^9$/L。刻下症：尿血缓解，全身无明显出血，二便正常，余无不适，舌红有齿痕苔白，脉虚数。泼尼松片 30mg，1 日 1 次顿服。血常规：白细胞 $11.3×10^9$/L，红细胞 $4.45×10^{12}$/L，血红蛋白 129g/L，中性粒细胞百分比 56.7%，淋巴细胞百分比 32.1%，血小板 $33×10^9$/L。辨证为气阴两虚兼血瘀型紫癜，调整处方如下：地黄 10g，玄参 10g，麦冬 10g，鸡血藤 10g，当归 10g，板蓝根 15g，藕节炭 10g，红花 10g，重楼 10g，桃仁 10g，薏苡仁 20g，党参 15g，炒白术 20g。14 剂，水煎服，日 1 剂，分 2 次服。同时禁食辛辣食物，避风寒，防外感。

西药：泼尼松片 30mg（1 日 1 次）/25mg（1 日 1 次）交替 1 周；30mg（1 日 1 次）/20mg（1 日 1 次）交替 1 周；30mg（1 日 1 次）/15mg（1 日 1 次）交替 1 周。

四诊：2019 年 9 月 1 日。病程中偶有新出瘀斑瘀点，1～2 天消退，余无不适，纳眠可，二便调，舌质淡。血小板 $13×10^9$/L。中药上方加红芪 3g，14 剂，水煎服，日 1 剂，分 2 次服。

五诊：2019 年 9 月 24 日。双下肢少量瘀斑瘀点，色淡，偶有齿衄，无鼻衄，纳眠可，二便调。血小板 31×10^9/L。辨证为气阴两虚兼瘀血化热型紫癜。上方加黄芩 15g，方药如下：地黄 10g，玄参 10g，麦冬 10g，鸡血藤 10g，当归 10g，板蓝根 15g，藕节炭 10g，红花 6g，重楼 10g，桃仁 10g，薏苡仁 20g，党参 15g，炒白术 20g，红芪 3g，黄芩 15g。21 剂，水煎服，日 1 剂，分 2 次服。

西药：泼尼松片 30mg（1 日 1 次）/10mg（1 日 1 次）交替 8 天；30mg（1 日 1 次）/5mg（1 日 1 次）交替两周，服至下次就诊前。

六诊：2019 年 10 月 15 日。躯干部、双下肢少量出血点，无鼻衄、齿衄，腰背部不适，咽喉肿痛，纳眠可，二便调；舌红边尖有少量瘀点，苔薄白，脉虚浮。血小板 25×10^9/L。中医辨证为气阴两虚血瘀兼风热袭表证型紫癜。中药为上方加牛蒡子 10g。21 剂，水煎服，日 1 剂，分 2 次服。

西药：泼尼松片 25mg（1 日 1 次）/5mg（1 日 1 次）交替 1 周；20mg（1 日 1 次）/5mg（1 日 1 次）交替 1 周，15mg（1 日 1 次）/5mg（1 日 1 次）交替 1 周。

七诊：2019 年 11 月 5 日。前述症状缓解，全身未见新出瘀斑瘀点，双脚底偶见少量针尖样出血点，1 天可消退，无活动性出血，腰背部不适已缓解，纳眠可，二便调，舌红有少量瘀点，苔薄白，脉虚数。血常规：白细胞 9.7×10^9/L，红细胞 4.8×10^{12}/L，血小板 35×10^9/L，血红蛋白 148g/L，中性粒细胞百分比 52.5%，淋巴细胞百分比 40.1%。咽部症状缓解，上方减牛蒡子继服 28 剂，余药继服。

八诊、九诊：病情稳定，血小板无明显波动，无出血症状，守方继服。

十诊：2020 年 4 月 14 日。上诊后前述症状缓解，近 1 个月流鼻血 3 次，皮肤间断出血，可见瘀斑瘀点，2 日左右消退，平素多口角溃烂，偶有大便稍干，小便可，舌红有少量瘀点，苔薄白，脉数。泼尼松 10mg/（kg·d），隔日服用。14 周。血常规：白细胞 11.7×10^9/L，红细胞 4.92×10^{12}/L，血小板 47×10^9/L，血红蛋白 149g/L，中性粒细胞百分比 51.8%，淋巴细胞百分比 40.2%。中医辨证为阴虚火旺兼脾胃伏热、血瘀型紫癜。泼尼松片 7.5mg/（kg·d），隔日服用 4 周，减至 5mg/（kg·d），隔日服用至下次就诊前。中药上方加石斛 10g，方药如下：地黄 10g，玄参 10g，麦冬 10g，鸡血藤 10g，当归 10g，板蓝根 15g，藕节炭 10g，红花 6g，重楼 10g，桃仁 10g，薏苡仁 20g，党参 15g，炒白术 20g，红芪 3g，黄芩 15g，菊花 10g，石斛 10g。28 剂，水煎服，日 1 剂，分 2 次服。

十一诊：2020 年 5 月 15 日。上诊后近 1 个月流鼻血 4 次，量少，片刻可自行缓解，无瘀斑瘀点，稍有鼻塞，纳眠可，二便调，舌红有少量瘀点，苔薄白，脉虚数。血小板 50×10^9/L。患儿病情稳定，效不更方，中药上方继服 28 剂，水煎服，日 1 剂，分 2 次服。

西药：泼尼松片隔日 7.5mg，顿服 4 周后，隔日 5mg 顿服服用至下次就诊前。

十二诊：2020 年 6 月 12 日。上诊后近 1 月流鼻血 8 次，量少，片刻可自行缓解，3 日前颈部少量红色针尖大小瘀点，大便干，纳眠可，小便调，舌红有少量瘀点，苔薄白，脉虚数。血常规：白细胞 9.4×10^9/L，红细胞 5×10^{12}/L，血小板 52×10^9/L，血红蛋白 152g/L，中性粒细胞百分比 60.9%，淋巴细胞百分比 32.8%。中药上方减薏苡仁加白茅根 10g，养阴止血。28 剂，水煎服，日 1 剂，分 2 次服。

西药：泼尼松片 2.5mg 隔日顿服，两周后停用。

图 1 为患儿孙某治疗一年 PLT 值变化趋势。

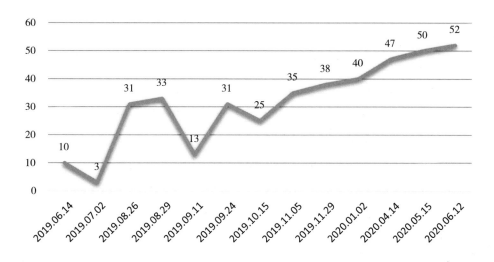

图 1　患儿治疗一年 PLT 值变化趋势图

按：患儿血小板 2×10^9/L，伴有皮肤黏膜出血、鼻衄、齿衄、血尿等，应用激素、丙种球蛋白、促血小板生成素、利妥昔单抗等治疗，血小板仍小于 10×10^9/L，治疗 1 年余，即由急性免疫性血小板减少症转为难治性免疫性血小板减少症（慢性型），截至目前就诊 12 次，血小板由 10×10^9/L 升至 52×10^9/L，极重度 ITP 缓解为轻度 ITP，停用激素纯中药治疗，目前病情尚稳定，仍需长期随访观察。

（1）一、二、三诊为初诊 ITP 期。一诊时根据皮肤黏膜有出血点，鼻衄，出血量大，伴有头晕、乏力，咳嗽，有痰，色黄，辨证为气不摄血兼痰热型紫癜，治疗以益气养阴兼清热化痰为则，方选归脾汤加减。二诊时出现肉眼血尿，结合激素"壮火食气"易耗伤阴津，阴虚火旺，损伤肾络，且气不摄血兼肺脾积热与外邪相合，犯及膀胱等可致血尿。谨守病机，辨证为阴虚火旺兼脾胃两虚、瘀血型紫癜，治以滋阴清热、凉血化瘀兼健脾摄脉为则，方以升板汤加减。方中增液汤以养阴润肠，增液行舟，深层之意在于血者属阴，津血同源，尿血之症，血脉受损，故以增液汤直充血中亏虚。鸡血藤、当归、红花、虎杖、桃仁均有活血之功，又各有侧重。鸡血藤善养血活血以通络；当归补血养血活血，乃血中圣药，凡血脉病，十有九归，ITP 本为血病，故用之；桃仁、红花活血通经、虎杖散瘀通经又可清热；藕节具有凉血止血之功，板蓝根、重楼有清热凉血解毒之效以清瘀血化热之机；三七粉化瘀止血尚有补血之能，三七与人参同源而异名，补虚补血又可活血化瘀，补虚而不碍邪，化瘀而不伤正；山药、茯苓补脾胃之虚；金银花清在表之风热。全方以养血滋阴、补虚化瘀为主，辅以清热解毒，扶脾胃兼解表，君臣佐使，切合 ITP 急性期外感诱发而出血兼瘀血为主的病机。免疫性血小板减少症，中医称为"葡萄疫""肌衄"，与"虚劳"病证相近，因 ITP 常由外感所诱发，因此，在通补之时，常兼解表，以防邪之深入或伏藏于内，本方标本兼治，然而 ITP 患儿病因尚未明确，有反复发作的可能，因此需长期关注并随访用药。

（2）四、五、六诊为持续性 ITP 期，难治性 ITP，治疗后，血小板计数升高，但可因不明原因继而下降，此期患儿病情进入平台期，血小板波动明显，出血之症及指标易反复，治疗棘手。根据 ITP 的初始管理包括皮质类固醇和免疫球蛋白（IVIg）。二线治疗包括脾切除术，使用利妥昔单抗及其他免疫抑制剂，当 ITP 转变成难治性 ITP（RITP）时，治疗 ITP 的一线或二线药物疗效甚微，即使能够达到一定的治疗效果，也需要大剂量以及长时间的治疗，同时也容易反复发作，血小板波动明显，丁樱教授指出该患儿在首次就诊时有一线二线药物冲击治疗史，而血小板仍然波动明显。其所患 ITP 为 RITP，故将诊断更为 RITP，并调整用药。患儿二诊后，血小板明显升高至 $33 \times 10^9/L$，尿血缓解，而见舌红有齿痕，脉虚数，可知此期患儿有阳虚、气虚之征，而血养于脾，脾胃为枢纽，主气机运化，脾旺则百病无以生，故予以补气健脾之药，固中焦以防他变。三诊、四诊、五诊以大剂量激素长期治疗，血生于肾或根于肾，肾阴为元阴，五脏之阴非此不能滋，故治病求本，在二诊、三诊中，以升板方（ITP 方）加党参、白术、薏苡仁；四诊以前方加红芪；五诊以前方加黄芩，红花减量；六诊以前方加牛蒡子。此期包括四次就诊，然同属一期，即 RITP 之平台期，此期血小板反复，亦因激素使用，而病证有所兼夹。丁樱教授指出，此期激素使用已经过激素使用早期、激素使用两周以及长期使用激素阶段，而其副作用逐渐显现，患儿病证由气虚可转为阴虚，激素之功相当于人体之壮火，而人自身之激素的产生方为少火，壮火食气，气食少火，少火生气之功用被遏，故用药时兼顾病证变化，适时把握患儿证候的阴阳属性。在三诊、四诊中，升板方基础上加补气健脾之药，诸药共奏补气滋阴养脉、活血化瘀通经、清热解毒活络之效，攻补兼施，以补为主，兼祛内生之邪，四诊时血小板由 $33 \times 10^9/L$ 降至 $13 \times 10^9/L$，且见瘀斑瘀点，可见激素剂作用之气虚阴虚之象已现，故在三诊基础上加以红芪。红芪味甘而气厚则可入血分，一则补气，一则养血，平血虚生热之嫌，五诊可见血小板明显升高。五诊、六诊时，患儿仍见少量瘀斑瘀点，加之舌脉，患儿气血两虚之时已见阴虚，故在升板方基础上加黄芩、牛蒡子，六诊中加牛蒡子。因患儿有外感之象，以牛蒡子散结并解表，以防病邪深入。丁樱教授指出，此期病情发展变化多端，血小板值亦波动明显，表明此期辨证阴阳为要，阴阳之辨在于证候表现，因此，应根据患儿病情变化，适时用药，但应注意效不更方，在原方基础上调整用药，同时结合西药的作用对于患儿体质偏颇的影响，以表里寒热虚实为六要，酌情加减。患儿血小板计数明显上升，且趋势稳定，症状以皮肤少量针尖状瘀点或少量鼻血为主，但瘀点可快速消退、鼻血常片刻即止，表明血小板计数、质量及功能逐渐提升并发挥作用。而此期大便干燥等阴虚证候突出，激素逐渐减量并停用。而阴虚症状突出，与激素耗伤阴津关系密切，故此期仍以凉血、宁血、活血于滋阴、健脾之中。

（3）七诊至十二诊，患儿血小板计数明显上升，且趋势稳定，症状仍以皮肤少量针尖状瘀点或少量鼻血为主，次数较前增多，但瘀点可快速消退、鼻血常片刻即止，而此期亦有大便干燥等阴虚证候，表明胃阴虚或肾阴虚明显，法当益胃，甘寒佐以咸寒，即生地黄、玄参、知母、天花粉、芦根等养胃阴滋肾阴而清虚热凉血以止血。同时本期病机易有阴虚向气虚或气阴两虚转变，不可不知。

丁樱教授认为，此期可谓慢性 ITP 的病情稳定期，血小板明显上升，此时应提醒患儿家属避风寒、防外感并注意饮食禁忌，用药在前方基础上以滋阴为主。七诊、八诊、九诊时，患儿病情稳定而气阴两虚、络脉瘀滞明显，因气虚则卫外功能减弱而易外感风邪，以致鼻血次数增多，故在升板方基础上加鱼腥草、菊花，菊花有清头风之功，亦有祛风热通窍之用，鱼腥草清肺热解热毒，此三诊中，激素用量已减至隔日 10mg，而病情并未反复。因此，在此后十诊、十一诊、十二诊中，效不更方，因激素减药停药阶段，见气阴两虚发展至阴虚火旺，故在前方基础上加石斛以滋养肾阴，"肾为五脏之本"，"五脏之阴，非此不能滋"，石斛可养肾中之阴，使生生之源无穷而身之本得固。

难治性 ITP 多为络瘀为病，而病至络瘀，多为伏邪内潜，故病程较长，而难清解。对于 ITP，首辨阴阳，继辨病程、病证及病机，以四期分论为辨证基础，阴阳辨证为宗旨，络瘀治血为指导，止血、消瘀、宁血、补虚为证治法则。首辨阴阳、四期分论，初诊ITP，多为急性出血期，此期以火郁热毒内伏，血不循经而发为瘀；持续 ITP 以虚实夹杂、气虚血热而凝练为瘀兼见阴虚；慢性 ITP 以阴虚火旺兼血瘀；恢复期以肝肾不足、肾阴阳两虚兼血瘀为主。病程分为急性出血期（初诊 ITP）、持续 ITP、慢性 ITP、恢复期 ITP，瘀贯穿病程始终，以此提出络瘀治血，丁樱教授以"止血、消瘀、宁血、补虚"为指导，提出 ITP 治血之法以"养阴、通络、补血、活血、凉血、化瘀、补肺、健脾、疏肝、滋肾"为主，而临证时顾护脾胃，并以防外邪之侵，对于慢性难治性疾病尤其注意方不宜多变，故效不更方，"审察病机，无失气宜"，以辨证论治，"谨守病机，各司其属"。

（陈文霞　整理）

案8：慢性免疫性血小板减少症（阴虚火旺证）

奥某，男，7岁，以"发现全身瘀斑、瘀点1年"为代主诉，于2019年7月9日初诊。

现病史：患儿1年前无明显诱因出现皮肤出血点、鼻衄，出血量一般，按压可以止血，遂就诊于当地医院。查血常规：白细胞 $10.9×10^9$/L，红细胞 $4.51×10^{12}$/L，血红蛋白 119g/L，血小板 $7×10^9$/L。骨穿示产板巨核细胞5个，考虑"免疫性血小板减少症"，予丙种球蛋白7.5g/次及激素0.3g/天，一共治疗7天，复查血小板计数 $50×10^9$/L 出院，出院时予泼尼松片10mg，日3次口服。3天后无明显诱因血小板迅速下降至 $6×10^9$/L，伴有皮肤黏膜出血点，至北京某医院就诊，行骨穿示产板巨核细胞7个。予大量激素（具体不详）联合丙种球蛋白冲击，注射用重组人血小板生成素（特比奥，共用14针），血小板计数升至 $103×10^9$/L，出院3天后降至 $11×10^9$/L 天。后于郑州大学第一附属医院行骨穿示巨核>500，分类25个，幼稚巨4个，成熟无血小板形成巨核细胞22个。予输注甲泼尼松针（连用5天，具体不详），血小板计数升至 $50×10^9$/L 左右，改用口服泼尼松（35mg，日1次，顿服）后，血小板计数维持在 $10×10^9$/L 左右，联合丙种球蛋白1g/kg，连用两天治疗，复查血小板计数 $130×10^9$/L。1周后血小板计数降至 $16×10^9$/L，后一直联用中医药治疗，血小板计数（6～10）$×10^9$/L。刻下症：全身散在针尖大小出血点，无鼻衄及齿龈出血，纳食不佳，手足心热，大便平素偏干。

体格检查：舌质红，苔少，脉细数。皮肤黏膜有散在针尖大小出血点，咽红，心肺听诊未闻及病理性杂音。

辅助检查：血常规：白细胞 $10.9×10^9$/L，红细胞 $4.44×10^{12}$/L，血红蛋白 119g/L/，血小板 $11×10^9$/L，中性粒细胞百分比43%，淋巴粒细胞百分比47.5%，单核细胞百分比5%，嗜酸性粒细胞百分比2.1%。

西医诊断：慢性免疫性血小板减少症。

中医诊断：血证。

中医证型：阴虚火旺。

治法：滋阴清热，凉血宁络。

方药：升板方加减。

处方：生地黄10g，玄参10g，麦冬10g，鸡血藤10g，当归10g，红花3g，板蓝根

10g，重楼 6g，炒桃仁 6g，藕节 10g，甘草 3g，连翘 10g，砂仁 6g，鸡内金 10g。14 剂，水煎服，日 1 剂，早晚温服。

西药：泼尼松 35mg，日 1 次，顿服，1 周减 5mg。

二诊：2019 年 7 月 23 日。病程中发热 1 次，体温 38.5℃，鼻衄 1 次，按压后出血止，纳可，眠安，咽红，大便干，舌质红，苔白，脉数。血常规：白细胞 9.46×10^9/L，红细胞 4.75×10^{12}/L，血红蛋白 119g/L，血小板 23×10^9/L，中性粒细胞百分比 36.3%，淋巴粒细胞百分比 54%。效不更方，加大生地黄量至 15g，槟榔 15g，14 剂，水煎服，日 1 剂，分 2 次服。增强清热凉血，利气消积破积之力。

西药：泼尼松 25mg，日 1 次，顿服，1 周减 5mg。

三诊：2019 年 8 月 6 日。病程中持续无出血症状，纳可，眠安，二便正常，咽稍红，舌质红，苔白，脉细数。复查血小板 46×10^9/L，去槟榔，生地黄减为 10g，继服 14 剂，日 1 剂，分两次服。泼尼松 15mg，日 1 次，顿服，1 周隔日减 5mg。

四诊：2019 年 8 月 20 日。病情稳定，效不更方，复查血小板 51×10^9/L。患儿病情稳定，效不更方，中药守方继服 14 剂，日 1 剂，分 2 次服。

西药：泼尼松单日 15mg，双日 10mg，日 1 次，顿服，1 周隔日减 5mg。

按：本病患儿久病不愈，加之长期大剂量应用激素治疗，激素本象于肾之源，"壮火食气"，耗伤阴血津液之本，故见一派虚热之象，阴虚则内热，烁伤血络，迫血妄行而见皮肤反复出血，因此予生地黄、玄参、麦冬清热养阴凉血以宁血；鸡血藤、当归养血活血以补虚；"离经之血即为瘀血"，予小剂量红花、桃仁活血通络祛瘀以散血；风热乘于血气，郁热于内，迫血妄行，血随经络虚处外溢于肌肤而皮肤反复出血，故佐以板蓝根、重楼清热解毒防止邪热入里，即温病多言先安未受邪之脏，防邪热陷入血分。同时可清理咽喉，增强卫外之功。藕节收敛止血；甘草补中益气，诸药共用，以求养阴活血化瘀之功。患儿平素大便偏干，外邪与内热相搏于胃腑，湿热凝滞，亦可导致皮疹反复，故佐以健脾助运的药物助脾胃运化，精血化生，槟榔、连翘一补一清，一活一止，增加生地黄剂量，与玄参、麦冬组方成增液汤加强清热凉血、养阴生血以固本祛邪。总之，组方相辅相成，以奏奇效。

（陈文霞 整理）

第四章 肾系疾病

第一节 肾病综合征

案1：肾病综合征（激素敏感、频复发，肺脾气虚兼血瘀证）

陈某，男，12岁，以"眼睑、面部浮肿5年"为代主诉，于2019年1月1日初诊。

现病史：5年前患者无明显诱因出现眼睑、面部浮肿，至郑州大学第一附属医院查尿常规示蛋白（+++）；行肾穿刺活检示不典型膜性肾病（不排除乙肝相关性肾病）；予足量强的松口服8天，尿蛋白转阴出院。出院后激素规律减量，联合他克莫司口服，激素减至10mg/d时，复查尿蛋白（+++），激素加量至60mg/d口服5天，尿蛋白转阴。后以强的松片、他克莫司胶囊口服8月，每于激素减量至10mg/d或外感后复发。1年前至某医院，查24小时尿总蛋白示1.61g；肾功能示血肌酐0.53μmol/L，尿酸521μmol/L。诊断为慢性肾功能不全。予益肾丸、百令胶囊等口服9个月。查肾功能示血肌酐132.6μmol/L，尿酸422μmol/L，尿素氮2.89mmol/L。后患者自行口服中药3个月，复查尿常规提示蛋白（+++），血尿酸420μmol/L，遂求诊于丁樱教授门诊。刻下症：全身未见明显浮肿，面色萎黄，汗多，乏力，纳眠可，二便调。

查体：精神可，眼睑、面部未见明显浮肿，咽无充血，舌质暗红，苔薄白，脉缓。

辅助检查：血常规：白细胞 $11.2×10^9/L$，血小板 $423×10^9/L$。尿常规：蛋白（+++），隐血（－），尿红细胞20.2/μL，镜检红细胞0～2个/HP；肝功能：总蛋白55.2g/L，白蛋白29.50g/L，谷丙转氨酶17.7U/L，谷草转氨酶16.3U/L；尿微量白蛋白/尿肌酐：26.69mg/μmol。

西医诊断：肾病综合征（激素敏感、频复发，膜性肾病）。

中医诊断：水肿。

中医证型：肺脾气虚兼血瘀。

治法：益气健脾，宣肺利水，活血化瘀。

方药：（自拟）肺脾气虚方加减。

处方：黄芪45g，防风10g，太子参15g，白术15g，菟丝子15g，桑寄生15g，生地黄15g，当归15g，丹参15g，甘草10g，川芎15g，桃仁15g，三棱10g，郁金30g。中药配方颗粒14剂，水冲服，日1剂，分2次服。

中成药加用雷公藤多苷片，40mg，1日3次，口服。

二诊：2019年1月15日。偶晨起眼睑浮肿，汗出较前减少，乏力好转，纳眠可，小便有泡沫，色稍黄。舌质暗红，苔薄白，脉缓。复查尿常规：尿蛋白（+++），隐血（+），镜检红细胞2～4个/HP；24小时尿检总蛋白定量：3256.8mg；血生化：总蛋白50.8g/087L，白蛋白28.4g/L，凝血酶原时间10.4秒，活化部分凝血活酶时间25.7秒，纤维蛋白原6.61g/L，D-D 0.16μg/mL，胆固醇7.29mmol/L，低密度脂蛋白5.33mmol/L。辨证属于肺脾气虚兼血瘀，治以健脾益气补肺，活血化瘀行水，上方加益母草15g。中药配方颗粒28剂，水冲服，日1剂，分2次服。雷公藤多苷片40mg，1日3次，口服。

三诊：2019年3月9日。近日患者双下肢水肿，乏力明显，纳少，眠可，二便调。舌淡胖，苔白滑，脉缓。复查尿常规：尿蛋白（++），隐血（-），镜检红细胞0～3个/HP；24小时尿蛋白定量1247.4mg/2.2L；血生化：总蛋白48.3g/L，白蛋白26.9g/L，血肌酐35.6μmol/L，尿素氮2.44mmol/L，胆固醇8.02mmol/L，低密度脂蛋白6.22mmol/L，载脂蛋白-b 2.01g/L。患者尿蛋白水平明显降低，然水肿症状明显，加强利水消肿之功，上方减郁金，加冬瓜皮30g。中药配方颗粒21剂，水冲服，日1剂，分2次服。

四诊：2019年3月18日。双下肢水肿消退，自觉心慌，血压130/80mmHg，纳眠可，二便调。舌淡，苔白，脉缓。复查尿常规：尿蛋白（++），隐血（-），镜检红细胞0～1个/HP；24小时尿蛋白定量1289mg/2.776g。患者水肿消退，尿蛋白未见明显增加，中药方守三诊方，14剂，水冲服，日1剂，分2次服。

五诊：2019年4月2日。无眼睑、四肢水肿，自觉恶心，纳差，大便较少，小便有泡沫，眠可。舌淡，苔白，脉缓。复查尿常规：尿蛋白（++），隐血（-）。24小时尿蛋白定量1230mg。中药上方加姜竹茹15g，柴胡10g，郁金15g，砂仁10g，鸡内金10g。14剂，水冲服，日1剂，分2次服。加用多维元素片，1片，1日2次，口服。

六诊：2019 年 4 月 17 日。恶心、纳食好转，周身无水肿，二便可。舌淡，苔白，脉缓。复查尿常规：尿蛋白（++），隐血（－）。24 小时尿蛋白定量 736mg/1.82L。

中药方守上方，28 剂，水冲服，日 1 剂，分 2 次服。雷公藤多苷片 40mg，1 日 3 次，口服，继服 2 周减量（早晚各 40mg，晚 30mg），此后每 2 周减 10mg，直至减停。

按：本案患者初发足量应用激素 8 天，尿蛋白转阴，每于激素减量后复发，属于频复发、激素敏感型肾病综合征。且患者肾活检示不典型膜性肾病（不排除乙肝相关性肾病），考虑继发性肾病综合征的可能性较大。患者病初即出现了大量蛋白尿，达 3.2g/24h，既往治疗 5 年之久，每于激素减量或感冒后复发，可归属于"难治性肾病"。丁樱教授认为，针对难治性肾病，尤其是激素减撤过程中易复发者，激素的疗程、减量过程应尤为谨慎，可采用"拖尾疗法"。且此类患者，病程中往往有"血瘀"存在，若能祛除瘀血，则可提高激素敏感性，以利水肿、蛋白尿的消退。中医学将肾病综合征归咎于"水肿（阴水）"范畴，《景岳全书》曰："凡水肿等症，乃肺脾肾三脏相干之病"。患者病程较长，日久损耗肺脾功能，致肺失宣发，脾失运化，水液不得运行，故见水肿；肺气不足，腠理开合失司，故乏力、汗多；脾虚则无以运化血液，故见面色萎黄、纳差等。肺脾损耗日久，必累及于肾，肾失封藏，脾失统摄，精微外泄则见蛋白尿。中医辨证属于肺脾气虚兼血瘀。治以益气健脾、宣肺利水、活血化瘀为主。自拟肺脾气虚方，方中黄芪、白术、太子参可补益肺脾之气，以利水肿消退；菟丝子平补肾阴肾阳；桑寄生则补益肝肾；加用川芎、丹参、当归，可行血活血；患者病程日久，"久病必瘀"，结合舌质，故加入桃仁、三棱、郁金以加强行血破血之功，可祛除病理因素，提高疗效；防风祛风固表，配伍黄芪，可加强固表止汗之功。纵观本方，一派温热，故加入生地黄，滋阴补肾同时可防诸药温燥太过。二诊患儿偶有眼睑浮肿，故加入益母草以加强活血利水之效。三诊患儿水肿明显，故加性质平淡的冬瓜皮以利水湿。五诊患者脾虚气机逆乱，以致恶心、纳差，加入姜竹茹、柴胡以降逆，调理气机，又加入砂仁、鸡内金以行气助运，健脾和胃。整个治疗过程不离肺脾气虚之机，同时灵活运用，随症加减，使水液、瘀血得以运行消散。值得注意的是，本案雷公藤多苷片的应用。雷公藤多苷具有抗炎、免疫抑制作用，并能改善肾小球毛细血管通透性，从而减少尿蛋白水平。对于频复发、激素耐药等难治性肾病，可加用雷公藤多苷以缓解尿蛋白水平。

（张博　整理）

案 2：肾病综合征（激素敏感、频复发，肺脾气虚兼外感风邪证）

陈某，女，3 岁 5 个月，以"眼睑浮肿伴尿检异常 28 天"为代主诉，于 2018 年 4 月

4 日初诊。

现病史：8 个月前患儿外感后出现左眼浮肿，至当地诊所予抗过敏药物（具体不详）治疗后症状加重，遂至当地医院查尿常规：蛋白（+++）；血生化：白蛋白 22.3g/L，胆固醇 9.78mmol/L。彩超示右肾囊性占位。诊断为"肾病综合征"，予抗感染治疗，加用泼尼松片（10mg，1 日 3 次）口服治疗 10 天，尿蛋白转阴，浮肿消退出院，泼尼松片渐减量（具体不详）。3 个月前患儿出现发热后出现尿蛋白（+++），抗感染激素加量后转阴。1 周前患儿复出现发热，最高体温 38.5℃，予"布洛芬、氨茶碱片、小儿定喘口服液"后，体温降至正常，尿蛋白（+++），但仍咳嗽，流黄涕，遂来求诊。刻下症：眼睑轻度水肿，咳嗽，流黄涕，未见明显发热，自汗，家长诉患儿平素易感冒，纳少，眠可，近日大便干，小便正常。

体格检查：眼睑轻度浮肿，咽充血，双侧扁桃体未见明显肿大。双肺听诊呼吸音粗，未闻及干湿性啰音。舌质淡红，苔薄黄，脉浮数。

辅助检查：血常规：白细胞 13.3×10⁹/L，中性粒细胞百分比 46.4%，淋巴细胞百分比 46.5%。尿常规：蛋白（+），隐血（-），红细胞 3.34/μL，镜检红细胞 0～1 个 /HP；肝功能：白蛋白 42.9g/L，谷丙转氨酶 17.1U/L，谷草转氨酶 33.5U/L。

西医诊断：肾病综合征（激素敏感、频复发）。

中医诊断：水肿。

中医证型：肺脾气虚兼外感风热。

治法：益气健脾，宣肺利水，疏风清热。

方药：（自拟）肺脾气虚方合银翘散加减。

处方：黄芪 30g，防风 10g，太子参 10g，白术 10g，薏苡仁 10g，菟丝子 10g，生地黄 10g，当归 10g，黄芩 10g，连翘 10g，金银花 10g，牛蒡子 10g，菊花 10g，桔梗 10g，煅牡蛎 10g，五味子 6g，炒槟榔 15g，甘草 6g。中药配方颗粒 14 剂，水冲服，日 1 剂，分 2 次。

西药：泼尼松片 30mg，1 日 1 次，口服，晨起顿服。

二诊：2018 年 4 月 18 日。眼睑水肿消退，咳嗽明显减轻，未见明显流涕，自测尿蛋白阴性，9 天前当地医院测尿蛋白（±），汗出减少，咽痒，咽稍红。纳眠可，大便质干，呈板栗样，小便可。舌质淡，苔薄黄，脉数。复查血常规：白细胞 7.6×10⁹/L，中性粒细胞百分比 26.6%，淋巴细胞百分比 66.9%。尿常规：蛋白（-），隐血（-），红细胞 0.9/μL，镜检红细胞 0～1 个 /HP；24 小时尿总蛋白 12.53mg。中医辨证属肺脾气虚兼外感风热。治以健脾益气，疏风清热。患儿大便干结，在此基础上润肠通便。中药上方减炒槟榔，加决明子 15g，麻子仁 6g，鱼腥草 10g。中药配方颗粒 28 剂，水冲服，日 1 剂，分 2 次。泼尼松片减至单日 30mg，双日 25mg，顿服，每 2 日减 5mg。

三诊：2018 年 5 月 6 日。眼睑无水肿，自测尿蛋白阴性，无咳嗽、发热，仍诉汗多，饭后偶腹痛，活动后好转，纳眠可，大便稍干，小便正常。咽无明显充血。舌质淡，苔薄黄，脉数。复查尿常规：尿蛋白（－），隐血（－），红细胞 3.8/μL，镜检红细胞 0～1 个 / HP；24 小时尿蛋白定量 109.81mg。中药上方减鱼腥草，加浮小麦 10g。中药配方颗粒 28 剂，水冲服，日 1 剂，分 2 次。泼尼松片减至单日 27.5mg，双日 5mg，顿服，每 2 周减 2.5mg。

四诊：2018 年 6 月 13 日。半个月前患儿感冒，喷嚏，流鼻涕，咳嗽，有痰，予"抗感颗粒，小儿肺热咳喘颗粒"口服后症状缓解；期间自测尿蛋白持续阴性，纳眠可，二便调。咽稍红，舌质淡，苔薄黄，脉数。复查尿常规：尿蛋白（－），隐血（－），红细胞 21.5/μL，镜检红细胞 0～2 个 /HP。中药上方减浮小麦，加鱼腥草 15g。28 剂，水冲服，日 1 剂，分 2 次。泼尼松片单日 27.5mg，双日 2.5mg，顿服，2 周后减为隔日 25mg，维持 4 周。

五诊：2018 年 7 月 11 日。感冒好转，6 天前复查尿蛋白阴性，偶晨起脚麻，腿抽筋，纳眠可，小便正常，大便仍偏干。咽无充血。舌质淡，苔薄黄，脉数。复查尿常规：尿蛋白（－），隐血（－），红细胞 0.6/μL，镜检红细胞 0～2 个 /HP；24 小时尿蛋白定量 19.69mg。患儿平素大便偏干，中药上方减鱼腥草、决明子，加炒槟榔 15g，菊花 10g。35 剂，水冲服，日 1 剂，分 2 次。加清导散 1g×30 包，必要时晚上冲服 3g。泼尼松片隔日 25mg，足 4 周后减为隔日 20mg，此后每 2 周减 2.5mg，直至减停。

随访：随访半年，患儿尿蛋白持续阴性，激素顺利减停。平素易外感，自备抗感颗粒。

按：本病患儿感冒后发病，激素应用 10 天尿蛋白转阴，然 8 个月之内复发 2 次，属于原发、单纯、激素敏感、频复发型肾病综合征。感染，尤其是呼吸系统感染，是诱发肾病综合征的常见因素，也是肾病综合征常见的并发症，二者往往相互影响，甚至形成恶性循环，从而影响疗效。中医学亦认为，感受外邪，入里内侵肺脾肾三脏是小儿肾病发作或复发的最常见诱因。丁樱教授认为，常由感冒诱发的肾病，治疗上应遵循"扶正祛邪，序贯治疗"的原则。正气得以辅助，外邪得以去除，疾病才有向愈之机，要紧扣病机，把握病情演变趋势，以提高临床疗效。本病患儿平素卫外功能不足，易受外邪侵袭而发为感冒。外感风热，内伤于肺，肺失宣发肃降，通调水道功能障碍，则发为水肿；"肺手太阴之脉，起于中焦"，肺脾相连，肺病及脾，致脾主运化水液功能失司，故见水肿或使原有水肿加重，如《素问·经脉别论》说"饮入于胃，游溢精气，上输于脾，脾气散精，上归于肺，通调水道，下输膀胱，水精四布，五经并行"，即言肺脾肾三脏功能障碍，使水精不得布散，可见水肿。整体辨证本案属于肺脾气虚兼外感风热。风热袭肺，肺气上逆，故见咳嗽、喷嚏；肺不能宣散卫气于皮毛，肌表不固，故见自汗；肺与大肠相表里，肺经风热移于大肠，致传导失司，耗津伤液，故大便干结。治以健脾补肺，疏散风热。自拟肺脾气虚方合银翘散加减。方中黄芪、防风益气固表止汗，托水消肿；白术、太子参、薏苡仁补益肺脾；菟丝子温补脾肾；当归活血化瘀；连翘、金银花、牛蒡子、菊花疏散风热，清热解毒；桔梗解毒利咽；煅牡蛎、五味子收敛止汗；炒槟榔行气利水通便；佐以生地黄、黄芩清散热结。本病患儿长期大便干结，且热象突出，加入决明子、麻子仁以润肠通便，清导散由大黄、牵牛子组成，可泻火通下，涤荡胃肠积热；三诊中，患儿仍有汗出，加用浮小麦，不仅可以止汗，还可益气，尤适用于体虚汗出者，切合本案肺脾气虚而汗出的机制。此外，在治疗过程中，可以看出患儿平素易外感风热，反复咽红，故加鱼腥草、菊花以清热解毒利咽，同时注意通导大便，使邪热从大便而解。本病患儿以肺脾气虚为本，肺经风热为标，治疗应标本兼顾，扶正祛邪。

（胡明格、张博　整理）

案 3：肾病综合征（原发、单纯、激素敏感型，脾虚湿困兼水湿证）

郭某，男，6 岁 9 月，以"全身浮肿伴尿检异常 11 月余，再发 4 天"为代主诉，于 2015 年 9 月 18 日初诊。

现病史：11 个月前患儿无明显诱因出现全身浮肿，腹部膨隆，至郑州大学第三附属医院查尿常规：尿蛋白（+++），隐血（－）。24 小时尿蛋白定量 3.32g。诊断为"肾病综合征"，予抗感染、利尿治疗及口服强的松（10mg，1 日 3 次，口服）治疗 4 天，尿蛋白转阴，后住院治疗 28 天，浮肿消退出院。出院后激素规律减量，期间复查尿蛋白持续阴性。4 天前患儿发热后再次出现全身浮肿，以四肢为主，未予特殊处理，遂来就诊。刻下症：颜面、四肢明显浮肿，按之凹陷，腹胀，倦怠乏力，纳眠可，平素大便稀，小便偏少。舌淡胖，苔薄白，脉沉缓。

体格检查：颜面、四肢浮肿，按之凹陷。咽无充血，双侧扁桃体未见明显肿大，双肺听诊呼吸音稍粗，未闻及明显干湿性啰音。腹部膨隆，移动性浊音弱阳性。

辅助检查：尿常规：尿蛋白（+++），隐血（－），镜检红细胞 0～6 个 /HP。24 小时尿蛋白定量 8.24g。肝功能检测：谷丙转氨酶 12U/L，谷草转氨酶 16U/L。

西医诊断：肾病综合征（原发、单纯、激素敏感型）。

中医诊断：水肿。

中医证型：脾虚湿困兼水湿。

治法：健脾利湿，利水消肿。

方药：（自拟）脾虚湿困方合五苓散加减。

处方：黄芪30g，太子参10g，防己10g，白术10g，山药10g，茯苓10g，泽泻10g，薏苡仁10g，砂仁6g，大腹皮10g，桂枝6g，玉米须10g，石韦10g，芡实10g，甘草6g。中药配方颗粒7剂，水冲服，日1剂，分2次服。

西药：小儿善存片，1片，1日1次，口服；泼尼松片30mg，1日1次，口服，晨起顿服。其他：百令胶囊，2粒，1日2次，口服。

二诊：2015年9月23日。浮肿较前减轻，腹稍胀，倦怠，纳眠可，大便稍干，小便正常。舌淡胖，苔薄白，脉沉缓。实验室检查：血常规：白细胞11.94×10⁹/L，中性粒细胞百分比59.2%，淋巴细胞百分比28%，单核细胞百分比10.1%。尿常规：尿蛋白（-），隐血（-），镜检红细胞0个/HP。中医辨证属脾虚湿困兼水湿，治以健脾利湿，患儿大便稍干，中药上方加桃仁6g。中药配方颗粒28剂，水冲服，日1剂，分2次服。泼尼松片，30mg，隔日1次，口服，顿服。

三诊：2015年10月20日。浮肿消退，未诉明显腹胀，乏力好转，纳眠可，二便调。舌淡胖，苔薄白，脉沉缓。复查尿常规：尿蛋白（-），隐血（-），镜检红细胞0个/HP。中药守上方，中药配方颗粒28剂，水冲服，日1剂，分2次服。泼尼松片25mg，隔日1次，口服，4周后减至隔日20mg，维持2周，此后每2周减2.5mg。

四诊：2015年11月20日。患儿病情稳定，偶晨起眼睑浮肿，纳眠可，二便调。舌淡胖，苔薄白，脉沉缓。实验室检查：血常规：白细胞6.6×10⁹/L，中性粒细胞百分比39.3%，淋巴细胞百分比52.6%，单核细胞百分比5.5%。尿常规：尿蛋白（-），隐血（-），镜检红细胞0～2个/HP。中药上方减桃仁，28剂，水冲服，日1剂，分2次服。泼尼松片15mg，隔日1次，口服，足4周后减为22.5mg，隔日1次，口服，3周后减为10mg，隔日1次，口服，并维持12周。此后每8周减2.5mg，直至减停。

按：本案患者病初全身浮肿明显，伴腹部膨隆，考虑腹水可能，且出现大量蛋白尿，达3.32g/24h，然激素仅用4天，尿蛋白便转阴，属于原发、单纯、激素敏感型肾病综合征。治疗过程中出现感染、并发症，从而致水肿反复，加重病情，故平时应积极预防感染。从中医理论来讲，水湿是肾病过程中重要的病理产物，贯穿于病程始终，水湿不除，则阻碍气机运行，损伤人体正气，不仅进一步加重水肿，水液停聚，可使血液运行受阻，产生瘀血，瘀血反过来又可影响气机，作用于水肿。水湿、瘀血相互影响，缠绵复杂，使正气日益亏虚，故水肿不消，则病情难愈，但须顾护正气。故整体而言，仍以正气亏虚为本，邪实蕴郁为标，中医辨证属脾虚湿困兼水湿。《素问·至真要大论》曰"诸湿肿满，皆属于脾"，是说凡水肿等症，均可归属于脾。患儿素体虚弱，运化功能不足，水液代谢障碍，故发水肿；水聚中焦，则腹胀；气血生化不足，则倦怠乏力；脾虚无以运化水谷精微，加上湿邪为患，混杂而下，故大便稀。治疗以健脾利湿为主。自拟脾虚湿困方合五苓散加减。方中黄芪、太子参、白术、山药健脾益气；茯苓、薏苡仁健脾利水；防己、泽泻、大腹皮利水消肿；砂仁行气化湿，以助气机运行；桂枝辛散，可助阳化气，以利水行；患儿小便偏少，加入玉米须、石韦可利水渗湿，通利膀胱；芡实性收涩，可补脾祛湿，益肾固精。二诊患者大便偏干，加入桃仁，不止润肠通便，还可使水湿所产生的"瘀血"得以消散。全方寒温并用，散中有收，消中有补，标本兼治。

（胡明格、张博 整理）

案 4：肾病综合征（原发、单纯、足量激素口服中，肝肾阴虚兼湿热证）

李某，男，1 岁 11 个月，以"尿检异常 2 月余"为代主诉，于 2016 年 7 月 27 日初诊。

现病史：3 个月前无明显诱因发现患儿双眼睑、双下肢水肿，家长未予重视。1 周后至郑州市儿童医院查尿常规：尿蛋白（+++）。诊断为"肾病综合征"，予抗凝、抗感染治疗及口服泼尼松片（早晚各 10mg，中午 5mg），20 天后尿蛋白转阴。23 天后患儿复查尿常规：尿蛋白（+++），予甲泼尼龙针 110mg/d，输注 3 天，尿蛋白转阴出院。出院后泼尼松片（25mg，1 日 1 次）继服。昨日患儿自测尿蛋白（++），遂来就诊。刻下症：眼睑轻度浮肿，心烦，哭闹不安，手足心热，纳眠可，大便质黏，家长诉易粘马桶，小便色黄。

查体：眼睑轻度浮肿，双下肢未见明显浮肿。咽腔充血，双侧扁桃体无肿大。舌红苔薄黄，指纹淡红。

辅助检查：血常规：白细胞 14.44×10⁹/L，血小板 276×10⁹/L，中性粒细胞百分比 24.7%，淋巴细胞百分比 68.3%。尿常规：尿蛋白（+），隐血（−），红细胞 11 个 /μL。24 小时尿蛋白定量 0.045g。血生化：总蛋白 57.9g/L，白蛋白 37.2g/L，谷丙转氨酶 35.1U/L，谷草转氨酶 26U/L，尿素氮 3.0mmol/L，血肌酐 2.9μmol/L，尿酸 359.4μmol/L。免疫六项：IgA 0.55g/L，余正常。

西医诊断：肾病综合征（原发、单纯、激素敏感、频复发型）。

中医诊断：水肿。

中医证型：肝肾阴虚兼湿热。

治法：滋阴补肾，平肝潜阳，清热除湿。

方药：杞菊地黄汤加减。

处方：熟地黄 10g，山药 10g，酒萸肉 10g，桑寄生 10g，牡丹皮 10g，茯苓 10g，泽泻 10g，知母 10g，煅龙骨 15g，煅牡蛎 15g，黄芩 10g，鱼腥草 10g，菊花 6g，甘草 6g。中药配方颗粒 14 剂，水冲服，日 1 剂，分 2 次服。

西药：泼尼松片，单日 27.5mg，双日 5mg，晨起顿服，2 周。其他：钙片、骨化三醇、小儿善存片，各 1 片，1 日 1 次，口服；百令胶囊，1 片 1 日 2 次，口服。

二诊：2016 年 8 月 9 日。眼睑浮肿消退，手足心稍热，纳眠可，小便色稍黄，大便可。咽红。舌红苔薄黄，指纹淡红。复查血常规：白细胞 9.5×10⁹/L，血小板 244×10⁹/L，中性粒细胞百分比 24.6%，淋巴细胞百分比 68%。尿常规：尿蛋白（-），隐血（-），镜检红细胞 0～3 个/HP。24 小时尿蛋白定量 27.33mg。辨证属于肝肾阴虚兼湿热，治以滋阴补肾，平肝潜阳，中药守上方。中药配方颗粒 14 剂，水冲服，日 1 剂，分 2 次服。泼尼松片，单日 25mg，双日 5mg，晨起顿服。

三诊：2016 年 8 月 23 日。眼睑持续无浮肿，纳眠可，二便调。咽稍红。舌红苔薄黄，指纹淡红。复查血常规：白细胞 10.0×10⁹/L，血小板 256×10⁹/L，中性粒细胞百分比 22.7%，淋巴细胞百分比 69.8%。尿常规：尿蛋白（-），隐血（-），镜检红细胞 0～1 个/HP。中药上方减鱼腥草，加蒲公英 10g。中药配方颗粒 14 剂，水冲服，日 1 剂，分 2 次服。泼尼松片，单日 22.5mg，双日 5mg，晨起顿服。

四诊：2016 年 9 月 6 日。自测尿蛋白持续阴性，手足稍凉，纳可，夜卧不安，二便调。咽无明显充血。舌红苔薄黄，指纹淡红。复查血常规：白细胞 9.8×10⁹/L，血小板 278×10⁹/L，中性粒细胞百分比 28.1%，淋巴细胞百分比 62.6%。尿常规：尿蛋白（-），隐血（-），镜检红细胞 0～3 个/HP。中药上方减蒲公英，加巴戟天 6g，酸枣仁 10g。14 剂，水冲服，日 1 剂，分 2 次服。泼尼松片，单日 20mg，双日 5mg，晨起顿服；2 周后减为单日 17.5mg，双日 5mg，晨起顿服。

五诊：2016 年 9 月 23 日。患儿病情稳定，自测尿蛋白持续阴性，手足温暖，纳眠可，二便调。咽无明显充血。舌红苔薄黄，指纹淡红。复查血常规：白细胞 8.85×10⁹/L，血小板 238×10⁹/L，中性粒细胞百分比 28.9%，淋巴细胞百分比 59.6%。尿常规：尿蛋白（-），隐血（-），镜检红细胞 0～2 个/HP。中药上方减酸枣仁。21 剂，水冲服，日 1 剂，分 2 次服。泼尼松片，单日 17.5mg，双日 5mg，晨起顿服；2 周后减为单日 15mg，双日 5mg；足 2 周后减为单日 15mg，双日 2.5mg；继服 2 周减为隔日 15mg，维持 4 周；此后每 3 周减 2.5mg；减至隔日 10mg 时，维持 12 周；此后每 6 周减 2.5mg，直至减停。

按： 本病患儿初发时足量激素治疗 20 天转阴，无高血压、血尿，无氮质血症，补体正常，转阴 23 天后尿蛋白第一次复发，3 个月内第二次复查时至丁樱教授门诊就诊，属于肾病综合征原发、单纯、激素敏感、频复发型。中医辨证分型则属于肝肾阴虚兼湿热。患儿平素手足心热，烦躁哭闹，提示为阴虚体质；加之外院长期大量激素口服，激素属于"温燥"之药，根据"壮火食气""少火生气"理论，长期、大量使用激素可耗竭机体阴津；阴虚之体，则易感受湿热之邪，湿热之邪从何而来？肝肾亏虚，一则不能疏畅气机，二则不能宣散水气，故致水湿为患；水湿停聚，日久化热、化火，湿热相互蕴结而成湿热；此外，激素易助火生热，若外邪热毒入侵，邪热与水湿互结，可酿成湿热。丁樱教授认为湿热久结，病程较为缠绵，可致病情更为复杂，甚至加重病情，使治疗变得困难，此为何？盖水湿、湿热乃肾病发生、发展、迁延反复的重要因素，湿热日久，可致气机壅塞，水道不利，从而进一步加重水肿，使病情反复，迁延难愈。病性属本虚标实，本虚与标实之间相互影响、相互作用，故治疗应祛除水湿、湿热之邪，同时滋阴补肾，平肝潜阳。方以杞菊地黄汤加减。方中熟地黄滋阴补肾；山药平补三焦；酒萸肉滋补肝阴；桑寄生补肝肾的同时，又可祛湿；泽泻清泻肾火，清泄湿热；茯苓淡渗脾湿；牡丹皮清泻肝火；知母滋阴，生津润燥，可补阴津之亏耗；煅龙牡滋阴敛汗；黄芩、鱼腥草清肺热，菊花则平抑肝阳。三诊时患儿咽红，故加入蒲公英以清热解毒，并利水湿，众药合用，共奏滋补肝肾、平肝潜阳、清热除湿之效。

肝肾阴虚体质患儿，往往见于长期应用激素或免疫抑制剂，长久可致患儿免疫力低下，并易致外邪入侵而致感染，故此患儿治疗过程中应注意规范使用激素，对于激素减量过程尤应慎重，同时应注意预防感染，积极处理并发症。

（胡明格、张博 整理）

案 5：肾病综合征（肾功能异常，脾肾阳虚兼湿浊证）

赵某，男，4 岁，以"尿检异常 2 年余"为代主诉，于 2019 年 6 月 20 日初诊。

现病史：2 年前（2017 年 1 月）患儿无明显诱因出现眼睑及双下肢水肿，至郑州大学第一附属医院查尿常规示尿蛋白（+++）。诊断为"肾病综合征"，予足量泼尼松片（25mg/d）口服 5 天，尿蛋白转阴。出院后泼尼松片隔月减 5mg，至 2017 年 7 月停药，期间查尿蛋白阴性。停药 1 个月后复查尿蛋白（++），予泼尼松片（10mg/d）口服 3 天后转阴。激素减量至 7.5mg，复查尿蛋白（+），继服 4 周，逐渐减停，期间尿检阴性。1 年前出荨麻疹后查尿蛋白（+++），予泼尼松片（20mg/d）口服 3 天转阴，减量至 2.5mg，隔日 1 次时，复查尿蛋白（+）~（++）；遂至我院住院治疗，予泼尼松片（10mg/d）联合来氟米特片（10mg/d），口服 3 天后转阴。随后 2 年间，患儿复发 5 次，家长诉激素减量为隔日口服（2.5mg 隔日 1 次，7.5mg 隔日 1 次，10mg 隔日 1 次）时，患儿易复发。现为求进一步治疗遂来就诊。刻下症：双下肢水肿，按之凹陷，眼眶周围发黑，手足欠温，神疲乏力，腹胀，恶心，纳呆，眠一般，大便稀溏，小便量少。

查体：双下肢水肿，咽无明显充血。腹部膨隆，移动性浊音弱阳性。舌质淡胖，有齿痕，苔白腻，脉沉细。

辅助检查：血常规：白细胞 7.4×10^9/L，血小板 276×10^9/L，中性粒细胞百分比 55.4%，中性粒细胞百分比 38.5%。尿常规：尿蛋白（+++），隐血（－），镜检红细胞 0～1 个 /HP。24 小时尿蛋白定量 482mg。肝肾功能：总蛋白 58.9g/L，白蛋白 35.2g/L，谷丙转氨酶 23.1U/L，谷草转氨酶 25U/L，尿素氮 6.8mmol/L，血肌酐 119μmol/L，尿酸 389.4μmol/L。身高 104cm，肾小球滤过率：42.3mL/min。彩超示肾脏体积大小正常。

西医诊断：①肾病综合征（原发，单纯，激素敏感，频复发，激素依赖）；②急性肾功能不全（3 级）

中医诊断：水肿。

中医证型：脾肾阳虚兼湿浊。

治法：温肾健脾，化气行水，利湿降浊。

方药：真武汤合温胆汤加减。

处方：黄芪 30g，炮附片 5g，白术 10g，太子参 10g，白芍 10g，菟丝子 10g，半夏 10g，陈皮 10g，姜竹茹 10g，茯苓 10g，车前子 10g，泽泻 6g，薏苡仁 20g，干姜 10g，砂仁 6g，鸡内金 10g，甘草 6g。中药配方颗粒 14 剂，水冲服，日 1 剂，分 2 次服。

西药：泼尼松片，隔日 30mg，晨起顿服。其他：钙片、骨化三醇、小儿善存片，1 片，1 日 1 次，口服；百令胶囊，1 片，1 日 2 次，口服。

二诊：2019 年 7 月 3 日。服药后双下肢水肿、腹胀较前减轻，恶心、纳食好转，四肢末端发凉，小便正常，大便稍稀。舌质淡胖，有齿痕，苔白腻，脉沉细。复查血常规：白细胞 9.3×10^9/L，血小板 265×10^9/L，中性粒细胞百分比 45.7%，淋巴细胞百分比 42.1%。尿常规：尿蛋白（－），隐血（－），镜检红细胞 0～1 个 /HP。24 小时尿蛋白定量 109.45mg。血生化：总蛋白 60.8g/L，白蛋白 38.7g/L，谷丙转氨酶 16U/L，谷草转氨酶 17U/L，尿素氮 5.4mmol/L，血肌酐 83μmol/L，尿酸 329.4μmol/L。肾小球滤过率：60.8mL/min。中医辨证属于脾肾阳虚兼湿浊，治以温肾健脾，化气行水，利湿降浊，中药上方加巴戟天 10g。中药配方颗粒 14 剂，水冲服，日 1 剂，分 2 次服。泼尼松片，隔日 25mg，晨起顿服。

三诊：2019 年 7 月 16 日。眼睑轻度浮肿，自测尿蛋白（±）～（+），未诉腹胀，纳眠可，大便正常，小便可。舌淡有齿痕，苔白，脉沉细。复查血常规：白细胞 $10.9 \times 10^9/L$，血小板 $310 \times 10^9/L$，中性粒细胞百分比 51.3%，淋巴细胞百分比 35.7%。尿常规：尿蛋白（±），隐血（-），镜检红细胞 $0 \sim 2$ 个/HP。24 小时尿总蛋白定量：108.73mg。血生化：总蛋白 60.2g/L，白蛋白 40.1g/L，谷丙转氨酶 18U/L，谷草转氨酶 19U/L，尿素氮 5.6mmol/L，血肌酐 52μmol/L，尿酸 331.5μmol/L。肾小球滤过率：97.8mL/min。肾功能正常。中药上方减砂仁、车前子。中药配方颗粒 28 剂，水冲服，日 1 剂，分 2 次服。泼尼松片，隔日 25mg，晨起顿服；2 周后减至隔日 22.5mg，维持 2 周。

四诊：2019 年 7 月 30 日。自测尿蛋白持续阴性，未见双下肢、眼睑浮肿，纳眠可，二便调。舌淡胖，苔白，脉沉细。复查血常规：白细胞 $6.6 \times 10^9/L$，血小板 $339 \times 10^9/L$，中性粒细胞百分比 27.9%，淋巴细胞百分比 63.1%。尿常规：尿蛋白（-），隐血（-），镜检红细胞 $0 \sim 2$ 个/HP。24 小时尿蛋白定量 89.42mg。中药为上方减姜竹茹、泽泻。28 剂，水冲服，日 1 剂，分 2 次服。泼尼松片，隔日 20mg，晨起顿服；4 周后减至隔日 17.5mg，此后每 3 周减 2.5mg；减至隔日 10mg 时，维持 12 周；此后每 2 周减 1/3 片；减至隔日 5mg 时，维持 6 周后每 3 周减 1/3 片，直至减停。

随访：随访 1 年，患儿病情稳定，尿蛋白持续阴性，激素顺利减停。

按： 本病患儿 2 年内病情复发达 10 次，每次激素口服 3 ~ 5 天，尿蛋白即可转阴，且每于激素减至隔日 10mg 时，易复发，属于激素敏感、频复发、激素依赖型肾病综合征，患儿病程中出现急性肾功能异常，属"难治性肾病"。此类患儿病情易反复，且往往有长期应用激素或免疫抑制剂的病史，而激素属"纯阳之药"，长期使用可耗伤机体阴液，日久阴损及阳，以致阴亏阳耗，阴阳平衡失约。故此病的诊断，应先审查阴阳，如《素问·阴阳应象大论》曰："善诊者，察色按脉，先别阴阳"；而根据本病患儿表现主要以阳虚为主，治疗上应以温阳益气为主，但不可忽视机体阴液亦亏，故应注意顾护阴津，阴中求阳。

本病的病位则在脾肾，患儿为学龄前儿童，脾肾发育未臻成熟，然"水之所制在脾，水之所至在肾"，脾失制约，肾失封藏，水液停聚，精微不固，则见水肿、蛋白尿；脾肾阳气亏虚，无以问询四肢，故见神疲乏力，手足欠温；脾喜燥而恶湿，脾虚易生湿，湿又困脾，二者相互影响，以致湿浊内生，湿浊困聚中焦，脾胃无以运化，浊气上逆，故见腹胀、纳呆、恶心；湿性趋下，损伤肾络，则见肾功能异常；湿浊蕴阻膀胱，气化不利，则见小便不利；脾肾阳虚，命门火衰，脾失温煦，不能腐熟水谷，水谷不化，则见大便稀溏。整体辨证，属于脾肾阳虚兼有湿浊，故治以温肾健脾，化气行水，利湿降浊。选用真武汤合温胆汤加减。

方中附片、干姜、菟丝子温阳化气，黄芪、白术、太子参补脾益肾；半夏、陈皮、姜竹茹可燥湿理气，通降湿浊；茯苓、车前子、泽泻利湿消肿，通利小便，可达"利小便而实大便"之功，且三者性质偏凉，又有"阴中求阳"之意；薏苡仁则健脾利湿止泻；白芍味酸收敛，可顾护阴津；生姜辛温，可助附子温肾化气，又能助茯苓、白术健脾利水，和中降逆；本方温阳与利水兼施，又兼以养阴，阴平阳秘，脏腑功能恢复，湿浊得散，故促使尿蛋白转阴、水肿消退。

值得注意的是，本案患儿表现为激素依赖，激素每减至隔日 10mg 时，易复发，对此可采用拖尾疗法，缓慢减量，并适当拉长疗程，最后以小剂量维持，不仅可预防因激素减量而引起的病情复发，还可避免激素所致的肾上腺皮质萎缩等副作用。

（胡明格、张博　整理）

案 6：肾病综合征（激素依赖、频复发，气阴两虚兼血瘀证）

宋某，男，6 岁，以"尿检异常 8 个月"为代主诉，于 2017 年 2 月 15 日初诊。

现病史：8 个月前患儿无明显诱因出现腹部膨胀。查彩超示腹水，至郑州儿童医院查尿常规示尿蛋白（+++）。肝肾功能：血白蛋白 19.3g/L，胆固醇 1.89mmol/L。诊为"肾病综合征"。予足量强的松（45mg，早 15mg，中晚各 10mg）口服 3 天尿蛋白转阴。4 个月前强的松规律减量至 30mg 隔日 1 次，查尿蛋白（+）~（+++）。24 小时尿蛋白定量 0.559g。住院治疗 8 天尿蛋白转阴出院。2 月半前病情再次反复，泼尼松改为甲泼尼龙（16mg/12h）口服 3 天，尿蛋白转阴，自诉激素每减至隔日口服时易反复。遂来就诊。刻下症：双下肢未见明显浮肿，面色少华，疲乏，盗汗，手足心热，纳眠可，二便调。

查体：未见明显浮肿，咽暗红，双侧扁桃体未见明显肿大。舌稍红，苔少，脉细弱。

辅助检查：血常规：白细胞 10.1×10^9/L，血小板 324×10^9/L，中性粒细胞百分比 42.3%，淋巴细胞百分比 46.7%。尿常规：尿蛋白（++），隐血（−），镜检红细胞 0 ~ 1 个/HP。24 小时尿蛋白定量 534.2mg。血生化：白蛋白 47.5g/L，谷丙转氨酶 16U/L，谷草转氨酶 18U/L，胆固醇 3.03mmol/L。免疫六项：IgG 1.99g/L，IgM 0.82g/L，IgA 0.33g/L，C3 1.01g/L，C4 0.18g/L。

西医诊断：肾病综合征（激素敏感、激素依赖、频复发）。

中医诊断：水肿。

中医证型：气阴两虚兼血瘀。

治法：益气养阴，化湿清热，活血化瘀。

方药：（自拟）气阴两虚方加减。

处方：生黄芪 30g，炒白术 10g，防风 6g，太子参 10g，菟丝子 10g，桑寄生 10g，生地黄 10g，知母 10g，茯苓 10g，牡丹皮 10g，丹参 10g，当归 10g，煅牡蛎 30g，五味子 6g，甘草 10g。中药配方颗粒，7 剂，水冲服，日 1 剂，分 2 次服。

西药：甲泼尼龙，28mg，隔日顿服。来氟米特片，1.5 片，1 日 1 次，口服。其他：骨化三醇，0.25μg，1 日 1 次，口服。

二诊：2017 年 2 月 21 日。服上药 4 天，自测尿蛋白阴性；期间外感 1 次，易流鼻血，约每周 1 次，稍活动后易出汗，平素手脚趾易褪皮，近 2 日饭后自感恶心欲吐，唇干，纳尚可，眠欠安，二便调。舌暗红，苔少，脉细弱。实验室检查：血常规：白细胞 9.2×10⁹/L，血小板 316×10⁹/L，中性粒细胞百分比 42.8%，淋巴细胞百分比 46%。尿常规：尿蛋白（±），隐血（-），镜检红细胞 0～1 个/HP。24 小时尿蛋白定量 174mg。血生化：谷丙转氨酶 14U/L，谷草转氨酶 21U/L，尿素氮 3.5mmol/L，血肌酐 50.8μmol/L，尿酸 267μmol/L，胆固醇 3.03mmol/L。免疫六项：IgG 2.67g/L，IgA 0.42g/L。尿 NAG 酶：7.8U/L。中医辨证属于气阴两虚兼血瘀，治以益气养阴，化湿清热，活血化瘀，中药上方加益母草 10g。中药配方颗粒 14 剂，水冲服，日 1 剂，分 2 次服。甲泼尼龙，28mg，隔日顿服。来氟米特片，1.5 片，1 日 1 次，口服。其他：骨化三醇，0.25μg，1 日 1 次，口服。

三诊：2017 年 3 月 7 日。自测尿蛋白持续阴性，双下肢无水肿，期间无外感，纳眠可，二便调。舌暗红，苔少，脉细。实验室检查：血常规：白细胞 4.91×10⁹/L，血小板 271×10⁹/L，中性粒细胞百分比 46.2%，淋巴细胞百分比 46.1%。尿常规：尿蛋白（-），隐血（-），镜检红细胞 0～1 个/HP。24 小时尿蛋白定量 25mg。血生化：白蛋白 46.6g/L，谷丙转氨酶 20U/L，谷草转氨酶 18U/L，尿素氮 3.61mmol/L，血肌酐 49μmol/L。免疫六项：IgM 0.73g/L。中药为上方减茯苓、牡丹皮。中药配方颗粒 14 剂，水冲服，日 1 剂，分 2 次服。甲泼尼龙，24mg，隔日顿服；每 4 周减 2mg，减至隔日 8mg 时，维持 6 周减为隔日 6mg，此后每 4 周减 2mg，直至减停。

按：本案患儿初发时足量激素口服 3 天尿蛋白即转阴，每至激素减至隔日口服时病情易反复，而激素加量后 3～8 天便可转阴，半年内复发达 3 次，以激素敏感、频复发、激素依赖为特点。小儿本属"纯阳之体""五脏六腑……成而未全，全而未壮"，激素乃"助阳"之品，壮火与少火相互作用，"两阳相搏"，伤津耗液，可致机体出现不同程度的阴阳失衡状态，而五脏六腑亦会出现不同程度的功能失常。在肾病早期，激素尚未使用或用时较短，此时以水肿等"阴邪"的性质为主，"阴邪"损伤阳气，故表现为阳虚，而脏腑功能失常则以肺脾气虚、脾肾阳虚为主要矛盾；病至后期或中期，阳气亏虚至极，阴阳互根，阳损及阴，则又表现为阴虚阳亢或气阴两虚。据此，对于小儿肾病的治疗必须辨识病程阶段，紧扣病机，分清脏腑失衡孰轻孰重，序贯治疗，调整阴阳平衡，以达"阴平阳秘，精神乃治"之旨。本病患儿病程较长，属于气阴两虚兼血瘀型。肺脾气虚则见面色少华、神疲乏力、反复外感；肺肾阴虚则见手足心热、盗汗等。治疗应补益肺脾之气，滋养肺肾之阴，同时活血化瘀，祛除病理因素，标本兼顾，以防变证发生。

方中黄芪、白术健脾益气；防风助黄芪固表止汗；太子参性平味甘，可健脾补肺，生津润燥；菟丝子、桑寄生补益肾阴肾精；生地黄、知母补肾滋阴润燥；茯苓健脾利水渗湿；牡丹皮清虚热，除烦躁；煅牡蛎、五味子则敛阴止汗；丹参、当归活血化瘀，行气运血。二诊患儿唇干、舌质暗，瘀血症状明显，故加益母草以活血利水，以防恶血进一步加重水肿，损伤机体正气。全方益气而不温燥，滋阴而不寒凉，有行有补，有散有收，故气行血畅，气阴双补。

（胡明格、张博　整理）

案7：肾病综合征（激素耐药、频复发，脾肾阳虚兼血瘀证）

张某，女，15岁，以"尿检异常4年"为主诉，于2016年4月1日初诊。

现病史：4年前患儿无明显诱因出现眼睑、双下肢浮肿，至河南省人民医院查尿常规：尿蛋白（+++），隐血（−），镜检红细胞0～1个/HP。血浆白蛋白12.5g/L，甘油三酯增高（具体不详），血压正常。诊断为"肾病综合征"，予足量激素（强的松45mg，1日1次）口服3周，复查尿常规：尿蛋白（++）。24小时尿蛋白定量2174.56mg，遂联合环磷酰胺冲击（具体用量不详）治疗，泼尼松片口服6周尿蛋白转阴，水肿消退出院。3年前（2013年3月～2013年5月）患儿复发2次，予足量激素联合环磷酰胺冲击治疗2周，尿蛋白转阴。1月前患儿复查尿常规示：尿蛋白（+++），加用"吗替麦考酚酯（0.5g，1日2次）"，症状时有反复。现患儿为求进一步治疗遂来就诊。刻下症：眼睑、双下肢水肿，按之凹陷，面色晦暗，纳眠可，大便3～4日1行，排便费力，便后乏力汗多，质稍干，小便量少，多泡沫。

查体：眼睑、双下肢水肿，按之凹陷。咽稍红，双侧扁桃体无肿大。腹部柔软，移动性浊音阴性。舌质暗，苔白，脉沉细无力。

辅助检查：血常规：白细胞7.48×10⁹/L，血小板361×10⁹/L，中性粒细胞百分比43.6%，淋巴细胞百分比45.9%。尿常规：尿蛋白（+++），隐血（−），镜检红细胞0～1个/HP。24小时尿蛋白定量1462mg。血生化：总蛋白57.2g/L，白蛋白38.9g/L，谷丙转氨酶18U/L，谷草转氨酶21U/L，尿素氮2.8mmol/L，血肌酐48μmol/L，尿酸235μmol/L。

西医诊断：肾病综合征（激素耐药，频复发）。

中医诊断：水肿。

中医证型：（脾肾阳虚兼血瘀）。

治法：温肾健脾，化气行水，活血化瘀。

方药：（自拟）肾病方加减。

处方：黄芪30g，太子参10g，菟丝子10g，巴戟天10g，桑寄生10g，生地黄10g，知母10g，当归10g，酒苁蓉10g，黄芩10g，连翘12g，桃仁10g，川芎10g，炒槟榔15g，甘草6g。中药配方颗粒7剂，水冲服，日1剂，分2次服。

西药：吗替麦考酚酯（骁悉），0.5g，1日2次，口服；泼尼松片，15mg，晨起顿服。

其他：钙片、多维元素片，1片，1日1次，口服。

二诊：2016年4月7日。眼睑、双下肢水肿减轻，小便量增多，大便头干。舌质暗，苔白，脉沉细。复查血常规：白细胞5.95×10⁹/L，血小板374×10⁹/L，中性粒细胞百分比39.6%，淋巴细胞百分比48.9%。尿常规：尿蛋白（++），隐血（−），镜检红细胞0～4个/HP。24小时尿蛋白定量897.23mg；凝血功能：活化部分凝血活酶时间39.3s。中医辨证属于脾肾阳虚兼血瘀，治以温肾健脾，化气行水，活血化瘀。患儿大便干，予以润肠行气通便。中药上方加决明子10g，枳壳6g。中药配方颗粒14剂，水冲服，日1剂，分2次服。泼尼松片，单日15mg，双日10mg，晨起顿服。

三诊：2016年4月22日。大便正常，未见明显浮肿，小便量可。2天前患儿食冷饮后出现咳嗽，咳痰，无发热、流涕，纳眠可。舌质暗，苔薄黄，脉沉细。复查血常规：白细胞6.3×10⁹/L，血小板371×10⁹/L，中性粒细胞百分比42.4%，淋巴细胞百分比48.5%。尿常规：尿蛋白（+），隐血（−），镜检红细胞0～3个/HP。24小时尿蛋白定量332.7mg。免疫六项：补体C3 0.67g/L，补体C4 0.0757g/L。患儿咳嗽有痰，温阳利水基础上予以化痰止咳。中药上方减决明子，加制半夏10g，浙贝15g，橘红6g。中药配方颗粒28剂，水冲服，日1剂，分2次服。泼尼松片，单日15mg，双日10mg，晨起顿服。

四诊：2016年5月22日。咳嗽减轻，以晨起干咳为主，眼睑、双下肢持续无浮肿，纳眠可，二便调。舌质暗，苔薄黄，脉沉细。复查血常规：白细胞5.1×10⁹/L，血小板248×10⁹/L，中性粒细胞百分比65.1%，淋巴细胞百分比32.8%。尿常规：尿蛋白（±），隐血（−），镜检红细胞0～3个/HP。24小时尿蛋白定量78.9mg。免疫六项：补体C3 0.745g/L，补体C4 0.116g/L。中药上方减制半夏，加海蛤粉15g。28剂，水冲服，日1剂，分2次服。泼尼松片，单日15mg，双日5mg，晨起顿服。

五诊：2016年6月16日五诊。患儿病情稳定，未见明显干咳，纳眠可，二便调。舌质暗，苔白，脉沉细。复查尿常规：尿蛋白（−），隐血（−），镜检红细胞0～3个/HP。

24小时尿蛋白定量56.78mg。中药上方减浙贝、海蛤粉。28剂，水冲服，日1剂，分2次服。泼尼松片，单日15mg，双日5mg，继服2周后减为单日12.5mg，双日5mg；6周后减为单日10mg，双日5mg；4周后减为隔日10mg，此后每4周减2.5mg，直至减停。

按：患儿为青春期女性患儿，病程长，初始足量激素口服3周，尿蛋白仍阳性，联合环磷酰胺冲击治疗，泼尼松片口服6周尿蛋白方转阴；2013年3月～2013年5月，仅2个月，复发次数达2次，后期长期使用激素联合免疫抑制剂治疗，仍反复发作，以大量蛋白尿持久不消、水肿为主要表现，以频复发、激素耐药为特点。此类患儿往往见于肾病属脾肾阳虚或气阴两虚者。本案患儿病位主要在脾、在肾，八纲辨证则以阳虚为主。《诸病源候论》指出："水病无不由脾肾阳虚所为，脾肾阳虚则水妄行，溢于皮肤而令身体肿满。"故此阶段应注意脾肾阳虚的病机本质，重在调节阴阳平衡之机，恢复亏虚脏腑功能，以求温阳利水，同时兼顾养阴。然而在此阶段又有血瘀的病理特点：脾肾阳虚，血液失以温煦，难以运行，加之脉道不充，故产生瘀血。结合患儿凝血功能显示活化部分凝血活酶时间延长，提示血液高凝状态，亦即瘀血。《金匮要略》言："血不利则为水。"血瘀水停，可进一步加重水肿，使水肿难消。故本病应平衡阴阳，治水治血并用，方可提高临床疗效。

脾肾阳虚，土不制水，水液泛滥，故见水肿；肾气蒸化功能失调，不能将水液下达膀胱，故小便不利；脾肾亏虚，血瘀水停，运化、气化失职，气血不得生化，无以濡养，故见面色晦暗；阳气亏虚，大肠传导功能不足，加之血瘀水停，气机不行，致使大肠主津功能失常，故大便干燥，排便费力，治疗应温阳利水，活血化瘀，兼以通便。

方中黄芪、太子参益气健脾生津；菟丝子、巴戟天、肉苁蓉温补肾阳，益气通便；桑寄生补益肾气，又可祛湿；生地黄、知母滋阴益肾，补充大肠津液，又可防诸药温燥太过，有"阴中求阳"之意；恐阳损及阴，助湿生热，故佐以黄芩、连翘以防热与水结；当归、川芎、桃仁活血化瘀，行血生血，达治血以利水之功；又加炒槟榔以加强通便之力。二诊患儿大便头干，加决明子、枳壳可润肠通便，宽肠下气，取济川煎"寓通于补"之功。三诊患儿食冷饮后出现咳嗽夹痰，此为湿痰，故加制半夏、浙贝、橘红以燥湿化痰理气。四诊患儿转变为干咳，恐燥湿太过，故减性质温燥的半夏，加以咸寒的海蛤粉可清热利水化痰，现代药理研究表明，海蛤粉有抗血小板凝聚的功能，又可促进瘀血的消退。全方温阳益气通便，活血化瘀利水，寒温并用，故收良效。

（胡明格、张博 整理）

案8：肾病综合征（激素敏感、频复发，气阴两虚兼血瘀证）

刘某，男，6岁，河南驻马店人，以"间断浮肿伴尿检异常6月余"为代主诉，于2017年8月9日初诊。

现病史：6月余前患儿发热后出现全身水肿，颜面为著，伴尿量减少，呈浓茶色，至正阳县人民医院查尿常规：尿蛋白（++），隐血（+），血浆白蛋白15g/L，胆固醇：6.18mmol/L。诊断为"肾病综合征"。遂至郑州大学第一附属医院就诊，查尿蛋白（+++）。24小时尿蛋白定量3.70g。予足量激素（泼尼松片50mg，1日1次）口服4天，尿蛋白转阴。3个月前患儿激素减至35mg隔日1次时，复查尿蛋白（+++）。24小时尿蛋白定量3.48g。病原学检测：EB病毒IgG（+），巨细胞病毒IgG（+），肺炎支原体（+）。予抗感染、激素（35mg，1日1次）联合环磷酰胺（200mg，1日1次）治疗12天，症状缓解，尿蛋白转阴出院。1月前患儿激素减至30mg隔日1次时，病情反复，外院行肾穿刺活检示光镜可见轻微的系膜细胞增生。电镜下足突广泛融合消失，伴上皮细胞空泡变性、微绒毛形成，无电子致密物沉积。遂将泼尼松为甲泼尼龙（24mg，1日1次），口服8天，尿蛋白转阴。1天前患儿外出游玩后发现眼睑浮肿，小便色较深，自测尿蛋白（++），隐血（+），遂来就诊。刻下症：双眼睑轻度浮肿，面色萎黄，乏力，多汗，咽稍干，好清嗓子，手足心热，双下肢皮肤干燥起屑，似鱼鳞状。纳食偏少，眠可，小便颜色深，量可，大便正常。

查体：眼睑轻度浮肿，咽红，双侧扁桃体无肿大。舌红，苔少，脉细涩。

辅助检查：血常规：白细胞$11.6×10^9$/L，血小板$225×10^9$/L，中性粒细胞百分比61%，淋巴细胞百分比39.6%。尿常规：尿蛋白（+），隐血（+），尿红细胞35个/μL，镜检红细胞3～5个/HP。24小时尿蛋白定量463mg。血生化：总蛋白55.4g/L，白蛋白37.6g/L，胆固醇2.86mmol/L。

西医诊断：肾病综合征（激素敏感、频复发，足细胞病）。

中医诊断：水肿。

中医证型：气阴两虚兼血瘀。

治法：益气养阴，化湿清热，活血化瘀。

方药：（自拟）气阴两虚方加减。

处方：生黄芪30g，炒白术10g，防风6g，太子参10g，菟丝子10g，桑寄生10g，生地黄10g，知母10g，牡丹皮10g，黄芩10g，连翘10g，丹参10g，当归10g，煅牡蛎15g，五味子6g，菊花10g，甘草10g。中药配方颗粒7剂，水冲服，日1剂，分2次服。

西药：甲泼尼龙，24mg，1日1次，口服，晨起顿服；他克莫司胶囊，早1.5mg，晚1mg，口服；百令胶囊，1粒1日3次，口服。其他：碳酸钙片，1片，1日1次，口服。

二诊：2017年8月15日。服药后眼睑浮肿消退，乏力、汗出好转；2天前口糜、咽痛，纳可，眠差，小便少量泡沫，大便稍稀。舌质红，苔白厚，脉涩。实验室检查：血常规：白细胞11.8×10⁹/L，血小板185×10⁹/L，中性粒细胞百分比58%，淋巴细胞百分比36%。尿常规：尿蛋白（−），隐血（±），尿红细胞23个/μL，镜检红细胞4～5个/HP。24小时尿蛋白定量109mg。血生化：总蛋白68g/L，白蛋白47g/L，谷草转氨酶21.5U/L。中医辨证属于气阴两虚兼血瘀，治以益气养阴，化湿清热，活血化瘀。患儿大便稀，中药上方加薏苡仁10g，巴戟天10g。中药配方颗粒14剂，水冲服，日1剂，分2次服。西药予甲泼尼龙，24mg，1日1次，口服，晨起顿服。他克莫司，早1.5mg，晚1mg。百令胶囊，1粒，1日3次，口服。其他：钙片，1片，1日1次，口服。

三诊：2017年8月30日。眼睑、双下肢无水肿，1周前外感，口服阿奇霉素、蒲地蓝口服液后好转；现患儿面部少量皮疹，汗多，咽红、咽痛，纳可，眠欠佳，小便量可，有泡沫，大便稀溏，1日1次，舌质红，苔黄，脉涩。实验室检查：血常规：白细胞11.4×10⁹/L，血小板185×10⁹/L，中性粒细胞百分比57.4%，淋巴细胞百分比35%。尿常规：尿蛋白（−），隐血（−），镜检红细胞0～1个/HP。患儿咽红咽痛，予以解毒清热利咽。中药上方加蒲公英15g，栀子10g。中药配方颗粒28剂，水冲服，日1剂，分2次服。甲泼尼龙减量，单日24mg，双日20mg，每6天减4mg，晨起顿服。他克莫司胶囊，早1.5mg，晚1mg，口服。百令胶囊，1粒，1日3次，口服。其他：碳酸钙片，1片，1日1次，口服。

四诊：2017年9月27日。偶晨起眼睑浮肿，乏力，近1周晨尿呈浅绿色至深绿色，自测尿蛋白阴性，口角糜烂，牙龈疼痛，仍咽痛，偶有头晕，纳眠可，二便调。舌质红，苔少，脉细数。实验室检查：血常规：白细胞11.1×10⁹/L，血小板185×10⁹/L，中性粒细胞百分比65.7%，淋巴细胞百分比27.1%。尿常规：尿蛋白（−），隐血（−），镜检红细胞0～2个/HP。中药守上方。28剂，水冲服，日1剂，分2次服。甲泼尼龙，单日24mg，双日4mg，晨起顿服。他克莫司胶囊，早1.5mg，晚1mg，口服。百令胶囊，1粒，1日3次，口服。其他：碳酸钙片，1片，1日1次，口服。康复新液，5mL，1日3次，含漱。

五诊：2017年10月25日。口糜痊愈，咽痛好转，偶头晕，期间外感1次，自测尿蛋白持续阴性，纳眠可，二便调。舌质红，苔少，脉细数。双侧扁桃体Ⅱ°肿大。实验室检查：血常规：白细胞8.5×10⁹/L，血小板198×10⁹/L，中性粒细胞百分比57%，淋巴细胞百分比33.6%。尿常规：尿蛋白（−），隐血（−），镜检红细胞0～1个/HP。中药守上方。28 剂，水冲服，日 1 剂，分 2 次服。甲泼尼龙，单日 22mg 片，双日 4mg 片，晨起顿服；每 6 周单日减 2mg；减至单日 12mg，双日 4mg 时，维持 4 周后改为单日 12mg，双日 2mg 片；继 4 周减量为单日 10mg，双日 2mg 片；维持 4 周减为隔日 8mg，此后每 4 周减 2mg，直至减停。他克莫司胶囊，早 1.5mg，晚 1mg，口服；6 个月后减量为早 1mg，晚 0.5mg；期间注意监测血药浓度。

按： 本案患儿以全身水肿、大量蛋白尿伴血尿为主要表现，以"肾炎型肾病综合征"起病，初始足量激素口服 4 天，尿蛋白转阴，3 个月内复发 3 次，表现为激素敏感、频复发。患儿平素易外感，辨证属于气阴两虚兼血瘀。小儿肾病在应用激素期间，往往呈现出阳虚水泛——阴虚火旺——气阴两虚——阳气虚弱的序贯演变规律，而气阴两虚证往往出现在激素巩固治疗或减量阶段，此时虽然阳刚燥热之品应用减少，然阴液已大亏，气随津耗，故形成气阴两虚之候。气虚水停则脾胃湿，阴虚火盛则脾胃燥，二者皆令脾胃不得运化，故致水肿，如《医门法律》言"水肿之证，盖水盛而火不能化也"。故治疗上，须掌握阴阳消长规律，调整阴阳平衡，辨明标本缓急，序贯而治。

方中生黄芪、炒白术、太子参可补益肺脾肾三脏之气，以化气行水，同时太子参还可滋阴生津，以达气阴双补之效；防风祛风益气，助黄芪固表止汗；菟丝子、桑寄生补肾强腰；生地黄、知母滋阴清热；牡丹皮入血分以清虚热；黄芩、连翘清热解毒；煅牡蛎、五味子则滋阴收敛止汗；气阴两虚，水津不行，血瘀乃生，《医门法律》"血亦化水，肉发肿胀"，故加丹参、当归"去菀陈莝"，以防水肿加重；菊花则清除肺金之热，制约肝木，肝不侮脾，脾土得运，则"水自顺道，乃不为肿"。二诊时患儿大便偏稀，加入薏苡仁健脾益气止泻；此时阳气亏虚至极，故加巴戟天以温补肾阳。三诊患儿口糜、咽痛，热毒之象明显，故加栀子、蒲公英以清热凉血解毒，栀子、菊花相配，又可加强平抑肝阳之功，以减缓头晕。肾阴肾阳得补，水肿得消，火热得清，二气（阴阳）平和，故诸症缓解。

此外，本案患儿肾穿刺活检显示电镜下足突广泛融合消失。足细胞的损伤是引起患儿蛋白尿的重要病理因素，病理类型则以微小病变、局灶节段性肾小球硬化最具特征性。足细胞形态改变、脱落，可致肾小球足细胞数目减少、密度减低，加速肾小球硬化过程。而导致足细胞损伤的因素居多，常见于病毒感染、药物损伤等，故此类患儿治疗过程中需注意预防感染，保护肾功能，尤其激素的应用，更应谨慎，遵循"早期、足量、长程、缓减"的使用原则，结合中药治疗，紧扣序贯演变规律，平调阴阳，以提高疗效。

（胡明格、张博　整理）

案9：肾病综合征（原发、单纯、激素依赖，气阴两虚兼风热证）

张某，男，10岁，以"反复浮肿伴尿检异常6年余，再发6天"为代主诉，于2017年8月21日初诊。

现病史：6年余前患儿感冒后出现眼睑浮肿，尿少。当地医院查尿常规：尿蛋白（+++）；血浆白蛋白14.5g/L，胆固醇5.9mmol/L。诊断为"肾病综合征"，予口服泼尼松片（具体用量不详），3～4天后尿蛋白转阴。泼尼松规律减量至5mg/d时复发1次，加量（具体不详）后转阴。2012年2月15日～2013年6月5日（共1年4个月）激素规律减停，期间尿蛋白持续阴性。3年余前患儿劳累后出现眼睑浮肿，复查尿蛋白（++）。24小时尿蛋白定量0.695g，遂至北京协和医院就诊，予泼尼松片（15mg，1日3次）口服8天，尿蛋白转阴，4周后激素移行减量（45mg隔日1次），每4周减5mg，至2年5个月前（2015年3月18日）停用。2年4个月前患儿感冒后查尿蛋白（+++），口服泼尼松片（40mg，1日1次）5天，尿蛋白转阴，于1年前停用激素。10天前患儿无明显诱因出现右眼睑红肿疼痛，当地医院诊断为"麦粒肿"，予清除脓栓及抗感染治疗，6天前复查尿蛋白（+）～（++），隐血（-），遂来就诊。刻下症：右眼睑红肿疼痛，瘙痒，可见少量黄白色分泌物，结膜充血，咽干，双下肢未见明显浮肿，全身散在斑片状色素脱失，无发热、咳嗽等不适，纳眠可，大便干，小便量稍少，泡沫多。

查体：双下肢未见明显浮肿，全身散在斑片状色素脱失。右眼睑、结膜充血，可见少量黄白色分泌物。咽红，双侧扁桃体Ⅱ°肿大。舌质红，苔薄黄少，脉细数。

辅助检查：血常规：白细胞11.6×10⁹/L，血小板225×10⁹/L，中性粒细胞百分比61%，淋巴细胞百分比39.6%。尿常规：尿蛋白（++），隐血（-），镜检红细胞0～1个/HP。24小时尿蛋白定量899.52mg。血生化：总蛋白61.2g/L，白蛋白38.2g/L，谷丙转氨酶17.1U/L，谷草转氨酶18U/L，胆固醇4.07mmol/L。病原学检测：肺炎衣原体抗体（+），腺病毒抗体（±），呼吸道合胞病毒抗体（±）。甲状腺功能、凝血功能均未见明显异常。

西医诊断：①肾病综合征（原发、单纯、激素依赖）；②麦粒肿；③白癜风。

中医诊断：①尿浊病；②针眼。

中医证型：气阴两虚兼风热、血瘀。

治法：益气养阴，化湿清热，疏风散热。

方药：（自拟）气阴两虚方加减。

处方：黄芪30g，白术10g，太子参10g，菟丝子10g，酒萸肉10g，生地黄10g，知母 10g，牡丹皮 10g，玄参 15g，麦冬 10g，石斛 10g，黄芩 10g，连翘 10g，菊花 10g，谷精草 10g，夏枯草 10g，丹参 10g，当归 10g，甘草 10g。中药配方颗粒 7 剂，水冲服，日 1 剂，分 2 次服。

西药：泼尼松片，15mg，1 日 3 次，口服。

二诊：2017 年 8 月 27 日。右眼睑红肿消退，未诉咽干、咽痛，大便正常，纳眠可，小便正常。舌质红，苔稍黄，脉涩。实验室检查：尿常规：尿蛋白（－），隐血（－），镜检红细胞 0～1 个 /HP。24 小时尿蛋白定量 112.5mg。中医辨证属于气阴两虚兼风热、血瘀，治以益气养阴，化湿清热，疏风散热，兼以活血化瘀。中药上方加姜黄 10g，红花 6g。中药配方颗粒 14 剂，水冲服，日 1 剂，分 2 次服。泼尼松片，45mg，1 日 1 次，口服，晨起顿服。

三诊：2017 年 9 月 12 日。病情稳定，眼睑、双下肢持续无浮肿，纳眠可，二便调。舌质暗红，苔稍黄，脉涩。实验室检查：血常规：白细胞 $9.2×10^9$/L，血小板 $204×10^9$/L，中性粒细胞百分比 39.6%，淋巴细胞百分比 55%。尿常规：尿蛋白（－），隐血（－），镜检红细胞 0～1 个 /HP，镜检白细胞 3～9 个 /HP。24 小时尿蛋白定量 30.2mg。中药守上方。中药配方颗粒 28 剂，水冲服，日 1 剂，分 2 次服。泼尼松片，单日 45mg，双日 40mg，晨起顿服，每 4 天双日减 5mg。

四诊：2017 年 10 月 10 日。病情稳定，近 2 日自觉喉间有痰，喜吸鼻，无发热、咳嗽等不适，纳眠可，大便 1～2 日 1 次，质可，小便量可。舌质暗红，苔少，脉涩。实验室检查：血常规：白细胞 $9.7×10^9$/L，血小板 $251×10^9$/L，中性粒细胞百分比 70.6%，淋巴细胞百分比 20.1%。尿常规：尿蛋白（－），隐血（－），镜检红细胞 0～1 个 /HP，镜检白细胞 0～1 个 /HP。中药减玄参、石斛、谷精草，加桔梗 6g，制半夏 10g。28 剂，水冲服，日 1 剂，分 2 次服。泼尼松片，单日 45mg，双日 5mg，晨起顿服；服 6 天减为单日 40mg，双日 5mg；后每 2 周单日减 5mg；减至单日 25mg，双日 5mg 时，服 2 周后改为单日 25mg，双日 2.5mg；继 1 周改为隔日 25mg，此后每 3 周减 5mg；减至隔日 10mg 时，每 8 周减 5mg，直至减停。

按：激素依赖、激素耐药、频复发型肾病综合征，均属于"难治性肾病"。本案患儿每于激素减量或停药后病情反复，重复 4 次，加用激素 5～8 天尿蛋白可转阴，属于激素耐药型肾病综合征，即"难治性肾病"。"难治性肾病"患儿病程久，迁延难愈，与其病因复杂、病机多变、病邪缠绵密切相关。小儿"难治性肾病"总以肺、脾、肝、肾四脏虚弱为本，然由于小儿为稚阴稚阳之体，易受外邪侵袭，故在脏腑本虚的基础上又常出现外感、水湿、湿热、血瘀、湿浊等邪实之标证，表现为阴阳交错、虚实夹杂、标实本虚。本案患儿长期应用糖皮质激素，每于激素减量或停药1年后内反复，以激素依赖、激素敏感为特点。此次患儿病情反复，则由感染"邪毒"而引发，中医辨证则属气阴两虚兼风热、血瘀。久病体虚，使肺、脾、肾三脏功能不足，无以宣发、运化、闭藏，水液不行、精微不固，故见水肿、蛋白尿；长期使用糖皮质激素，耗竭真阴，随着激素减量或停药，"壮火散气"，而"少火生气"功能尚未恢复，故渐成气阴两虚之候，如《素问·阴阳应象大论》言"壮火之气衰，少火之气壮"。气阴两虚，难以御邪，风热邪毒外邪，客于胞睑，灼伤津液，变生疮疡，故形成"针眼"。热毒不除，深入脉络，可进一步耗伤肺脾肾三脏；水热互结，可形成湿热；热毒、水湿、湿热三者相互胶结，难解难分，可致机体气滞血瘀之势，血瘀气滞，水液运行障碍，则可进一步加重水肿。因虚感邪，入于皮肤络脉，络脉瘀滞，日久肌肤失养，气血失和，则致色素斑片状脱落，形成"白癜风"。"白癜风"病机以虚居多，脏腑亏虚，易受邪侵，入里化热，酿生热毒，热毒煎熬血液，又可形成血瘀，作用于水肿。"水肿""针眼""白驳风"三种病情基于热毒、血瘀、水湿的共同基础而相互影响，进一步损伤肺、脾、肾三脏，耗伤气血，使气阴两虚之证愈显。因此针对此病的治疗，不仅要辨证施治，平衡阴阳，还要兼顾风热毒之机，祛邪外出，以达"邪去正自安""扶正不留邪"之旨。

方中黄芪、白术、太子参益气滋阴，化气生血，可荣养一身之气血，使气血和调；菟丝子、酒萸肉补益肾阴肾阳；生地黄、知母滋补肾阴；牡丹皮化瘀血、清虚热；玄参、麦冬、石斛则滋阴清热，利咽生津，以补充阴液，而生地黄、玄参、麦冬相配，为"增液汤"之组成，可"增水行舟"，补充阴津之同时，又可润肠通便；黄芩、连翘则清热解毒，"针眼"之热毒得以清除，则眼睑红肿消退，同时又可防水热互结而进一步伤阴；菊花、谷精草、夏枯草则疏风、清肝、明目，与石斛相配，可加强滋补肾阴，清肝明目之功，不仅疏散风热之邪，还可清解胞睑毒热，恢复视力，而夏枯草还可散结消肿，通淋利尿，水毒共治；丹参、当归则活血化瘀，以畅气机，同时当归亦可补血生血，以荣养肌肤，肌肤得以濡养，气血得以渗灌，则"白癜风"皮损有向愈之机。二诊患儿风热清解，然血瘀之标证突出，故加姜黄、红花以增加活血破血之力。三诊患儿喉间有痰，加桔梗、制半夏以化痰利咽。诸药相伍，共奏益气滋阴、疏风清热、活血化瘀之功；外邪祛，瘀血散，阴阳和，气血生，故病情缓解。

（胡明格、张博 整理）

案10：肾病综合征（激素依赖、频复发，肝肾阴虚兼血瘀证）

张某，男，3岁，以"间断浮肿伴尿检异常1年9个月"为代主诉，于2017年6月

13 日初诊。

现病史：1 年 9 个月前患儿"鹅口疮"后发现双眼睑、双下肢浮肿，至西安儿童医院查尿常规示：尿蛋白（++）。24 小时尿蛋白定量 1263mg，血白蛋白：15.8g/L，胆固醇：5.58mmol/L。诊断为"肾病综合征"，予足量激素（泼尼松片 7.5mg，1 日 3 次）口服 1 周，尿蛋白转阴。2016 年 7 月至 2017 年 1 月，患儿复发 3 次，分别为激素减至 7.5mg 隔日 1 次、27.5mg 隔日 1 次、7.5mg 隔日 1 次时复发，每次激素加量 1 周左右尿蛋白即可转阴。10 个月前患儿至陕西中医药大学附属医院行肾穿刺活检示符合微小病变。半月前患儿咽痛，至当地医院查支原体（+），尿蛋白（+++）。予"头孢曲松针、喜炎平针"静滴 6 天，复查尿蛋白（++），遂来就诊。刻下症：双眼睑轻度浮肿，声音沙哑，盗汗，手足心热，双手指末端蜕皮，纳可，眠不安，大便日 1～2 次，质偏干，小便量少。

查体：双眼睑轻度浮肿，咽稍红，双侧扁桃体未见明显肿大。舌红苔少，指纹色淡红略青。

辅助检查：血常规：白细胞 11.7×10⁹/L，血小板 375×10⁹/L，中性粒细胞百分比 53.4%，淋巴细胞百分比 38.9%。尿常规：尿蛋白（++），隐血（-），镜检红细胞 0～1 个/HP。24 小时尿蛋白定量 382.4mg。

西医诊断：肾病综合征（原发，单纯，激素敏感、激素依赖、频复发）。

中医诊断：水肿。

中医证型：肝肾阴虚兼血瘀。

治法：滋阴补肾，平肝潜阳，活血化瘀。

方药：知柏地黄汤加减。

处方：熟地黄 10g，山药 10g，酒萸肉 10g，桑寄生 10g，牡丹皮 10g，茯苓 10g，泽泻 10g，知母 10g，黄柏 6g，猪苓 10g，黄芩 10g，桔梗 6g，益母草 10g，煅牡蛎 15g，五味子 6，甘草 6g。中药配方颗粒 8 剂，水冲服，日 1 剂，分 2 次服。

西药：泼尼松片，15mg，隔日 1 次，口服，晨起顿服。他克莫司胶囊，0.5mg，1 日 2 次，口服。其他：碳酸钙片，1 片，1 日 1 次。口服；百令胶囊，1 片 1 日 2 次，口服。

二诊：2017 年 6 月 21 日。服药期间，自测尿蛋白（++）～（+++），眼睑浮肿，咽哑明显，双下肢无水肿，平素多汗，双手指腹干硬，纳眠可，大便正常，尿量偏少，泡沫多。舌红苔少，指纹色淡红略青。实验室检查：血常规：白细胞 12.73×10⁹/L，血小板 373×10⁹/L，中性粒细胞百分比 36.5%，淋巴细胞百分比 59.6%。尿常规：尿蛋白（++），隐血（-），镜检红细胞 0～1 个/HP。24 小时尿蛋白定量 1059.4mg。肝肾功能：总蛋白 51.4g/L，白蛋白 28.3g/L，谷丙转氨酶 16U/L，谷草转氨酶 27U/L，血肌酐 23.4μmol/L。

甲状腺功能：游离三碘甲状腺原氨酸 7.66pmol/L，促甲状腺激素 6.2mU/L。中医辨证属于肝肾阴虚兼血瘀，治以滋阴补肾，平肝潜阳，活血化瘀。患儿尿蛋白、浮肿较前加重，应加强固肾涩精、利水消肿之功。中药上方减猪苓，加浮萍 10g，玉米须 10g，芡实 10g。中药配方颗粒 14 剂，水冲服，日 1 剂，分 2 次服。泼尼松片，30mg，1 日 1 次，口服，晨起顿服（其母诉以往加至 15mg，1 日 1 次即可转阴，故可先使用 15mg，1 日 1 次）。其他药物同前。

三诊：2017 年 7 月 5 日。激素 15mg，1 日 1 次，已服用 3 天，尿蛋白转阴，浮肿消退，盗汗，双手指腹稍硬，眠可，小便可，大便日 4～6 次，糊状。咽红。舌红苔少，指纹色淡红略青。实验室检查：血常规：白细胞 12.97×10⁹/L，血小板 218×10⁹/L，中性粒细胞百分比 59.2%，淋巴细胞百分比 35.2%。尿常规：尿蛋白（-），隐血（-），镜检红细胞 0～1 个 /HP。24 小时尿蛋白定量 11.85mg。中药为上方减浮萍、玉米须、芡实，加防风 6g。中药配方颗粒 28 剂，水冲服，日 1 剂，分 2 次服。泼尼松片，15mg，1 日 1 次，口服，晨起顿服；2 周后减为单日 15mg，双日 12.5mg。

四诊：2017 年 7 月 19 日。7 天前自测尿蛋白（++）～（+++），2 天前至当地医院查 24 小时尿蛋白定量 971.1mg。现患儿咽哑，双眼睑浮肿，无双下肢浮肿，纳眠可，二便调。舌红苔少，指纹色淡红略青。实验室检查血常规：白细胞 11.66×10⁹/L，血小板 380×10⁹/L，中性粒细胞百分比 35.5%，淋巴细胞百分比 55.4%。尿常规：尿蛋白（+++），隐血（-），镜检红细胞 0～1 个 /HP。24 小时尿蛋白定量 1411.11mg。中药上方加芡实 10g，板蓝根 10g。7 剂，水冲服，日 1 剂，分 2 次服。泼尼松片，10mg，1 日 3 次，口服。

五诊：2017 年 8 月 3 日。口服激素 10 天后尿蛋白转阴，浮肿消退，咽红，纳眠可，二便调。舌红苔少，指纹色淡红略青。实验室检查血常规：白细胞 14.3×10⁹/L，血小板 369×10⁹/L，中性粒细胞百分比 63%，淋巴细胞百分比 27.8%。尿常规：尿蛋白（-），隐血（-），镜检红细胞 0～1 个 /HP。24 小时尿蛋白定量 23.68mg。食物不耐受检查：猪肉 68.51，鸡肉 / 鸭肉 / 鹅肉 75.08，牛奶、奶粉 381.68，小麦、大麦、燕麦、荞麦、黑麦 157.4。中药为上方加鱼腥草 10g。28 剂，水冲服，日 1 剂，分 2 次服。泼尼松片，10mg，1 日 3 次，口服，维持 1 周改为 30mg，1 日 1 次，口服；继服 1 周改为单日 30mg，双日 25mg；此后每 4 天双日减 5mg。

六诊：2017 年 8 月 31 日。自测尿蛋白阴性，手指蜕皮，仍汗多，纳眠可，二便调。舌红苔少，指纹色淡红略青。实验室检查血常规：白细胞 13.8×10⁹/L，血小板 317×10⁹/L，中性粒细胞百分比 50.4%，淋巴细胞百分比 42.3%。尿常规：尿蛋白（-），隐血（-），镜检红细胞 0～1 个 /HP。24 小时尿蛋白定量 12.92mg。免疫六项：IgG 4.07g/L，IgA 1.14g/

L，IgM 3.29g/L，IgE 86.8g/L，C3 0.93g/L，C4 0.11g/L。中药上方加浮小麦 10g。35 剂，水冲服，日 1 剂，分 2 次服。泼尼松片，单日 30mg，双日 5mg；服 6 天改为单日 25mg，双日 7.5mg；继服 2 周改为单日 25mg，双日 5mg。

七诊：2017 年 10 月 12 日。自测尿蛋白阴性，汗出减少，鼻塞，无流涕，纳眠可，二便调。舌红苔少，指纹色淡红略青。实验室检查血常规：白细胞 9.8×10⁹/L，血小板 374×10⁹/L，中性粒细胞百分比 40.4%，淋巴细胞百分比 47.7%。尿常规：尿蛋白（－），隐血（－），镜检红细胞 0 个 /HP。中药上方减芡实。42 剂，水冲服，日 1 剂，分 2 次服。泼尼松片，单日 25mg，双日 5mg；3 周后减为单日 4²/₃ 片，双日 1 片，维持 3 周。其他：香菊胶囊，2 粒 1 日 2 次，口服；抗感颗粒，2 袋 1 日 2 次，口服。

八诊：2017 年 11 月 23 日。2 天前患儿咳嗽，口服止咳糖浆、头孢，症状未见明显缓解，口唇干燥，饮水不得缓解，纳眠可，二便调。舌红苔黄少，指纹色红。实验室检查血常规：白细胞 11.4×10⁹/L，血小板 325×10⁹/L，中性粒细胞百分比 66.1%，淋巴细胞百分比 19.7%。尿常规：尿蛋白（－），隐血（－），镜检红细胞 0 个 /HP。中药为上方减浮小麦，加麦冬 10g，桑皮 10g，炙枇杷叶 6g。14 剂，水冲服，日 1 剂，分 2 次服。泼尼松片，单日 4¹/₃ 片，双日 1 片；4 周后减为单日 20mg，双日 5mg；此后每 4 ～ 6 周单日减 2.5mg 片；减至单日 15mg，双日 5mg 时，继服 6 周改为单日 15mg，双日 2.5mg；此后每 6 周单日减 2.5mg；减至单日 10mg，双日 2.5mg 时，维持 4 周改为隔日 10mg，并查皮质醇功能；此后每 8 周减 2.5mg，直至减停。

随访：随访 1 年，患者病情稳定，未再复发，激素顺利减停，停中药。

按：本案患儿以大量蛋白尿（24 小时尿蛋白定量 1263mg）、低蛋白血症（血白蛋白 15.8g/L）、高脂血症（胆固醇 5.58mmol/L）、水肿（眼睑、双下肢），即典型"三高一低"症状为主要表现，属于原发、单纯型肾病综合征。患儿病初足量激素口服 1 周，尿蛋白转阴，然半年期间（2016 年 7 月—2017 年 1 月），患儿复发 3 次，多于泼尼松片减量（7.5mg 隔日 1 次、27.5mg 隔日 1 次、7.5mg 隔日 1 次）后复发，泼尼松片加量至 15mg 后 3 ～ 7 天即可转阴。此后治疗中，虽泼尼松片加至 15mg 能诱导缓解，但维持转阴时长越来越短，需加至足量才可切中要害，且减量过程要缓慢，采用拖尾疗法，并结合中医药治疗，才能更好地维持疗效。此类患儿属于激素依赖、激素敏感、频复发型肾病综合征。中医辨证分型属于肝肾阴虚兼血瘀，本证多见于素体阴虚，过用温燥或利尿过度，尤见于长期、大量使用激素者。本案患儿处于发病中期，正值激素减量阶段，由于反复、长期使用激素，副作用逐渐显现，激素性温燥，消肿同时可耗伤阴液，并易使水湿化热、生火、蕴毒，轻则伤津耗气，重则灼阴炼液，其中以肝肾阴精耗伤更为明显，临证常见浮肿或重或轻，头痛头晕，心烦躁扰，口干咽燥，手足心热或有面色潮红，痤疮，失眠多汗，舌红苔少，脉弦细数等。《血证论》言"阴虚不能化水，则小便不利"，《症因脉治》曰"阴虚小便不利之因，肝主疏泄，肝阴不足，则亢阳癃闭而小便不利"，指出肝阴虚可引起小便不利，而致水肿的发生。肾阴则为一身阴液之本，肾精亏竭，气失化源，蒸腾布散失常，水湿泛溢于肌肤，故而为肿。因此本案的治疗需"肝肾同治"，滋养肝肾之阴兼以扶阳，正如《血证论》所言，"水阴不滋，水邪则不能去"。要始终坚持调整阴阳平衡，活血化瘀。

方中熟地黄、酒萸肉滋养肝肾之阴，山药滋肾补脾，此三者同补肝、脾、肾之阴精，乃"三补"之品；泽泻泻肾降浊，牡丹皮泻肝火，茯苓渗脾湿，此三者则清泻肝、脾、肾三脏之火，乃"三泻"之物；加知母、黄柏则进一步清肾中伏火，清利小便，以达"清源洁流"之效。桑寄生滋补肾阴，强腰膝；猪苓则助茯苓、泽泻利水消肿；黄芩清湿热；桔梗则利咽开音；患儿血小板 $375×10^9$/L，提示机体血瘀状态，故加益母草活血利水，《本草纲目》记载"益母草活血、破血、调经、解毒。治胎漏难产……大便、小便不通"，现代药理研究表明益母草可通过扩张微血管、抑制血小板聚集、降低血黏度并增加器官血流量，而对抗瘀血；煅牡蛎、五味子则敛阴止汗。二诊患者尿蛋白再次反复，水肿加重，且游离三碘甲状腺原氨酸、促甲状激素水平偏高，提示甲状腺功能亢进，此亦为激素副作用所致，证属阴虚火旺，不仅耗伤阴液，熏蒸咽喉，加重暗哑，同时津血同源，血中津液进一步丢失，血液瘀滞，水气不行，又可加重水肿，故此时除加用激素诱导尿蛋白转阴外，必须兼顾阴液，不可利尿太过，故减猪苓，而加性淡玉米须，不仅可利水消肿，还可平肝利胆，滋阴清热，从而有利于恢复甲状腺功能；芡实固肾涩精，加强肾之闭藏功能，减少蛋白尿漏出；患儿手指端蜕皮，乃阴血耗竭，血液不荣"四末"所致，故加浮萍以祛风养血，同时亦可利尿消肿。三诊患儿仍有汗多，恐阴伤气耗，卫外不固，故加防风以祛风固表止汗。四诊患儿再次出现大量蛋白尿，此时激素必须加至足量，同时加用板蓝根以抵抗激素的温燥之性，一热一凉，清解热毒，可提高激素的敏感性，并能减少副作用。五诊、六诊中，患儿仍咽红、汗多，此时水湿、血瘀、虚热已互结，致热毒显著，营卫不固，故加鱼腥草加强清热解毒、利尿通淋之效；浮小麦则益气除热止汗。此外，本案患儿咽哑症状显著，持久不愈，每于尿蛋白反复时，症状更为突出，故予查食物不耐受及免疫功能，结果示患儿对肉、奶、淀粉类均处于高敏状态。饮食不慎，机体免疫失衡，久而酿生热毒，搏结于咽喉，灼伤阴津，故咽哑；肺肾阴经相连，日久热毒下移，进一步损伤肾脏，肾失闭藏，而精微下泄；故此类患儿必须注意饮食结构的搭配，以防热毒滋生而进一步加重阴伤。八诊患儿津液亏耗至极，肺津亦伤，以致口唇干燥，饮水不得缓解，故加麦冬、桑皮、炙枇杷叶以清燥润肺，养阴益气。全方"三补三泻"，阴、气、津皆以补益，水、热、瘀皆以消除，故未再反复。正如《金匮篇解·水肿》言"利水当顾其阴，阴复而溲自利"。

（胡明格、张博 整理）

第二节 急性肾小球肾炎

案：急性肾小球肾炎（风水相搏证）

李某，男，13 岁，以"眼睑浮肿及肉眼血尿 1 周"为代主诉，于 2021 年 1 月 13 日初诊。

现病史：患儿 1 周前咽痛发热后眼睑浮肿，伴尿色红，当地医院查尿常规尿蛋白（++），潜血（+++），为进一步诊疗来我院。入院后查尿常规尿蛋白（++），潜血（+++），镜检红细胞（++++）/HP，红细胞计数 4622/μL，血浆蛋白 29.4g/L，抗"O"610.0IU/μL。血常规：白细胞 6.5×10^9/L，血红蛋白 136g/L，血小板 383×109/L。血沉 16mm（第 1 小时末），补体 C30.16g/L，C4 正常。

西医诊断：链球菌感染后急性肾小球肾炎。

中医诊断：水肿。

中医证型：风水相搏。

治法：疏风解热，宣肺利水。

方药：麻黄连翘赤小豆汤加减。

处方：麻黄 5g，连翘 10g，赤小豆 6g，车前子 10g，桑白皮 6g，杏仁 5g，茯苓 10g，蝉蜕 6g，白花蛇舌草 15g，甘草 3g。5 剂，水煎服，每日 1 剂，分 2 次服。

西药：头孢曲松钠针抗感染治疗 7 天，嘱患儿多休息。

二诊：2021 年 1 月 21 日。浮肿消退，小便调。尿常规：红细胞（+）/HP，尿蛋白阴性，风水渐去，上方去桑白皮，茯苓，加茜草 12g，小蓟 12g，仙鹤草 10g，以凉血止血，继服 12 剂，查 3 次尿常规无异常。

按：急性肾小球肾炎是儿童常见的免疫反应性肾小球疾病，是一组病因不一，临床表现为急性起病，多有前驱感染，以血尿为主，伴有不同程度的蛋白尿，可有水肿、高血压或肾功能不全等特点的肾小球疾患。多以呼吸道及皮肤为前驱感染。中医无完全对应的疾病，但根据临床变现，多属"水肿""尿血"等范畴。

丁樱教授本病初期感受风寒、风热、寒湿之邪，客于肺卫，导致肺气失宣，肃降无权，上不能宣发敷布水津，下不能通调水道，而致风遏水阻，泛溢肌肤发为水肿，水湿内停，逐渐转化为湿热蕴结；皮肤疖疮，邪毒内侵，湿热郁遏肌表，内侵肺脾肾，肺失通调，脾失健运，肾失开阖，水无所主，泛溢肌肤，发为水肿，湿热下注膀胱，灼伤血络而产生尿血。在疾病发展过程中，若水湿、热毒炽盛，正气受损，可出现邪陷心肝、水凌心肺、水毒内闭的危重证候。故本病在临床常分为急性发作期和恢复期，急性期为外感风邪、湿热、疮毒，导致肺脾肾功能失调为主，在疾病过程中形成湿热、瘀血病理产物，后期湿热耗伤气阴，可使阴虚或气虚邪恋，湿邪易阻滞气机，瘀血，湿瘀胶结，使病情迁延、虚实夹杂。

本患儿青少年，呼吸道感染史后出现浮肿，肉眼血尿，入院后相关检查抗"O"高，补体C3降低，加上临床患儿浮肿尿少。诊断为急性链球菌感染后肾小球肾炎。从病因上讲，风热之邪首先犯肺卫。肺主一身之气，开窍于鼻，外合皮毛，为水之上源，可通调水道，下输膀胱。今风邪外袭于肺卫，肺失宣降，治节失常，三焦气化不利，水道失于通调，风遏水阻，风水相搏，发为水肿。水湿内蕴化热，湿热下注，灼伤膀胱，则尿血，清浊不分，则蛋白尿。正如《证治汇补·水肿》曰："肺主皮毛，风邪入肺，不得宣通，肺胀叶举，不能通调水道，下输膀胱，亦能作肿。"病性以邪盛为主，故先以疏风宣肺，利湿凉血为则，上下分消，祛邪为主，浮肿及血尿消失。故丁樱教授认为本病初期以邪实为主，病机为瘀热在里，邪热在肺，选用仲景名方"麻黄连翘赤小豆汤"加减。方中麻黄、杏仁、茯苓散邪、宣肺、降气，启水之上源，乃提壶揭盖之意；白花蛇舌草、连翘清热解毒利湿，桑白皮泻肺利水，茜草、小蓟、仙鹤草凉血化瘀止血。丁樱教授认为，本病临床多数以"实热"为主，不论是风水相搏，还是湿热内侵，突出的都是一个实证，故清热利湿是本病的最为主要的治疗方法，切不可盲目进补，闭门留寇，使疾病难治。同时，本病病程较长，"久病必伤络"，湿热易阻滞气机，而致血瘀，活血化瘀贯穿疾病全过程。总之，本病治疗，不宜过早温补，以免留邪而迁延不愈，应掌握补益不助邪，祛邪不伤正的治疗原则。

（白明晖、高敏　整理）

第三节　紫癜性肾炎

案1：紫癜性肾炎（孤立性血尿，血热妄行证）

王某，男，7岁。以"反复皮肤紫癜11个月，镜下血尿9个月"为代主诉，于2014

年1月4日初诊。

现病史：患儿11个月前感冒后出现双下肢对称皮肤紫癜，高于皮肤，压之不退色，无腹痛及关节痛，无肉眼血尿，当地查血常规提示血小板正常，尿常规无异常（家长自诉，未见化验单）。诊断为"过敏性紫癜"，予抗感染及抗过敏治疗，紫癜仍时有反复。9个月前患儿查尿常规示尿蛋白（-），潜血（++），提示镜下血尿，予抗过敏药物口服，镜下血尿仍有反复。就诊时患儿一般情况可，无新出皮肤紫癜，无腹痛及关节痛，咽红，纳眠可，小便黄，大便干，舌红，苔黄，脉数。

辅助检查：血常规：白细胞7.9×10^9/L，红细胞4.07×10^{12}/L，血红蛋白122g/L，血小板202×10^9/L。尿常规：尿蛋白（-），潜血（++），红细胞206.7/μL，镜检红细胞（++）/HP。

西医诊断：紫癜性肾炎（孤立性血尿型）。

中医诊断：血尿。

中医证型：血热妄行兼血瘀。

治法：清热凉血，活血化瘀。

方药：清热凉血方。

处方：生地黄15g，牡丹皮12g，旱莲草15g，女贞子12g，茜草15g，白及12g，仙鹤草15g，当归12g，连翘15g，甘草6g，大小蓟各15g，白茅根15g，薏苡仁15g。10剂，水煎服，每日1剂，分2次服。

二诊：2014年1月15日二诊。患儿服上药后，无新出皮肤紫癜，自觉咽喉不利，有痰难咳，纳眠可，大便正常，舌红，苔白厚，脉数。尿常规：潜血（++），尿蛋白（-），镜检红细胞4～7个/HP。中药上方去白茅根、当归，加马鞭草15g以清热解毒，活血祛瘀，牛蒡子12g祛痰利咽解毒。10剂，日1剂，水煎服。

三诊：2014年1月24日。患儿服上药期间因中耳炎就诊于当地医院，予青霉素静滴后症状减轻，纳食可，眠安，大便正常，小便黄。尿常规：潜血（-），尿蛋白（-），镜检红细胞0～3个/HP，上方有效，故暂不更方，继服21剂。

随访：门诊随诊3个月停药，潜血波动与（-）～（+），尿镜检红细胞波动于0～5个/HP，以二诊方为基础加减巩固治疗。

按：根据紫癜性肾炎"热""虚""瘀"的基本病机，丁樱教授以"养阴清热，活血化瘀"为法，自拟"清热止血方"，组成为生地黄、牡丹皮、旱莲草、茜草、女贞子、白及、大蓟、小蓟、仙鹤草、当归、黄芩、连翘和甘草，并在此基础上临证加减。早期以清热解毒为法，恢复期益气养阴之法为主。风热加用金银花；血热加用水牛角、紫草；阴虚加用知母、黄柏；气阴两虚加用黄精；血尿明显者，可另冲服三七粉。若患儿合并感冒，则急则治其标。丁樱教授喜用马鞭草治疗单纯血尿。马鞭草其味苦微寒，具有清热解毒、活血散瘀、利水消肿、截疟等功效，主治喉痹、经闭痛经、热淋等病证。现代临床常单用马鞭草或以马鞭草为主的组方治疗各种原因引起的口腔炎症、血尿及乳腺炎，均取得较好疗效。对于紫癜性肾炎引起的血尿，配伍应用亦可取得良好疗效。二诊中患儿使用马鞭草后疗效佳。

（白明晖、高敏　整理）

案2：紫癜性肾炎（血尿兼蛋白尿型，血热妄行证）

徐某，男，10岁，以"皮肤紫癜伴腹痛便血及肉眼血尿1月余"为代主诉。于2015年3月25号初诊。

现病史：患儿1个月前无明显诱因出现皮肤紫癜伴腹痛、便血、肉眼血尿，于外院治疗数日（具体不详）后腹痛及便血症状消失，肾脏损伤无明显好转。前来我院门诊查尿常规：蛋白（++），隐血（+++），镜检红细胞（+++）/HP。24小时尿蛋白定量0.64g。诊断为"紫癜性肾炎"。住院期间做肾脏穿刺，肾脏病理示HPSN（Ⅲb型，小球纤维性新月体6.25%），经全科病案讨论后决定以足量激素联合雷公藤多苷治疗。今日（4月22日）于丁樱教授门诊复诊，现症见患儿一般情况可，无新出皮肤紫癜，无腹痛及关节痛，咽红，纳眠可，二便正常，舌质红，苔薄黄，脉数。

辅助检查：查尿常规：蛋白（-），隐血（+++），红细胞计数1249.2/μL。24小时尿蛋白定量0.19g。

西医诊断：紫癜性肾炎（血尿兼蛋白尿型）。

中医诊断：血尿。

中医证型：血热妄行兼血瘀。

治法：清热凉血，活血化瘀。

方药：清热止血方。

处方：生地黄15g，牡丹皮10g，墨旱莲15g，茜草15g，女贞子10g，白及15g，大蓟10g，小蓟15g，仙鹤草15g，当归10g，黄芩10g，连翘15g，炙甘草10g，金钱草15g，石韦15g，益母草10g 芡实10g，另三七粉1.5g（冲服）。14剂 水煎服，日1剂，分2次服用。

西药调整：强的松每次20mg，1日3次，已口服4周，隔日减5mg，逐渐过渡到隔日60mg顿服，雷公藤多苷片改为每次20mg，1日2次。

二诊：2015 年 5 月 7 日。患儿病情稳定，自测尿蛋白持续阴性，隐血波动于（++）～（+++）之间。24 小时尿蛋白定量 0.04g。嘱强的松片 2 周减 5mg，中药守 4 月 22 号方，加藕节 15g，菟丝子 12g，桑寄生 12g。21 剂，水煎服，日 1 剂，分 2 次服用。强的松片 2 周减 5mg。

三诊：2015 年 5 月 29 日。家长诉患儿夜间盗汗严重，手足心汗多。查尿常规：尿蛋白（－），隐血（+）。中药守 5 月 7 号方加煅牡蛎 30g，五味子 6g。28 剂，日 1 剂，水煎服，分 2 次服用。雷公藤多苷剂量不变。强的松片 2 周减 5mg。

四诊：2015 年 6 月 28 日。患儿未诉不适。查尿常规：蛋白（－），隐血（－），镜检红细胞：6 ～ 12 个 /HP。中药改为清热止血方加减巩固治疗 30 天。雷公藤多苷片减停。强的松片按原计划减量。

五诊：2015 年 8 月 1 日。患儿查尿检正常，嘱停药观察。

随访：停药观察并随访 1 年，情未复发。

按：本案患儿发病初期为血热妄行兼血瘀之证，清热止血方依据紫癜性肾炎中热、虚、瘀的病机，集凉血止血、化瘀止血、收敛止血方药于一身，共收消血尿之效。丁教授认为，扶正与祛邪相辅相成，任何阶段都不能顾此失彼，故在治疗紫癜性肾炎全程中，用墨旱莲、女贞子滋补肝肾以扶正；黄芩、连翘清热解毒以祛邪。方中加金钱草、石韦以清热利湿通淋；益母草、芡实能明显消除蛋白尿。文献报道，益母草配伍蝉蜕有恢复肾功能和消除蛋白尿的功能。芡实具有降低尿蛋白的作用。二诊时尿蛋白转阴，仅余隐血，则去上药，加藕节增强止血之效，加菟丝子、桑寄生增补肝肾之功。三诊则尿潜血明显下降，此时患儿长时间口服激素，导致机体呈现一派阴虚之象，致使患儿盗汗严重，手足心热，故加用煅牡蛎滋阴潜阳，五味子生津敛汗。丁樱教授遣方用药，切合病机，四诊时患儿症状全无，且尿检恢复正常。

（白明晖、高敏 整理）

案 3：紫癜性肾炎（血尿兼蛋白尿型，气阴两虚夹血瘀证）

张某，女，8 岁。以"双下肢皮肤紫癜 1 月，尿检异常 10 天"为代主诉，于 2017 年 9 月 11 日初诊。

现病史：1 个月前患儿外感后发现双下肢少量皮肤紫癜，无腹痛、关节痛，未予重视，后紫癜量增多蔓延至臀部并伴有双踝关节肿痛。至当地医院查尿常规无异常。诊断为"过敏性紫癜"，住院予甲强龙针及抗生素治疗 12 天，患儿踝关节肿痛消失，仍有少量紫癜反复，出院后予氯雷他定（10mg，每天 1 次）、强的松（10mg，每天 2 次）口服 1 周，皮肤紫癜消退且无新出皮肤紫痛。10天前再次至当地医院复查尿常规：尿蛋白（＋），潜血（＋＋）。患儿家长为求进一步治疗遂至我院门诊。刻下症：患儿自诉乏力，咽痛，手脚心热，夜间明显，纳可，眠不安，大便2日1次，质干，小便正常。舌红，苔薄黄，脉细数。

辅助检查：查血常规无异常，尿常规：尿蛋白（＋），潜血（＋），镜检红细胞2～5个/HP。彩超示左肾静脉胡桃夹（－）。24小时尿蛋白0.45g/d。

西医诊断：紫癜性肾炎（血尿兼蛋白尿型）。

中医诊断：血尿。

中医证型：气阴两虚兼血瘀证。

治法：益气养阴，活血化瘀。

方药：自拟方。

处方：生黄芪10g，生地黄15g，牡丹皮10g，茜草9g，白及6g，小蓟15g，仙鹤草10g，当归6g，黄芩6g，连翘6g，大蓟10g，甘草3g，法半夏6g，山豆根6g。7剂，日1剂，水煎服，分2次服用。

二诊：2017年9月18日。患儿服上药后手脚心热较前稍好转，咽痛好转，纳一般，眠可，大便日1次，质可，小便正常。舌红，苔黄稍厚，脉数。复查血常规无异常。尿常规：尿蛋白（＋），潜血（＋＋），红细胞计数940.1/L，镜检红细胞（＋＋＋＋）/HP。24小时尿蛋白定量0.18g。守上方加墨旱莲15g，女贞子10g，焦三仙各10g 7剂，日1剂，水煎服，分2次服用。

三诊：2017年9月26日。患儿手脚心热较前明显好转，盗汗，余未诉不适，纳眠可，二便正常，查血常规无异常，尿常规：尿蛋白（－），潜血（＋＋＋）。24小时尿蛋白定量0.13g，患儿服上方有效，守上方去清半夏、山豆根，加煅龙骨牡蛎各15g。14剂，日1剂，水煎服，分2次服。

四诊：2017年10月11日。患儿盗汗愈，治疗期间无新出皮肤紫痛，纳眠可，二便调，查血常规无异常。尿常规：尿蛋白（－），尿潜血（＋）。上方有效，继服14剂，日1剂，水煎服，分2次服。

五诊：患儿未诉不适，查血常规无异常，尿常规：尿蛋白（－），潜血（±）。效不更方，上方继服7剂，水煎服，2日1剂，服完停药。随访2个月，患儿每周查尿常规，均无异常。

按：紫癜性肾炎的发生与复合物的异常沉积有关，以IgA为主的免疫复合物沉积于肾小球系膜区沉积，导致血尿或（和）蛋白尿的产生。丁樱教授治疗少量镜下血尿和蛋白尿的紫癜性肾炎，单纯使用中药进行调理。小儿体质本为"阳常有余，阴常不足"，此案例中患儿患病时感邪化热，加之曾于外院静滴甲强龙针治疗，导致阴虚内热兼气虚，故表现为手脚心热、盗汗等症状。生地黄、牡丹皮清热凉血兼活血化瘀；小儿肾常不足，黄芪、生地黄还有补益肾精之效；茜草、大小蓟凉血止血；白及止血兼有敛疮之效；仙鹤草止血补虚；黄芩、连翘清里热；患儿诉咽中有痰，查体咽腔充血，予山豆根、法半夏清热利咽。二诊患儿尿中红细胞增多，但其余症状消失大半，证明方药对证。尿红细胞升高的原因可能为患儿病程较长，损及五脏尤其是肾脏有关。患儿舌质仍红，提示热仍未清，故在原方的基础上加入二至丸（女贞子、墨旱莲）以安五脏，以滋补肝肾为主，同时用以清热止血；纵观全方，主要以清热药为主，服用时间过长恐伤胃气，故予焦三仙以固护胃气。三诊患儿尿中红细胞减少，尿蛋白消失，仅有盗汗症状，故减山豆根、清半夏加煅龙骨、煅牡蛎以收敛固涩。四诊、五诊患儿诸症减轻，继服以巩固疗效。丁樱教授选用二至丸在清热的同时滋补肝肾以治疗肝肾阴虚引起的一些兼症，同时可协同增强药物的疗效。

（白明晖、高敏　整理）

案 4：紫癜性肾炎（血尿蛋白尿型，阴虚夹血瘀证）

孙某，女，11 岁，以"双下肢皮肤紫癜 17 天，尿检异常 3 天"，为主诉，于 2012 年 4 月 3 日就诊。

现病史：17 天前患儿无明显诱因出现双下肢皮肤紫癜，针尖至黄豆大小，色鲜红，高起皮肤，压之不退色，对称分布，伴膝关节肿痛、腹痛，无便血、无呕血、无咳血等症状。至当地医院查血、尿常规均正常，予氢化可的松针、西米替丁针 1 周，紫癜消退，疼痛缓解，即停药观察停药。3 天前患儿当地医院检测尿蛋白（++），潜血（+++）。现为求进一步治疗遂至丁樱教授门诊就诊。刻下症：患儿临床见手足心热，汗出较多，大便偏干，舌质暗红，苔薄黄，脉细数。

辅助检查：尿常规：尿蛋白（+++），潜血（+++），红细胞（+++）/HP。24 小时尿蛋白定量 1.56g。

西医诊断：紫癜性肾炎（血尿蛋白尿型）。

中医诊断：血尿。

中医证型：阴虚内热兼血瘀证。

治法：养阴清热，活血化瘀。

方药：自拟方。

处方：地黄 10g，牡丹皮 10g，知母 10g，黄柏 10g，当归 20g，丹参 20g，旱莲草 15g，生蒲黄 10g，白茅根 20g，益母草 15g，三七 3g，五味子 6g，甘草 6g。10 剂，日 1

剂，水煎服。

西药：雷公藤多苷片 20mg，1 日 3 次；泼尼松片 30mg 日 1 次。

二诊：2012 年 4 月 14 日。上药服用 10 天，复查尿蛋白（++），潜血（+++），镜检红细胞（+++）/HP。24 小时尿蛋白定量 0.99g，继续口服半量强的松及雷公藤多苷片治疗。中药上方加茜草 15g，藕节 10g。14 剂，日 1 剂，水煎服。

三诊：2012 年 4 月 29 日。24 小时尿蛋白定量 0.68g。尿常规：尿蛋白（+），潜血（+），镜检红细胞 5～8 个 /HP。肝肾功能均正常，未见紫癜反复，出现盗汗症状。舌质淡，苔薄黄，脉弱。患儿经治疗，尿蛋白定量较前好转，中药守 4 月 14 日方加用山萸肉 10g，煅龙骨 30g，煅牡蛎 30g 以填精益肾，收敛固涩止汗治疗。28 剂，水煎服，日 1 剂，水煎服。口服强的松及雷公藤多苷片 3 周余，嘱患儿口服足 4 周后，逐渐减量。

四诊：2012 年 5 月 27 日。患儿盗汗症状消失。舌质淡，苔薄黄，脉弱。24 小时尿蛋白定量 0.26g。尿常规：尿蛋白（-），潜血（++）。沉渣镜检：红细胞 10～12 个 /HP。患儿尿蛋白定量结果明显下降。中药守三诊方，继 28 剂，日 1 剂，水煎服，分 2 次服。泼尼松片及雷公藤多苷片继续减量治疗。

五诊：2012 年 6 月 25 日。未诉明显不适。舌质淡，苔薄黄，脉滑。24 小时尿蛋白定量 0.01g。尿常规：尿蛋白（-），潜血（+），镜检红细胞 8～10 个 /HP。患儿尿蛋白定量转阴。患儿中药 5 月 27 日方加用淡附片 6g 有"少火生气"助阳补气之意。28 剂，日 1 剂，水煎服。雷公藤多苷片停用，泼尼松片继续 2 周减 5mg。

六诊、七诊：尿常规及尿蛋白定量持续阴性。泼尼松片口服 6 个月后停用。中药上方加减调药而愈。

按：本例患儿临床属于阴虚内热兼血瘀证。方中地黄、牡丹皮、知母、黄柏滋阴清热；丹参、旱莲草、生蒲黄、白茅根、益母草、三七养阴活血化瘀。

丁樱教授擅长中西医结合治疗紫癜性肾炎。小儿"阳常有余，阴常不足"，紫癜性肾炎患儿血分有热，热邪伤阴，或素体阴虚，常易出现阴虚火旺之证，故常在清热凉血药物中加入知母、黄柏、黄精等以滋阴清热；部分患儿也会出现气虚，或气阴两虚证，临证时可加用生黄芪、太子参；对于临床气虚证不明显者，切勿滥用补气之品，补气易生热，致血尿加重或紫癜反复。

至于雷公藤多苷片的使用。丁樱教授经过多年的临床经验观察到，雷公藤多苷对紫癜性肾炎的各种类型均有较好的疗效，其中尤以轻中度蛋白尿伴或不伴血尿、组织病理改变在Ⅲ级以下者疗效最好。有研究报道，雷公藤多苷能有效降低尿蛋白、尿 β_2 微球蛋白及血清肌酐水平，并具有独特的抗炎及免疫抑制作用，可改变肾小球基底膜的电荷状态，阻止尿蛋白滤出。本案例中，患儿口服雷公藤多苷片总疗程 4 个月，停药时尿检已正常，用药期间监测肝肾功能持续无异常，随访一年，现患儿病情稳定。

（白明晖、高敏　整理）

案 5：紫癜性肾炎（脾肾两虚证）

王某，女，5 岁，以"皮肤紫癜伴尿检异常 6 个月"为代主诉，于 2020 年 12 月 2 日初诊。

现病史：6 月前（2020 年 6 月）患儿腹痛，行阑尾炎术后发现双下肢皮肤紫癜，米粒大小，压之不退色。至当地医院查尿常规：尿蛋白（＋），潜血（＋）。遂至我院就诊，复查尿蛋白（±），潜血（－）。24 小时尿蛋白定量 376mg，诊为"①过敏性紫；②紫癜性肾炎"，予静滴甲泼尼龙针（15mg，1 日 1 次）3 天后，改为口服泼尼松片（20mg，1 日 1 次，2020 年 6 月 21 日起）联合昆仙胶囊（早 1 粒，晚 2 粒，2020 年 6 月 15 日至 2020 年 7 月 4 日）等口服。复查尿常规：尿蛋白（＋），潜血（－）。24 小时尿蛋白：590mg，遂停用昆仙胶囊，加用雷公藤多苷片（1 片，1 日 3 次）口服。复查尿常规：尿蛋白（＋），潜血（＋）。24 小时尿蛋定量 384mg。3 个月前患儿行肾穿示紫癜性肾炎（Ⅲa 型，小球小型纤维细胞性新月体 6.25%），予甲泼尼龙（150mg）冲击 3 天后，予吗替麦考酚酯（0.25g，1 日 2 次，2020 年 9 月 13 日起）口服治疗，期间复查尿尿蛋（±）～（＋＋），潜血（＋）～（＋＋＋））。24 小时尿蛋白定量 1520.2 ～ 881.7mg。刻下症：患儿皮肤紫癜 2 月余未新出，无腹痛及关节痛，纳眠可，小便可，大便偏干，日 1 行，平素喜肉食，盗汗，面色㿠白，舌淡，苔白厚，脉沉细。

时下口服药物：①泼尼松片 4 片，1 日 1 次；②吗替麦考酚酯 0.25g，每 12 小时；③贝那普利 5mg，1 日 1 次；④骨化三醇 1 片，隔日 1 次。

辅助检查：血常规：白细胞 $7.9×10^9$/L，红细胞 $4.07×10^{12}$/L，血红蛋白 123g/L，血小板 $300×10^9$/L。尿常规：尿蛋白（＋＋），潜血（＋＋＋），镜检红细胞（＋＋）/HP。肝肾功能：白蛋白 33.4g/L，谷丙转氨酶 11.6U/L，谷草转氨酶 26.3U/L，尿素氮 2.67mmol/L，肌酐 26.0μmol/L，尿酸 190.4μmol/L。24 小时尿蛋白定量 765.7mg。

肾脏病理

光镜所见：2 条皮髓交界组织肾小球总数 32 个。

系膜：4 小球轻度节段系膜增生。

新月体：2 个小型细胞性新月体。

足细胞：局灶节段肥大。

内皮细胞：未见明显增生。

基膜、球囊：未见明显增厚。

小管间质：部分小管上皮细胞肿胀、细颗粒变性；部分小管腔内见红细胞管型；间质未见明显异常间质血管。

IF：4个小球，IgA：（+++），C3、Fibrinogen：（+），小球系膜区颗粒、小团块状沉积；IgG，IgM、C4、C1q：（—）；Ⅳ型胶原 α3 和 α5 链表达正常。诊断：HSPN（Ⅲa型，小球小型细胞性新月体 6.25%）。

西医诊断：紫癜性肾炎（肾病综合征型）。

中医诊断：尿浊。

中医证型：脾肾两虚，瘀血阻络。

治法：健脾补肾，活血化瘀。

方药：自拟肾病方加减。

处方：黄芪 30g，太子参 10g，菟丝子 10g，桑寄生 10g，地黄 10g，知母 10g，当归 10g，丹参 10g，肉苁蓉 10g，连翘 10g，炙甘草 6g，黄芩 10g，旱莲草 10g，茜草 10g，石斛 10g。14 剂，日 1 剂，水煎服。

西药：①泼尼松片 15mg，1 日 1 次；②吗替麦考酚酯 0.25g，每 12 小时；③来氟米特前 3 天早 10mg，晚 5mg，第 4 天开始早 10mg，1 日 1 次；④贝那普利 5mg，1 日 1 次；⑤多维元素片半片，1 日 1 次；⑥钙片 1 片，1 日 1 次。

二诊：2020 年 12 月 16 日。患儿紫癜 2 月余未新出，自测尿蛋白（+）～（++）。1 周前患外感，流清涕，晨起偶咳，予抗感颗粒口服，上述症状未完全缓解，自测尿蛋白（++），余无不适，纳眠可，大便稍干，日 1～2 次，小便正常。辅助检查：血常规：白细胞 $6.9×10^9$/L，红细胞 $4.07×10^{12}$/L，血红蛋白 120g/L，血小板 $285×10^9$/L。尿常规：尿常规：尿蛋白（++），潜血（+），尿红细胞 59.8/μL，镜检红细胞（+）/HP。肝功能：白蛋白 33.0g/L，谷丙转氨酶 11.3U/L，谷草转氨酶 23.6U/L。24 小时尿蛋白定量 1333.75mg。中医辨证为脾肾两虚，瘀血阻络。治疗以"健脾补肾，活血化瘀"为则，上方加芡实 10g，决明子 10g。14 剂，每日 1 剂，分 2 次。泼尼松片 15mg，1 日 1 次；停用吗替麦考酚酯；加用雷公藤多苷片 10mg，1 日 3 次；来氟米特 10mg，1 日 1 次。

三诊：2020 年 12 月 30 日。近 3 个月患儿紫癜无新出，无腹痛及关节痛，纳眠可，二便调，时有口臭，舌红，苔黄厚，脉数。辅助检查：尿常规：尿蛋白（+），潜血（+），镜检红细胞 8～12 个 /HP。24 小时尿蛋白定量 596.82mg。中药上方加黄连 3g，继服 14 剂，每日 1 剂，分 2 次。西药继服同前。

四诊：2021 年 1 月 13 日。患儿近 4 个月紫癜未新出，近 2 日因受凉鼻塞，予抗感颗粒口服，自测尿蛋白（−）～（±），平素吃蔬菜，纳眠可，大便偏干较前缓解，日 1～2 次，小便偶黄，无口臭。辅助检查：尿常规：尿蛋白（−），潜血（+），镜检红细胞 8～12 个 /HP。24 小时尿蛋白定量 1123.2mg。上方去黄连 3g，加益母草 10g，14 剂，每日 1 剂，分 2 次。泼尼松片隔日 15mg，隔日 10mg 交替口服。

五诊：2021 年 1 月 27 日。患儿紫癜持续 4 月余未新出，自测尿蛋白（−）～（+），纳眠可，头汗较多，小便可，大便日 1～2 次，质可。舌质暗，苔少，脉细。

辅助检查：尿常规：尿蛋白 +（−），潜血（+），镜检红细胞（+）/HP。24 小时尿蛋白定量 705.48mg。上方去益母草，加红花 3g，35 剂，日 1 剂，分 2 次。泼尼松片隔日 15mg，隔日 10mg 交替口服。

六诊：2021 年 3 月 11 日。紫癜持续无新出，自测尿蛋白（−）～（±），余无不适，汗出较前明显减少，大便质可，1 日 1 次，小便正常。辅助检查：尿常规：尿蛋白（−），潜血（++），镜检红细胞 0 个 /HP。24 小时尿蛋白定量 132mg。中药上方去芡实，共 28 剂，日 1 剂。泼尼松片隔日 15mg，隔日 5mg 交替口服。

七诊：2021 年 3 月 30 日。患儿紫癜持续无新出，自测尿蛋白（−）～（±），期间外感 1 次，自服抗感颗粒后症状已愈，今日晨起口臭，余未诉特殊不适，纳眠可，小便调，大便干，日 1～2 行，夜间盗汗明显。辅助检查：尿常规尿蛋白（−），潜血（+），镜检红细胞 3～7 个 /HP。24 小时尿蛋白定量 329mg。上方去石斛，加决明子加至 30g，共 21 剂，水煎服，日 1 剂，分 2 次服。西药：泼尼松片隔日 15mg、隔日 5mg 继续交替口服。

八诊：2021 年 4 月 20 日。未诉不适。喜肉食，不挑食，畏热，饮水量可，喜热饮。有自汗，夜间盗汗较多，纳眠可，小便调。大便偏干，成条，日 1～2 次，舌质红，苔黄，稍厚。辅助检查：尿常规：尿蛋白（−），潜血（+），红细胞 27.9/μL，镜检红细胞 3～7 个 /HP。24 小时尿蛋白定量 176.51mg。上方加火麻仁 10g，决明子减至 20g，共 21 剂，日 1 剂。

九诊：2021 年 5 月 11 日。病情稳定，未诉不适。喜冷饮，夜间盗汗明显，纳眠可，小便正常，大便偏干，成条状，1 日 1 次。舌红，苔薄少。辅助检查：尿常规：尿蛋白（−），潜血（+），红细胞 59.1μL，镜检红细胞 2～6 个 /HP。24 小时尿蛋白定量 110.26mg。上方去决明子，加炒槟榔 10g，共 28 剂，水煎服，日 1 剂，分 2 次服。西药：泼尼松片减量，隔日 10mg、隔日 5mg 交替口服。

十诊：2021 年 6 月 8 日。未诉不适。盗汗较前缓解，纳眠可，小便正常，大便稍硬，成条状，日 1～2 次，舌红，苔白厚。辅助检查：尿常规：尿蛋白（−），潜血（±），红细胞 48.1μL，镜检红细胞 2～5 个 /HP。24 小时尿蛋白定量 75.09mg。上方继服共 14 剂，水煎服，日 1 剂，服用 7 剂后，2 日 1 剂。西药：泼尼松片隔日 10mg 口服 2 周，2 周减 2.5mg。停雷公藤多苷片。来氟米特 10mg，1 日 1 次继服 4 周停药。

按：该患儿应用激素及其他免疫抑制剂后，尿蛋白长时间未见转阴，仍以大量蛋白尿为主，中医属"尿浊"范畴。方中以黄芪、太子参补脾肾之气，太子参气阴双补，菟丝子、桑寄生、肉苁蓉益肾固精，健脾补肾；丁樱教授认为激素类药物属阳刚之品，"壮火食气"，纯阳之药易耗气伤阴，久则导致血瘀为患，如口干、盗汗、舌质红、少苔、脉细数，故需加养阴清热、滋阴降火的中药，如地黄、知母等，并予黄芩、连翘清热解毒燥湿；患儿兼见血尿，以丹参、旱莲草、茜草活血止血，以"止血不留瘀"，患儿口干、大便偏干，予石斛滋阴清热生津；二诊后患儿尿蛋白持续升高，吗替麦考酚酯已服 3 个月，降蛋白效果不明显，遂激素联合雷公藤多苷片治疗，中药在原方基础上加芡实补肾涩精；加决明子润肠通便。三诊患儿 24 小时尿蛋白明显下降，患儿口臭，中药加黄连清中焦之热。四诊时患儿外感致尿蛋白反复，"风激水浊"，风寒之邪入里化热易转变为风热之证，故予抗感颗粒疏风清热，以求"清源洁流"，晨起眼睑浮肿，中药加以益母草增强活血化瘀利水之效。其后八诊到十诊患儿持续 24 小时尿蛋白定量转阴，病情好转，健脾补肾活血化瘀法联合西药治疗紫癜性肾炎（肾病综合征型）效果良好。

（白明晖　整理）

案 6：紫癜性肾炎案例（血尿蛋白尿型，阴虚夹血瘀证）

患者吴某，女，11 岁，以"皮肤紫癜后尿检异常 4 个月"为主诉，于 2003 年 2 月 10 日就诊。

现病史：患儿 4 个月前发病，以双下肢对称性皮肤紫癜首发，2 周后尿检异常，经多家医院抗感染、抗过敏及糖皮质激素等治疗效果差，紫癜仍反复新出，遂来诊。刻下症：双下肢少量皮肤紫癜，色暗红，手足心热，汗出较多，大便偏干，舌暗红，苔薄黄，脉细数。

辅助检查：尿常规：尿蛋白（+），潜血（+++），镜检红细胞（++）/HP。24 小时尿蛋白定量 0.78g，肝肾功能、血脂等均正常。肾病理活检：紫癜性肾炎（Ⅱb 型）

西医诊断：紫癜性肾炎（血尿蛋白尿型，Ⅱb 型）。

中医诊断：血尿。

中医证型：阴虚夹血瘀证。

治法：养阴清热，活血化瘀。

方药：自拟方。

处方：生地黄、丹参、茜草、忍冬藤各15g，牡丹皮、知母、当归、小蓟、女贞子、连翘各10g，旱莲草20g，黄柏、玄参各12g，甘草6g。10剂，水煎服，日1剂，分2次服。雷公藤多苷片 每次30mg，1日3次，口服。

二诊：2003年2月20日。上药服用10天，皮肤紫癜消退，无新出，手足心热症状好转，复查尿常规：尿蛋白（＋），镜检红细胞（＋）/HP。24小时尿蛋白定量0.54g。雷公藤多苷片继服。中药守上方加三七粉3g。15剂，水煎服，日1剂，分2次服。

三诊：2003年3月8日。紫癜未见反复。患儿3天前咳嗽，无发热、喘息不适症状，无浮肿、肉眼血尿。舌质淡红，苔薄白，脉数。肺部听诊未闻及干湿啰音。尿常规：尿蛋白（＋＋），潜血（－），镜检红细胞0～3个/HP。24小时尿蛋白定量0.62g。肝肾功能均正常。患儿外感后出现尿蛋白加重，中药守上方加用紫菀10g，前胡10g，白茅根10g，以宣肺止咳。7剂，水煎服，日1剂，分2次服。

四诊：2003年3月16日。咳嗽消失。舌质淡红，苔薄白，脉滑。肺部听诊未闻及干湿啰音。尿常规：尿蛋白（－），潜血（＋），镜检红细胞8～10个/HP。24小时尿蛋白定量0.12g。丁樱教授指出患儿经积极抗感染后尿蛋白转阴，大便偏干。中药继续以养阴清热，活血化瘀为法。方药如下：生地黄、丹参、茜草各15g，牡丹皮、知母、当归、小蓟、女贞子各10g，旱莲草20g，黄柏、玄参各12g，火麻仁10g甘草6g。28剂，水煎服，日1剂，分2次口服。雷公藤多苷片每次20mg，1日3次。

五诊：2003年4月14日。大便正常。尿常规：尿蛋白（－），潜血（＋），镜检红细胞3～5个/HP。24小时尿蛋白定量0.09g。大便正常，中药四诊方减火麻仁。28剂，水煎服，日1剂，分2次服。雷公藤多苷片继续口服足3个月。

六诊：2003年5月16日。病情稳定。复查尿常规：尿蛋白（－），潜血＋（－），镜检红细胞3～5个/HP。24小时尿蛋白定量0.13g。停用雷公藤多苷片及中药。

随访：其后2～3周复查尿蛋白定量正常。尿常规尿蛋白阴性，潜血（＋）左右。

按：本患儿为紫癜性肾炎血尿蛋白尿型，肾穿提示Ⅱb型，中医证属阴虚夹血瘀，手足心热，汗出较多，大便偏干，舌质暗红，苔薄黄，脉细数。以生地黄、丹参、茜草、忍冬藤清热解毒，凉血消斑，黄柏、玄参及二至丸养阴清热，效果佳，二诊中皮肤紫癜消退，潜血暂留，加用三七粉，活血养血治疗。

丁樱教授认为，紫癜性肾炎发病外因多为感受风热、湿、毒等外邪，或进食鱼、虾、辛辣等燥热腥发动风之品；内因主要为素体有热，血分伏热。尤其重视内因在过敏性紫癜性肾炎发病中的作用，认为正是由于患儿平时过量食入高蛋白饮食，积而化热，致血分伏热，故致目前临床上过敏性紫癜性肾炎的发病率日趋升高。如此内因与外因相合，风热相搏，热入血分，扰动血脉，迫血妄行，血液溢于肌肤而发为肌衄；损伤肾络，血溢脉外，则见尿血；邪扰于中焦或肠络，则发为腹痛、呕吐、便血；邪气阻滞于关节，则关节疼痛；反复发作，气阴耗伤，可见气不摄血或阴虚火旺，使病情缠绵难愈；伤及脾肾，致脾肾亏虚，脾不敛精，肾不固精，精微外泄，则发为尿浊。血液溢于脉外，留而为瘀血，从而加重病情。因此，本病病机可概括为"热""瘀""虚"三个方面。并且强调早期以热为主，多为风热、血热；后期以虚为主，多为阴虚、气虚；血瘀贯穿紫癜性肾炎的始末。由于瘀血的存在，导致络脉瘀滞，血不归经，血尿反复发作，迁延难愈。

（白明晖　整理）

案 7：紫癜性肾炎（血尿蛋白尿型，风热夹血瘀证）

陈某，男，10 岁，以"感冒后出现双下肢皮疹伴尿检异常 3 月余"为代主诉，于 2010 年 4 月 7 日就诊。

现病史：患儿 3 个月前感冒后出现双下肢对称分布性红色皮疹，压之不退色，伴小腹部绞痛，肉眼血尿，无眼睑浮肿。查尿常规：尿蛋白（++），潜血（++），经外院对症治疗，症状好转，但仍双下肢少量散在皮疹，压之不退色，遂来诊。刻下症：患儿一般情况尚可，间断性咳嗽，多汗，无发热症状，舌质红，苔微黄，脉浮数。

辅助检查：尿常规：尿蛋白（-），潜血（+），镜检红细胞（+）/HP。

西医诊断：紫癜性肾炎（血尿蛋白尿型）。

中医诊断：血尿。

中医证型：风热兼血瘀证。

治法：疏风清热，活血化瘀。

方药：自拟方。

处方：金银花 20g，连翘 15g，黄芩 15g，鱼腥草 30g，败酱草 20g，桑白皮 15g，浙贝母 15g，瓜蒌 15g，（清）半夏 10g，桔梗 6g，墨旱莲 30g，甘草 6g。5 剂，水煎服，日 1 剂，分 2 次服。

二诊：2010 年 4 月 13 日。上药服用 5 天，咳嗽症状消失，无双眼睑浮肿，无皮肤紫癜，自觉腹部不适，时有轻微腹痛，纳可，眠安，小便黄，大便干，舌红苔少，脉数。复查尿常规：尿蛋白（-），潜血（+）。患儿外感已愈，但内伏热毒仍，治以清热凉血为治法。调整处方如下：生地黄 30g，牡丹皮 15g，赤芍 12g，当归 15g，桃仁 15g，川芎 15g，丹参 15g，徐长卿 30g，乌梅 10g，地肤子 15g，甘草 10g，水牛角（颗粒）15g。中药配方颗粒 14 剂，水冲服，日 1 剂，分 2 次服。

三诊：2010 年 4 月 28 日。患儿病情稳定，尿常规检查持续阴性，活动后感觉乏力，盗汗，咽部充血，纳可，二便调。查体：舌红，苔黄，脉细数。继以"养阴清热"为法。处方：生地黄 30g，牡丹皮 15g，山茱萸 15g，山药 15g，当归 15g，丹参 15g，蒲黄 15g（炒），地锦草 20g，三七粉 3g（冲），金银花 12g，甘草 6g。10 剂，水煎服，日 1 剂，分 2 次服。

四诊：患儿盗汗减轻，尿常规检查正常，停药观察。

随访：跟踪随访 4 个月，病情持续稳定，尿检无异常。

按：丁樱教授根据紫癜性肾炎热、瘀、虚的基本病机，结合临床治疗经验，提出了一套切合临床的辨证分型方法。该方法将临床症状按主症、次症进行辨证分型，其主要分型为风热夹瘀、血热夹瘀、阴虚夹瘀、气阴两虚夹瘀，该辨证分型已纳入"十一五"国家科技支撑计划项目课题和"十一五"国家中医药管理局重点专科小儿紫癜性肾炎治疗方案。本患儿符合上述证型中"风热夹瘀"证，一诊中本病的发作与上呼吸道感染有关，尤其以风热袭表最为多见，治疗以疏风清热、止咳化痰为主，兼以滋阴活血。金银花，连翘，黄芩疏风清热；鱼腥草、败酱草、桑白皮、浙贝母、瓜蒌、（清）半夏清肺止咳化痰；墨旱莲滋阴活血。经过一诊治疗外感后尿检正常，皮肤紫癜无新出，出现血热妄行症，予犀角地黄汤加减治疗。三诊患儿出现潮热盗汗、五心烦热等阴虚症状及湿热困脾的纳差腹胀症状，故应滋养肝肾之阴。

（白明晖、高敏　整理）

案 8：紫癜性肾炎（血尿蛋白尿型，气阴两虚证）

张某，男，9 岁，以"反复皮肤紫癜 3 个月，发现尿常规异常 2 天"为代主诉，于 2013 年 7 月 8 日初诊。

现病史：患儿 3 个月前无明显诱因出现双下肢皮肤紫痛，在当地医院予以抗感染、维生素 C、开瑞坦及中药治疗，效欠佳，皮肤紫癜反复出现。2 天前患儿复查尿常规：尿蛋白（+），潜血（+）。刻下症：双下肢可见少量皮肤紫癜，咽暗红，易汗出，大便偏干，舌质暗红，苔黄白，脉细数。

辅助检查：血常规：白细胞 7.9×10^9/L，红细胞 4.07×10^{12}/L，血红蛋白 122g/L，血小板 202×10^9/L。尿常规：尿蛋白（+），潜血（++）。24 小时尿蛋白定量 0.56g。

西医诊断：紫癜性肾炎（血尿蛋白尿型）。

中医诊断：血尿。

中医证型：气阴两虚血兼血瘀。

治法：益气养阴活血化瘀。

方药：四君子汤合六味地黄汤加减。

处方：太子参 30g，白术 15g，生地黄 15g，知母 10g，山茱萸 10g，牡丹皮 10g，女贞子 10g，旱莲草 15g，丹参 15g，益母草 15g，连翘 15g，三七粉 3g（冲）。7 剂，水煎服，日 1 剂，分 2 次服。雷公藤多苷片每次 15mg，1 日 3 次。

二诊：2013 年 7 月 16 日。服药 7 剂，皮肤紫癜完全消退。尿常规：尿蛋白（＋），潜血（＋），镜检红细胞（＋）/HP。24 小时尿蛋白定量 0.37g。继服上方，14 剂。雷公藤多苷片继服。

三诊：复查尿常规：尿蛋白（－），潜血（－）。24 小时尿蛋白定量 0.13g/24h。后改为中成药血尿停颗粒剂口服 2 个月，雷公藤多苷片连服 3 个月巩固治疗，多次复查尿常规正常。

按：本证为气阴两虚之候，临床经方以四君子汤合六味地黄汤加减，联合口服雷公藤多苷片治疗。太子参、白术、山茱萸、牡丹皮补脾益气；知母、山茱萸、女贞子、旱莲草、丹参养阴活血。丁教授治疗紫癜性肾炎临证经验总结：紫癜性肾炎早期临床多表现为大量皮肤紫痛同时伴有肾损害，风热邪毒和瘀血是主要病因病机，以实证为主；病变后期病情迁延，常表现为皮肤紫癜消退后，仅留有肾脏损伤，临床表现为持续或反复血尿、蛋白尿，脾肾气阴两虚为主要病机，常兼瘀血、外邪，属本虚标实。根据紫癜性肾炎的发病规律、临床表现及病理变化等特点，将其病机概括为热、虚、瘀三个方面。热有实热与虚热之分，虚有阴虚与气虚之别，瘀血则贯穿本病始末。

（白明晖、高敏　整理）

第四节　IgA 肾病

案 1：IgA 肾病（血热妄行兼血瘀证）

甄某，男，17 岁，以"尿检异常 4 年，再发 7 个月"为代主诉，于 2017 年 8 月 10 日初诊。

现病史：患儿 4 年前化脓性扁桃体炎后出现肉眼血尿。至商丘市人民医院查尿常规：尿蛋白（＋＋＋），隐血（＋）。行肾脏穿刺术病理示 IgA 肾病（局灶增生型），口服肾炎康复片、百令胶囊、来氟米特片 5 月余，隐血无明显好转，遂至我院门诊治疗，予甲泼尼龙片、厄贝沙坦片及中药口服，2015 年 5 月停用激素，2015 年 8 月停用中药，多次复查尿检完全转阴。2017 年 1 月至 7 月复查尿常规：隐血波动在（＋）～（＋＋＋），镜检红细胞波动在 47.7 ～ 190.6/μL，遂于 2017 年 7 月至郑州大学第一附属医院予肾炎康复片、百令胶囊口服至今。刻下症：腰困，面部痤疮，时口臭，纳眠可，大便偏干，小便色黄。

查体：咽充血，扁桃体Ⅱ°肿大，无脓性分泌物。舌质红，有瘀点，苔薄少，脉滑数。

辅助检查：血常规：白细胞 7.4×10⁹/L，红细胞 4.71×10¹²/L，血红蛋白 144g/L，血小板 173×10⁹/L。尿常规：尿蛋白（±），隐血（＋＋＋），镜检红细胞 862.4/μL，镜检红细胞（＋）/HP；（外院）尿白蛋白浓度 27.1mg/L↑。双肾彩超：双肾轻度弥漫回声改变，左肾集合系统分离。

西医诊断：IgA 肾病（局灶增生型）。

中医诊断：血尿。

中医证型：血热妄行兼血瘀。

治法：清热凉血，化瘀止血。

方药：血尿方加减。

处方：生地黄 30g，牡丹皮 18g，墨旱莲 30g，茜草 15g，女贞子 15g，白及 15g，小蓟 20g，仙鹤草 30g，当归 15g，黄芩片 15g，连翘 15g，大蓟 20g，甘草 9g，藕节炭 15g。中药配方颗粒 7 剂，每日 1 剂，分 2 次冲服。

嘱患儿下次就诊时复查 24 小时尿蛋白定量、肾小管七项、血常规、尿常规、免疫六项。

二诊：2017 年 8 月 17 日。患儿仍腰困，痤疮、口臭减轻，纳眠可，大便稍稀，小便可。扁桃体Ⅱ°肿大，无脓性分泌物。舌质红，苔薄白，脉滑数。复查血常规：白细胞 8.4×10⁹/L，红细胞 5.28×10¹²/L，血红蛋白 160g/L，血小板 201×10⁹/L。尿常规：尿蛋白（±），隐血（＋＋＋），镜检红细胞 2804/μL，镜检红细胞（＋＋＋＋）/HP。24 小时尿蛋白定量 0.36g. 肾小管功能：尿 $α_1$ 微球蛋白 5.3mg/L，尿 $β_2$ 微球蛋白 0.9mg/L。免疫六项未见异常。中药守上方加栀子 10g，薏苡仁 30g，白及 10g，继服 7 剂，每日 1 剂，分两次冲服。加用雷公藤多苷片 30mg，1 日 3 次，口服；百令胶囊 2 粒，1 日 2 次，口服。嘱患儿下次就诊时复查 24 小时尿蛋白定量、血常规、尿常规。

三诊：2017 年 8 月 24 日。服上药后，夜间腹痛、腹泻，大便质稀，量多，日 3 ～ 4次，纳眠可，小便正常。扁桃体Ⅱ°肿大，无脓性分泌物。舌质红，苔薄白，脉数。复查血常规：白细胞 6.9×10⁹/L，红细胞 5.14×10¹²/L，血红蛋白 155g/L，血小板 204×10⁹/L，中性粒细胞比例 51.7%，淋巴细胞比例 43.7%。尿常规：尿蛋白（－），隐血（＋＋＋），镜检红细胞 68.3/μL，镜检红细胞 2～5 个 /HP。24 小时尿蛋白定量 200.55mg。中药守上方去栀子，加山药 30g，继服 14 剂，每日 1 剂，分 2 次冲服。雷公藤多苷片 30mg，1 日 3 次，口服；百令胶囊 2 粒，1 日 2 次，口服。嘱患儿勿剧烈活动，下次就诊时复查 24 小时尿蛋白定量、血常规、尿常规。

四诊：2017 年 9 月 7 日。患儿诸症好转，未诉不适，纳眠可，二便调。扁桃体Ⅱ°肿大，无脓性分泌物。舌质红，苔薄白，脉数。复查血常规：白细胞 5.9×10⁹/L，红细胞 5.04×10¹²/L，血红蛋白 147g/L，血小板 186×10⁹/L。尿常规：尿蛋白（－），隐血（＋），红细胞 35.1/μL，镜检红细胞 1～3 个 /HP。24 小时尿蛋白定量 42mg。中药守上方继服 21 剂，每日 1 剂，分 2 次冲服。雷公藤多苷片 30mg，1 日 3 次，口服；百令胶囊 2 粒，1 日 2 次，口服。

随访：患儿服用此方有效，后在门诊规律复诊继服此方加减，逐渐减停雷公藤多苷片、百令胶囊，病情稳定。

按：IgA 肾病的主要致病因素是热邪，可为外感风热邪气，或其他邪气入里化热，或五志化火，或糖皮质激素助热，火热邪气伤及肾络，肾络受损，热迫精微外泄，而见血尿及蛋白尿。病久亦可出现脏腑受损，气血阴阳亏虚的变证，但以热邪贯穿始终。故治疗时亦以清热法贯彻始终，急性期兼风热邪气时以银翘散解表化热为法，慢性迁延期以清泄里热，宁络止血，佐以滋阴清热为法，以小蓟饮子为主方，经反复临床使用验之有效。中医认为肺、咽喉与肾密切相关，肺肾为母子之脏，《灵枢·本输》曰"少阴属肾，肾上连肺"，且足少阴肾经"其直者，从肾，上贯肝膈，入肺中，循喉咙，挟舌本"，故感受外邪后，邪气化热入里，热邪从咽喉循经而伤及肾络，故见尿血；热邪扰动精室故见蛋白尿。本病例患儿处于慢性迁延期，素体禀赋可，无他疾，正值青少年，体检时发现尿蛋白及隐血阳性，并使用阳热之强的松治疗。热邪循咽，沿肾之别络，下伤肾络，入于血分，故见尿血、腰困；痤疮、口臭亦是热盛之象。由于尿血属于热入血分所致，治疗以清热凉血为法，处方以血尿方凉血止血。治疗后患儿仍遗留扁桃体肿大，隐血阳性，热邪留于太阴、少阴，故治疗以清解太阴、少阴之热邪为则，调畅上下气机，清解郁热。

方中生地黄清热养血生津，凉血止血，善治一切血热阴虚证；牡丹皮微寒入血分，辛苦芳香，既能够清血热，又能够散血瘀，泻火兼以存阴，善治血中伏火；墨旱莲甘酸，微寒，功能滋肾补肝，凉血止血，尤对尿血、尿浊疗效佳；大蓟、小蓟甘苦，凉，归心、肝经，能"使火清而血归经，是保血在于凉血"（《本草求原》）；茜草苦寒，既能清热凉血，又能止血化瘀；女贞子甘、苦，凉，归肝肾经，补益肝肾，清热凉血；仙鹤草苦、涩，平，归肺、肝、脾；当归补血活血；黄芩苦寒，清热泻火，解毒止血；连翘清热解毒；藕节炭甘，平，收敛化瘀止血；三七为活血化瘀的要药，《医学衷中参西录》云"善化瘀血，又善止血妄行，为血衄要药"，又云"不致瘀血留于经络……化瘀血不伤新血"。复诊时患儿大便稀，盖全方以清热凉血为主，过于寒凉，故加薏苡仁、山药益气健脾，生津止泻。以上药物合用，使热得以清，血得以宁，而又不耗血动血、冰伏留瘀，则疾病向愈。

雷公藤多苷是从雷公藤根芯部提取的一种脂溶性成分混合物，不但保留了生药的祛风活血、解毒通络等功效，还具有较强的抗炎及免疫抑制作用，目前已广泛用于治疗原发性和继发性肾炎，可有效治疗 IgA 肾病的血尿、蛋白尿。

（李阳、张博　整理）

案 2：IgA 肾病（阴虚火旺兼血瘀证）

李某，男，11 岁，以"反复肉眼血尿 11 个月"为代主诉，于 2020 年 10 月 16 日初诊。

现病史：患儿 11 个月前外感后出现肉眼血尿。至当地医院查尿常规：蛋白（++），隐血（+++）。诊为"急性肾炎"，具体治疗不详，后反复肉眼血尿 4 次。24 小时尿蛋白定量波动在 0.4～3g，至我院行肾穿示 IgA 肾病（Ⅳ 级，M1E1S0T0C2，小球细胞和细胞纤维性新月体 47.83%，小管间质中度亚急性炎症），予注射用甲泼尼龙琥珀酸钠冲击（500mg，1 日 1 次，静脉滴注 3 天），院外后口服醋酸泼尼松片（15mg，1 日 3 次，口服）、卡托普利片（10mg，1 日 1 次，口服）。刻下症：近 1 月余无肉眼血尿，自测尿蛋白（+）～（++），时喉间有痰，喜清嗓子，多汗，纳一般，眠尚可，小便稍黄，大便偏干。

查体：柯氏征（满月脸、多处皮纹断裂），咽充血明显，扁桃体Ⅲ°肿大，无脓性分泌物。舌质红，苔薄少，脉细数。

辅助检查：血常规：白细胞 12.1×10^9/L，血小板 271×10^9/L，中性粒细胞比例 74.1%，淋巴细胞比例 19.7%。尿常规：尿蛋白（++），隐血（++），红细胞 311.5/μL，镜检红细胞 4～8 个/HP。24 小时尿蛋白定量 1.42g。肝肾功能：总蛋白 57.1g/L，白蛋白 35.4g/L，谷丙转氨酶 35.4U/L，谷草转氨酶 26.5U/L，尿素氮 4.82mmol/L，肌酐 35.5μmol/L，尿酸 262.7μmol/L。

西医诊断：IgA 肾病（Ⅳ 级）。

中医诊断：尿浊。

中医证型：阴虚火旺。

治法：滋阴清热，温肾益气。

方药：肾病方加减。

处方：黄芪 50g，太子参 20g，菟丝子 15g，桑寄生 15g，生地黄 15g，知母 15g，当归 15g，丹参 15g，酒苁蓉 15g，黄芩 20g，连翘 12g，甘草 10g，煅牡蛎 30g，五味子 6g，巴戟天 20g，冬凌草 30g。中药配方颗粒 7 剂，每日 1 剂，分 2 次冲服。注射用环磷酰胺冲击（每次 2 天，用量分别为 0.4g、0.6g，每 2 ～ 8 周冲击 1 次，视病情冲击 6 ～ 8 次，总量不超过 7g）；醋酸泼尼松片早 30mg，晚 10mg，口服；雷公藤多苷片 40mg，1 日 3 次，口服；卡托普利片 10mg，1 日 1 次，口服；骨化三醇胶囊 1 粒，1 日 1 次，口服；钙片 1 粒，1 日 1 次，口服。嘱患儿下次就诊时复查 24 小时尿蛋白定量、凝血五项、血常规、尿常规。

二诊：2020 年 10 月 23 日。5 天前患儿于我院行第 1 次环磷酰胺冲击治疗，冲击前查 24 小时尿蛋白定量 1.41g。现患儿咳嗽，喉间白痰，纳眠可，二便调。舌暗红，苔薄白，脉细数。复查血常规：白细胞 $8.8×10^9$/L，血小板 $230×10^9$/L，中性粒细胞百分比 67.9%，淋巴细胞百分比 26.2%。尿常规：尿蛋白（++），隐血（+++），红细胞 489.3/μL，镜检红细胞（++）/HP。24 小时尿蛋白定量 1.09g。凝血五项：凝血酶原时间 9.6s，活化部分凝血活酶时间 27 秒，纤维蛋白原 4.05g/L，D- 二聚体 0.08μg/mL。中医守上方加清半夏 10g，桔梗 6g，三棱 20g，莪术 20g。中药守上方继服 21 剂，每日 1 剂，分 2 次冲服。醋酸泼尼松片 35mg，1 日 1 次，口服，2 周后每 6 天减 5mg；余药同前。嘱患儿下次就诊时复查 24 小时尿蛋白定量、肝功能、血脂、血沉、甲状腺素水平、血常规、尿常规。

三诊：2020 年 10 月 23 日。3 天前患儿于我院行第 2 次环磷酰胺冲击治疗，冲击前查 24 小时尿蛋白定量 0.57g。患儿病情稳定，未诉不适，纳眠可，小便可，大便偏干。舌暗红，苔少，脉细数。复查血常规：白细胞 $8.7×10^9$/L，血小板 $331×10^9$/L，中性粒细胞百分比 67.1%，淋巴细胞百分比 23.5%。尿常规：尿蛋白（++），隐血（++），红细胞 88.6/μL，镜检红细胞 2 ～ 5 个 /HP。24 小时尿蛋白定量 0.545g。中药守上方去清半夏、桔梗、冬凌草，加火麻仁 30g，继服 21 剂，每日 1 剂，分 2 次冲服。醋酸泼尼松片 35mg 和 25mg 交替，1 日 1 次，口服，每 6 天减 5mg；余药同前。嘱患儿下次就诊时复查 24 小时尿蛋白定量、肝功能、血常规、尿常规。

四诊：2020 年 11 月 15 日。2 天前患儿于我院行第 3 次环磷酰胺冲击治疗，冲击前查 24 小时尿蛋白定量 0.13g。患儿病情稳定，未诉不适，纳眠可，二便调。舌暗红，苔薄少，脉细数。复查尿常规：尿蛋白（+），隐血（++），红细胞 35.5/μL，镜检红细胞 2 ～ 6 个 /HP。24 小时尿蛋白定量 0.52g。中药守上方去煅牡蛎、五味子，继服 14 剂，每日 1 剂，分两次冲服。醋酸泼尼松片 35mg 和 10mg 交替，1 日 1 次，口服，足 6 天后，减为 35mg 和 10mg 交替，1 日 1 次，口服，连服 2 周，再减为 30mg 和 10mg 交替，口服；余药同前。

嘱患儿下次就诊时复查 24 小时尿蛋白定量、肝功能、血常规、尿常规。

患儿病情稳定，按疗程行环磷酰胺冲击治疗，门诊复诊逐渐减停醋酸泼尼松片、雷公藤多苷片、卡托普利片。

按：IgA 肾病系膜细胞增生和新月体形成多表现为中医"瘀阻肾络"证。热毒流注于肾络，化火动血，或血热互结，煎灼血中津液，使血液黏稠而运行不畅而成瘀；或血热妄行，灼伤脉络，血溢脉外成为离经之血则为瘀；此外，肾络互渗、津血互化、"肾为水之下源"的特点与西医学中肾脏代谢水液的功能相通，毒损肾络，水液代谢失常，则聚水成痰；热邪不解，与湿（痰）相搏，湿热（痰热）胶着与瘀相合，瘀热阻络。络病的病机特点常表现为"易滞易瘀""易入难出""易积成形"，痰瘀、痰热瘀热互结于肾络，使得气机阻滞、血行不畅、肾络瘀滞，热易清，而瘀难化，况痰与湿邪同类，具有黏腻、胶着难解的特点，故而 IgA 肾病病程缠绵，反复发作，或缠绵难愈。瘀血不能及时消散，脉络受阻，血液运行不畅则可进一步加重瘀血，可见瘀血既是 IgA 肾病的病理产物，又是其致病因素，与中医"久病多瘀"理论相契合。IgA 肾病的瘀血病机对应西医学的肾脏病理可表现为系膜增生，或新月体形成，临床症状可见血尿、蛋白尿。

本病例患儿原发 IgA 肾病，肾脏病理新月体多达 47.83%，临床反复肉眼血尿兼蛋白尿，然新月体实质是细胞从毛细血管进入壁层上皮细胞下所形成，相当于中医"离经之血便为瘀血"的瘀血，故应用西药注射用甲泼尼龙联合注射用环磷酰胺冲击和活血化瘀类中药治疗，以减少细胞性新月体，改善肾脏血液循环。因激素"纯阳之品""壮火食气"之特点，故长期应用激素者，多见阴虚火旺之证，现代研究表明大量外源性激素摄入可对下丘脑－垂体－肾上腺皮质轴有明显的反馈调节机制，通过影响皮质醇的分泌影响肾上腺功能，从而表现为阴虚火旺的特征。肾病方是丁樱教授的自拟方，以滋阴清热为主，从而改善激素引起的阴虚火旺证候。黄芪、太子参、菟丝子、桑寄生、酒苁蓉补肾滋阴益气；生地黄、知母滋阴清热；当归、丹参养血凉血活血；黄芩、连翘清热泻火；甘草调和诸药。因咽红，清嗓子，加冬凌草清热解毒利咽；因多汗，加煅牡蛎、五味子收涩止汗、养胃阴；因大便干，加火麻仁润肠通便；因咳嗽、有痰，加半夏、桔梗宣肺祛痰，利咽止咳；因血瘀重，加三棱、莪术以破血化瘀，改善肾脏血液循环。

（李阳、张博 整理）

案 3：IgA 肾病（气阴两虚兼湿热下注证）

袁某，男，5 岁，以"尿检异常 4 个月，加重 1 天"为代主诉，于 2020 年 1 月 11 日初诊。

现病史：4个月前患儿因咳嗽后出现肉眼血尿，至当地医院查尿常规：尿蛋白（±），隐血（+++）。予注射用甲泼尼龙琥珀酸钠（用量不详）等药物治疗8天，效欠佳。复查尿常规：尿蛋白（+），潜血（+++），镜检红细胞474.6/μL。3个月前至我院治疗，查24小时尿蛋白定量1.05g。行肾穿示IgA肾病（Ⅳ级，M1E1S0T0C1，小球细胞纤维性新月体9.09%，纤维细胞性新月体和球囊粘连13.64%，小管间质灶性急性炎症），予注射用甲泼尼龙琥珀酸钠（350mg，1日1次，静脉滴注3天）冲击治疗，后予半量激素（醋酸泼尼松片10mg，1日3次，口服）口服治疗，2月余前复查尿蛋白转阴，将激素改为30mg，1日1次，口服（每2周减5mg）。刻下症：1天前患儿活动后出现肉眼血尿，自测尿蛋白（±），易疲劳乏力，活动时多汗，纳眠可，小便色黄，频数短少，大便黏腻。

查体：咽充血，双侧扁桃体未见明显肿大。舌质红，苔黄腻，脉沉细。

辅助检查：血常规：白细胞$7.6×10^9$/L，血小板$301×10^9$/L，中性粒细胞百分比67.1%，淋巴细胞百分比28.9%。尿常规：尿蛋白（±），隐血（++++），红细胞512.4/μL，镜检红细胞（+）/HP。24小时尿蛋白定量0.31g。

西医诊断：IgA肾病（Ⅳ级）。

中医诊断：尿血。

中医证型：气阴两虚兼湿热下注。

治法：益气养阴，清热利湿。

方药：加味地黄汤合二至丸加减。

处方：黄芪30g，太子参15g，生地黄15g，山茱萸10g，山药10g，茯苓12g，薏苡仁10g，牡丹皮10g，女贞子10g，墨旱莲15g，甘草6g，煅牡蛎15g，五味子6g。中药配方颗粒14剂，每日1剂，分3次冲服。注射用环磷酰胺（0.2g，1日1次，静脉滴注2天）冲击（连续冲击8～10次，总量150～200mg/kg）；醋酸泼尼松片10mg，1日1次，口服（1周后减为10mg、5mg交替，1日1次，口服）；来氟米特片（前3天15mg，1日2次，口服，后改为10mg，1日1次，口服）；骨化三醇胶囊（1粒，1日1次，口服；钙片1粒，1日1次，口服）。

嘱患儿下次就诊时复查24小时尿蛋白定量、肝功能、肾功能、血常规、尿常规。

二诊：2020年1月25日。10天前于我院行第1次注射用环磷酰胺冲击治疗，过程顺利。现患儿诸症减轻，新增鼻塞、流清涕症状，纳眠可，二便调。舌质红，苔薄白，脉浮细。复查血常规：白细胞$10.3×10^9$/L，血小板$230×10^9$/L，中性粒细胞比例68.7%，淋巴细胞比例22.4%。尿常规：尿蛋白（-），隐血（++），镜检红细胞286.3/μL，镜检红细胞（+）/HP。24小时尿蛋白定量0.17g。肝肾功能：总蛋白63.5g/L，白蛋白41.2g/L，谷丙转氨酶 32.2U/L，谷草转氨酶 23.4U/L，尿素氮 4.74mmol/L，肌酐 36.1μmol/L，尿酸 227.5μmol/L。中药守上方加辛夷 9g，防风 10g，继服 14 剂，每日 1 剂，分 2 次冲服。醋酸泼尼松片 10mg、5mg 交替使用，1 日 1 次，口服；余药同前。嘱患儿下次就诊时复查 24 小时尿蛋白定量、免疫六项、血常规、尿常规。

三诊：2020 年 2 月 8 日。1 周前于我院行第 2 次环磷酰胺冲击治疗，过程顺利。患儿病情稳定，未诉不适，纳眠可，二便基本正常。舌淡，苔少，脉沉细。复查血常规：白细胞 7.9×10⁹/L，血小板 267×10⁹/L，中性粒细胞比例 65.1%，淋巴细胞比例 24.5%。尿常规：尿蛋白（－），隐血（＋），红细胞 45.8/μL，镜检红细胞 3～5 个 /HP。24 小时尿蛋白定量 0.13g。免疫六项未见异常。中药守上方去辛夷、防风、煅牡蛎、五味子、薏苡仁，继服 14 剂，每日 1 剂，分 2 次冲服。醋酸泼尼松片单日 10mg，双日 2.5mg 交替使用，1 日 1 次，口服；余药同前。嘱患儿下次就诊时复查 24 小时尿蛋白定量、血常规、尿常规。

四诊：2020 年 3 月 1 日。3 天前患儿于我院行第 3 次环磷酰胺冲击治疗，过程顺利。患儿病情稳定，未诉不适，纳眠可，二便调。舌淡红，苔薄少，脉沉细。复查尿常规：尿蛋白（－），隐血（±），红细胞 27.3/μL，镜检红细胞 1～4 个 /HP。24 小时尿蛋白定量 0.09g。中药守上方继服 14 剂，每日 1 剂，分 2 次冲服。醋酸泼尼松片单日 5mg，双日 2.5mg 交替使用，1 日 1 次，口服；余药同前。

随访：后期患儿规律复诊，逐渐减停激素及来氟米特片，根据病情完成 8 次注射用环磷酰胺冲击治疗，中药守上方加减，病情持续稳定。

按：本虚标实为 IgA 肾病主要病机，本虚在肾，疾病发展，可累及肺、脾、肝等脏器，湿热毒邪为标。本虚标实主要由于外邪入侵，或感风邪夹湿，湿邪化热，留于机体，病情缠绵不愈，日久，则损伤脾肾，而致脾肾气虚，无力固摄，肾精失司，则见血尿、蛋白尿。其病程发展为由少及多，从简单到复杂，且虚实相兼，临床中患者少数为单一证型，多以两邪、三邪相兼为主，脾肾气虚贯穿始终。主要以气虚、阴虚为主，疾病发展，严重者阴阳两虚，而导致肺咽、胃肠、营卫失调，中医根据患者不同分型，予以针对性方剂治疗，具有良好的补气健脾、活血通络、调和两虚之效，且具有副作用小、价格低廉等优点，应用于 IgA 肾病治疗中能取得良好的效果。IgA 肾病中医治疗虽然开拓了疾病治疗的途径，取得一定的效果，但临床仍具有一定局限性，如起效慢，对急性发病患者效果不佳；且仍存在较多处方属于医生个人经验或以往医书经验，缺乏随机、双盲、多中心等临床试验支持。因此，中医辨证论治 IgA 肾病仍无法完全取代西医治疗，临床需根据患者病情而定，结合西医，予以优质、有效的续贯性治疗。

本病例患儿辨证气阴两虚为本，湿热下注为标。中医治疗此病主要以辨证治疗为基础，此证应以补气健脾、滋肝养肾、通络活血、清热利湿等对证治疗，其中加减参芪地黄汤、二至丸均为治疗该病机 IgA 肾病的有效药物。血证的三大治则"治火、治气、治血"，本证以滋阴清热、补气摄血、凉血活血为主，正如唐容川所言"离经之血，虽清血鲜血，亦是瘀血"，不可单纯地见血止血、见热清热。

方中黄芪、太子参、山茱萸补气健脾，滋阴清热；山药养阴，平补三焦；茯苓、薏苡仁茯苓淡渗脾湿；生地黄、牡丹皮、女贞子、墨旱莲清热泻火，凉血活血；甘草调和诸药，共同达到补气养阴之功。因多汗，加煅牡蛎、五味子滋阴敛汗；因鼻塞、流清涕，加辛夷、防风疏风散寒，宣通鼻窍。急性期以益气养阴兼祛邪，慢性期以滋阴补肾健脾兼活血化瘀。

（李阳、张博　整理）

案 4：IgA 肾病（脾肾阳虚兼水湿内阻证）

秦某，女，16 岁，以"尿检异常 2 年 4 个月，伴肉眼血尿 6 天"为代主诉，于 2019 年 6 月 19 日初诊。

现病史：2 年 4 个月前患儿无诱因出现头晕乏力，至当地医院查尿常规：尿蛋白（++），隐血（+++）。24 小时尿蛋白定量 346mg，间断予泼尼松片（最大量 45mg/d）、来氟米特片、替米沙坦片口服（具体不详），尿蛋白不能完全转阴。40 天前劳累后出现肉眼血尿，至郑州大学第一附属医院行肾穿示 IgA 肾病（肾小球废弃 22.22%，缺血萎缩 11.11%，小管间质灶性慢性病变），予抗感染治疗后血尿消失。出院后反复出现肉眼血尿。刻下症：肉眼血尿，洗肉水样，颜面部浮肿，伴腰痛，平素畏寒，易脱发，乏力，纳差，食后恶心欲吐，水样大便，3～4 次/天。

查体：咽无充血。舌淡，边有齿痕，苔薄白，脉沉弱。

辅助检查：血常规：白细胞 $4.7×10^9$/L，红细胞 $4.71×10^{12}$/L，血红蛋白 145g/L，血小板 $164×10^9$/L，中性粒细胞百分比 57.4%，淋巴细胞百分比 33.8%。尿常规：尿蛋白（+），隐血（+++），镜检红细胞 518.9/μL，镜检红细胞（++）/HP。24 小时尿蛋白定量 74.8mg。

西医诊断：IgA 肾病（小管间质灶性慢性病变）。

中医诊断：尿血。

中医证型：脾肾阳虚兼水湿内阻。

治法：温补脾阳，健脾化湿。

方药：桂枝附子汤合补中益气汤加减。

处方：炒附子 10g，桂枝 6g，生黄芪 45g，党参 15g，炒白术 15g，升麻 6g，柴胡 10g，当归 10g，炒薏苡仁 15g，砂仁 10g，鸡内金 10g，桑螵蛸 10g，金樱子 15g，黄精 15g，甘草 6g。中药配方颗粒 14 剂，每日 1 剂，分 2 次冲服。来氟米特片 20mg，1 日 1 次，口服。嘱患儿下次就诊时复查 24 小时尿蛋白定量、血常规、尿常规。

二诊：2019 年 7 月 3 日。晨起肉眼血尿，伴尿频、尿急，平素畏寒，乏力，易脱发，纳眠可，大便成形，日 1～2 次。舌淡，舌边齿痕明显，苔白腻，脉沉弱。复查血常规：白细胞 $6.5×10^9$/L，红细胞 $4.7×10^{12}$/L，血红蛋白 145g/L，血小板 $216×10^9$/L，中性粒细胞百分比 67%，淋巴细胞百分比 27.3%。尿常规：尿蛋白（－），隐血（＋＋＋），镜检红细胞 279.8/μL，镜检红细胞（＋）/HP。24 小时尿蛋白定量 190.6mg。中药守上方加墨旱莲 30g，茜草 30g，金钱草 15g，继服 14 剂，每日 1 剂，分两次冲服。加用来氟米特片 20mg，1 日 1 次，口服；多维元素片 1 片，1 日 2 次，口服；百令胶囊 2 粒，1 日 2 次，口服。嘱患儿下次就诊时复查 24 小时尿蛋白定量、血常规、尿常规。

三诊：2019 年 7 月 17 日。患儿晨测血压 143/85mmHg，诸症好转，纳眠可，偶有肉眼血尿，大便糊状，日 1～2 次。舌淡，边有齿痕，苔白腻，脉沉弱。复查血常规：白细胞 $3.9×10^9$/L，红细胞 $4.57×10^{12}$/L，血红蛋白 145g/L，血小板 $145×10^9$/L，中性粒细胞百分比 57.6%，淋巴细胞百分比 35.7%。尿常规：尿蛋白（－），隐血（＋＋＋），红细胞 136.5/μL，镜检红细胞 3～6 个/HP。24 小时尿蛋白定量 78mg。中药守上方继服 14 剂，每日 1 剂，分 2 次冲服。加服贝那普利片 10mg，1 日 1 次，口服；余药同前。嘱患儿下次就诊时复查 24 小时尿蛋白定量、血常规、尿常规。

四诊：2019 年 8 月 3 日。患儿诸症有所好转，血压正常，肉眼血尿消失，进食冷食后易腹泻，纳眠可，二便调。舌淡，边有齿痕，苔薄白，脉沉弱。复查血常规：白细胞 $4.4×10^9$/L，红细胞 $4.89×10^{12}$/L，血红蛋白 154g/L，血小板 $156×10^9$/L，中性粒细胞比例 68.6%，淋巴细胞比例 25.6%。尿常规：尿蛋白（－），隐血（＋），红细胞 26.3/μL，镜检红细胞 2～5 个/HP。24 小时尿蛋白定量 133.77mg。免疫六项：IgG 12.0g/L，IgA 2.96g/L，余正常。中药守上方加郁金 15g，继服 14 剂，每日 1 剂，分 2 次冲服；余药同前。嘱患儿下次就诊时复查 24 小时尿蛋白定量、血常规、尿常规。后期患儿规律门诊复诊逐渐减停来氟米特片、贝那普利片、百令胶囊，中药巩固治疗 3 月。

按：IgA 肾病主要与脾、肾相关，累及五脏，病机总体为本虚标实之证。本病例患儿病程久，在气阴两虚的基础上出现了阳气虚衰的证候，以脾肾阳虚为主要病机，加之素体虚寒，劳累后加重，表现为脾肾阳虚、水湿内聚之候。脾主运化，肾主水，脾虚气弱，肾阳衰微，则水液代谢失司，致水湿久留不去，泛溢肌肤而成水肿；精微不归正化，致谷气下流、精微下注，形成蛋白尿；脾虚不能统血于脉内，则见血尿；脾肾阳虚无以温煦润泽，则见畏寒、乏力、脱发；水湿内阻，大肠传导失职，则见水样大便；《圣济总录》云"肾主水，肾虚衰，气化失常，开阖不利，水液聚体内而出现水肿"；因脾肾气虚，膀胱气化功能失常，湿热之邪客于肾与膀胱，湿阻热郁，气化不利，开阖失司，膀胱失约而致尿频、尿痛。故病初采用温肾健脾、利水化浊为主要治法。

方中附子辛甘性热，用之温肾助阳，以化气行水，兼暖脾土，以温运水湿。张锡纯曰："附子为补火助阳之主药，其力能升、能降、能内达、能外散，凡凝寒锢冷之结于脏腑、着于筋骨、痹于经络血脉者，皆能开之、通之。"故首选附子补火助阳，散寒温中，使自下而上而脉生，周身通达而消阴翳；桂枝温阳化气；黄芪甘温益气，扶正祛邪，健脾升阳，利水消肿；党参、白术健脾渗湿，利水消肿，脾健化湿，水去阳不受损；升麻、柴胡升举阳气；当归补血养血；薏苡仁、砂仁理气健脾、化湿止泻；鸡内金消食健脾；桑螵蛸、金樱子温阳固肾缩尿；黄精滋阴补肾；墨旱莲、茜草活血凉血止血；金钱草清热利湿通淋；郁金活血凉血；甘草调和诸药。温补脾肾为治疗本病的基本大法，唯有脾肾阳健，方能恢复水液正常代谢。

（李阳、张博　整理）

案 5：IgA 肾病（肺脾气虚兼风热犯咽证）

陈某，男，10 岁，以"尿检异常伴水肿 6 月余"为代主诉，于 2020 年 8 月 19 日初诊。

现病史：6 个月前患儿无明显诱因出现双眼睑及双足水肿，就诊于郑州大学第一附属医院，查尿常规：尿蛋白（+++）。24 小时尿蛋白定量 3.82g。血生化：白蛋白 18.4g/L。行肾穿示局灶增生性 IgA 肾病。予"甲泼尼龙片（40mg 分次，口服）"口服。5 个月前病情无改善，住院查尿常规：尿蛋白（++），隐血（+++），镜检红细胞 106/μL。血生化：白蛋白 32g/L。24 小时尿蛋白定量 2.217g，加用他克莫司胶囊（早 1mg 晚 0.5mg，口服）口服，后门诊规律复查。3 个月前尿蛋白转阴，隐血持续（+++）。刻下症：双下肢浮肿、口腔黏膜溃疡、上覆白膜，乏力，多汗，腹胀，平素易感冒，纳眠可，二便正常。（他克莫司胶囊已停半月，现甲泼尼龙片 16mg，隔日 1 次，口服）

查体：口腔黏膜溃疡、上覆白膜，面色萎黄。舌淡红，苔薄白，脉沉迟。

辅助检查：血常规：白细胞 13.6×10^9/L，红细胞 4.64×10^{12}/L，血红蛋白 153g/L，血小板 415×10^9/L，中性粒细胞百分比 66.4%，淋巴细胞百分比 27%。尿常规：尿蛋白（-），隐血（+++），红细胞 181.1/μL，镜检红细胞 5～9 个 /HP。

西医诊断：①IgA肾病（局灶增生，肾综型，激素不敏感）；②继发性鹅口疮。

中医诊断：尿血。

中医证型：肺脾气虚。

治法：补肺健脾，益气固表。

方药：玉屏风散合四君子汤加减。

处方：黄芪30g，炒白术10g，防风10g，党参20g，茯苓10g，丹参15g，盐菟丝子10g，益母草10g，当归10g，薏苡仁15g，覆盆子10g，芡实15g，煅牡蛎15g，五味子6g，甘草6g。中药配方颗粒7剂，每日1剂，分2次冲服。

甲泼尼龙片（16mg，隔日1次，口服）；多维元素片（1粒，1日1次，口服）；制霉菌素混悬液50万单位（自备）加水适量涂口腔黏膜，1日3次；苏打水漱口。嘱患儿下次就诊时复查24小时尿蛋白定量、血常规、尿常规。

二诊：2020年8月28日。自测尿蛋白阴性，浮肿消退，鹅口疮无明显好转，纳眠可，二便调。舌淡红，苔薄白，脉沉迟。复查血常规：白细胞11.7×10⁹/L，红细胞4.42×10¹²/L，血红蛋白142g/L，血小板415×10⁹/L，中性粒细胞百分比64.2%，淋巴细胞百分比28.8%。尿常规：尿蛋白（−），隐血（+++），红细胞378.1/μL，镜检红细胞（+）/HP。24小时尿蛋白定量132.68mg。中药守上方去五味子，加五倍子10g，墨旱莲30g，茜草30g，继服14剂，每日1剂，分2次冲服。甲泼尼龙片（12mg，隔日1次，口服）；多维元素片（1粒，1日1次，口服）；康复欣液外抹口腔黏膜（5mL，1日2次）；苏打水漱口。感冒备用药：抗感颗粒、金莲清热泡腾片、蒲地蓝口服液。嘱患儿下次就诊时复查24小时尿蛋白定量、血常规、尿常规。

三诊：2020年9月11日。患儿鹅口疮较前稍好转，仍反复，余未诉不适，纳眠可，二便调。舌淡红，苔薄白，脉沉迟。复查血常规：白细胞13.3×10⁹/L，红细胞4.62×10¹²/L，血红蛋白147g/L，血小板474×10⁹/L，中性粒细胞百分比65.5%，淋巴细胞百分比26.1%。尿常规：尿蛋白（±），隐血（+），镜检红细胞465.9/μL，镜检红细胞（++）/HP。24小时尿蛋白定量79.2mg。中药守上方加仙鹤草15g，继服14剂，每日1剂，分2次冲服。甲泼尼龙片改为醋酸泼尼松片（15mg，隔日1次，口服）；余药同前。嘱患儿下次就诊时复查24小时尿蛋白定量、血常规、尿常规。

四诊：2020年9月24日。患儿诸症好转，鹅口疮已愈，新增咽痛症状，纳眠可，二便可。咽充血。舌尖红，苔薄白，脉沉迟。复查血常规：白细胞6.8×10⁹/L，红细胞4.73×10¹²/L，血红蛋白150g/L，血小板485×10⁹/L，中性粒细胞百分比60.8%，淋巴细胞百分比30.8%。尿常规：尿蛋白（−），隐血（+），红细胞62.3/μL，镜检红细胞1～5个/

HP。24 小时尿蛋白定量 4.40mg。中药守上方继服 14 剂，每日 1 剂，分两次冲服。醋酸泼尼松片（10mg，隔日 1 次，口服）；金莲清热泡腾片（1 片，1 日 3 次，泡服）；余药同前。嘱患儿下次就诊时复查 24 小时尿蛋白定量、血常规、尿常规。

五诊：2020 年 10 月 6 日。患儿诸症好转，鹅口疮已愈，咽痛、咽干，纳眠可，二便调。咽充血。舌尖红，苔薄白，脉沉迟。复查血常规：白细胞 6.9×10^9/L，红细胞 4.36×10^{12}/L，血红蛋白 143g/L，血小板 385×10^9/L，中性粒细胞百分比 63.2%，淋巴细胞百分比 24%。尿常规：尿蛋白（-），隐血（±），红细胞 36.7/μL，镜检红细胞 2～4 个/HP。24 小时尿蛋白定量 43.7mg；皮质醇 10pg/mL。中药守上方去五倍子，生地黄加至 20g，加牛蒡子 10g，鱼腥草 15g，玄参 10g，桔梗 6g，继服 28 剂，每日 1 剂，分两次冲服。醋酸泼尼松片（5mg，隔日 1 次，口服，足 4 周后停）；多维元素片（1 粒，1 日 1 次，口服）。

随访：后患儿病情持续稳定，门诊随诊。

按：IgA 肾病的病机演变早期多以气虚证型为主，渐至"病损及阳"，证见脾肾阳虚证；"病损及阴"，则肝肾阴虚；终至气阴亏虚，阴阳两虚。风热和湿热之邪等标证，是 IgA 肾病病变的关键。本病例患儿的肾脏病理结果虽轻，但临床表现重为肾病综合征型，持续镜下血尿，且对激素不敏感，处于激素小剂量维持阶段。长期应用激素、免疫抑制剂，菌群失调，则生鹅口疮，辨证为肺脾气虚证，诱因是风热犯咽。肺气亏虚，通调失司，气不化精而化水；脾气亏虚则无法正常运化水液，出现水饮停聚，故表现为脘腹胀满，双下肢水肿；脾失健运，升降不及，统血无权，气为血之帅，气不摄血，血溢脉外则出现尿血。古文献对于以上病证有许多相关的论述，如《至真要大论》曰"诸湿肿满，皆属于脾。诸胀腹大，皆属于热"，《景岳全书·肿胀》言"凡外感病毒风，邪留肌肤，则亦能忽然浮肿"。肺气亏虚无以卫外，外邪趁虚而入，则易感冒、继发感染性疾病。上呼吸道感染是引起本病复发与加重的重要原因之一，在治疗 IgA 肾病的同时必须十分注意预防感染或及时治疗控制感染情况，辨证加用清热解表或清凉解表、宣肺通窍药物，先以急则治标为是。

方中黄芪、炒白术、防风即玉屏风散，补肺固表止汗；党参、茯苓益气健脾，培土制水；菟丝子、覆盆子、芡实补益肾精，且能涩精固本缩尿；当归、丹参养血活血，又凉血止血；配以益母草、薏苡仁健脾利水，水血同治；煅牡蛎、五味子酸收敛汗。二诊时鹅口疮未减轻，加五倍子以祛腐生新、凉血止痛、敛疮生肌。尿血日久多虚，仙鹤草收敛止血兼补虚；墨旱莲、茜草滋补肝肾，凉血止血。五诊时患儿出现咽痛咽干的上呼吸道感染症状，加鱼腥草清热解毒，减轻炎症反应；牛蒡子、玄参、桔梗清热解毒利咽；甘草调和诸药。因瘀血贯穿本病始末，虽见尿血的出血症状，却不可一味地止血，需将活血化瘀贯穿始终，同时养血以防血虚，使旧血去，新血生，而血自止。

（张博 整理）

案 6：IgA 肾病（阳虚水泛兼血瘀证）

郭某，女，10 岁，以"浮肿伴尿检异常 2 年，加重 1 周"为代主诉，于 2021 年 3 月 7 日初诊。

现病史：2 年前患儿无明显诱因出现眼睑及双下肢浮肿，至郑州大学第一附属医院，查尿常规：尿蛋白（++），隐血（+++），红细胞 220/μL。行肾穿示 IgA 肾病（Ⅲ级，M1EOS1TOC1），予抗感染及醋酸泼尼松片（20mg，1 日 3 次，口服）、贝那普利片（10mg，1 日 1 次，口服）治疗。后至我院门诊复诊，予雷公藤多苷片、醋酸泼尼松片、贝那普利片、中药口服，期间复查尿蛋白波动在（±）～（+），隐血波动在（+）～（++）。1 周前患儿外感后出现眼睑浮肿，家长自予"醋酸泼尼松片（25mg，1 日 1 次，口服）"，效不佳。刻下症：患儿晨起眼睑浮肿，畏寒肢冷，纳眠可，泡沫尿，尿量可，大便质稀，1 日 2 次。

体格检查：咽无充血。舌淡红胖大，边有齿痕，苔白滑，脉沉弱。

辅助检查：血常规：白细胞 9.7×10^9/L，红细胞 4.61×10^{12}/L，血红蛋白 143g/L，血小板 406×10^9/L，中性粒细胞百分比 67.4%，淋巴细胞百分比 43.6%。尿常规：尿蛋白（++），隐血（+++），红细胞 425.5/μL，镜检红细胞（++）/HP。24 小时尿蛋白定量 2434mg。血生化：白蛋白 33.8g/L，余未见异常。

西医诊断：IgA 肾病（Ⅲ级）。

中医诊断：尿浊。

中医证型：阳虚水泛兼血瘀。

治法：温阳利水，活血化瘀。

方药：五苓散合桃仁红花煎加减。

处方：桂枝 10g，猪苓 10g，泽泻 10g，黄芪 20g，防风 6g，党参 10g，巴戟天 10g，杜仲 10g，当归 10g，山药 10g，桃仁 6g，红花 6g，丹参 10g，莪术 10g，芡实 10g，益母草 10g，炙甘草 9g。中药配方颗粒 7 剂，每日 1 剂，分 2 次冲服。

醋酸泼尼松片（25mg，1 日 1 次，口服）；雷公藤多苷片（30mg，1 日 3 次，口服）；贝那普利片（10mg，1 日 1 次，口服）；钙片（1 粒，1 日 1 次，口服）；骨化三醇胶囊（1 粒，1 日 1 次，口服）。

二诊：2021 年 3 月 14 日。患儿浮肿消失，仍畏寒肢冷，纳眠可，泡沫尿，大便质可，1日1次。咽充血。舌淡红胖大，边有齿痕，苔白滑，脉沉弱。复查血常规：白细胞 $9.3×10^9$/L，红细胞 $4.4×10^{12}$/L，血红蛋白135g/L，血小板 $316×10^9$/L，中性粒细胞比例66.4%，淋巴细胞比例4.1%。尿常规：尿蛋白（++），隐血（++），红细胞259.8/μL，镜检红细胞（++）/HP。24小时尿蛋白定量1725mg。中药守上方加冬凌草15g，继服14剂，每日1剂，分2次冲服。余药同前。

三诊：2021年3月29日。患儿畏寒肢冷明显好转，脾气暴躁，食欲旺盛，纳眠可，小便可，大便偏干，1日1次。咽无充血，满月脸。舌淡红胖大，边有齿痕，苔白滑，脉沉弱。复查血常规：白细胞 $10.3×10^9$/L，红细胞 $4.15×10^{12}$/L，血红蛋白134g/L，血小板 $304×10^9$/L，中性粒细胞百分比69.2%，淋巴细胞百分比23.4%，C反应蛋白：0.8mg/L。尿常规：尿蛋白（-），隐血（++），镜检红细胞275.6/μL，镜检红细胞（++）/HP。24小时尿蛋白定量205mg。血生化：白蛋白41.2g/L，余未见异常。中药守上方去杜仲，加火麻仁15g，鱼腥草15g，煅龙骨、煅牡蛎各15g，继服14剂，每日1剂，分2次冲服。醋酸泼尼松片（25mg，20mg交替，1日1次，口服，每8天隔日减5mg）；余药同前。

四诊：2021年4月13日。患儿自测尿蛋白阴性，诸症好转，纳眠可，二便调。咽无充血，满月脸。舌红，苔薄白，脉沉细。复查血常规：白细胞 $6.7×10^9$/L，红细胞 $4.03×10^{12}$/L，血红蛋白146g/L，血小板 $287×10^9$/L，中性粒细胞百分比62.2%，淋巴细胞百分比33.4%，C反应蛋白：2.2mg/L。尿常规：尿蛋白（-），隐血（++），红细胞204.7/μL，镜检红细胞（++）/HP。24小时尿蛋白定量214mg。中药守上方加大蓟15g，小蓟15g，继服14剂，每日1剂，分两次冲服。醋酸泼尼松片（25mg，10mg交替，1日1次，口服，每8天隔日减5mg）；雷公藤多苷片（30mg，1日2次，口服）；余药同前。

五诊：2021年4月28日。患儿自测尿蛋白阴性，期间外感1次，自予"抗感颗粒"口服后愈，现无不适，纳眠可，二便调。咽无充血，满月脸。舌红，苔薄白，脉沉细。复查血常规：白细胞 $8.3×10^9$/L，红细胞 $3.97×10^{12}$/L，血红蛋白144g/L，血小板 $245×10^9$/L，中性粒细胞百分比66.4%，淋巴细胞百分比35.2%，C反应蛋白1.3mg/L。尿常规：尿蛋白（-），隐血（++），镜检红细胞204.7/μL，镜检红细胞（++）/HP。24小时尿蛋白定量214mg。血生化：未见异常。中药守上方继服14剂，每日1剂，分2次冲服。醋酸泼尼松片（20mg，5mg交替，1日1次，口服）；余药同前。

随访：患儿规律门诊复诊，病情稳定，逐渐减停雷公藤多苷片、贝那普利片、醋酸泼尼松片。

按：IgA肾病的临床表现具有多样性、反复性、进展性、与病理不平行性的特点。临床症状可见反复肉眼血尿、持续镜下血尿、大量蛋白尿。IgA肾病的病因繁杂多样，病机演变复杂，病程迁延日久，复因失治、误治，导致变证百出，多呈寒热错杂、虚实相兼之象，因正虚则邪实内生，因邪留则更易伤正，所以给治疗带来了诸多问题，但仍遵循"急则治其标，缓则治其本，标本同治"之原则。

五苓散是温阳化气、利湿行水的代表方剂，常用于肾系疾病的治疗。现代药理学研究证实五苓散具有调节水液代谢、增强机体免疫功能等作用，且对于水液代谢具有双向调节作用，还可降低细胞毒性以及肾小球滤过屏障作用。"久病及肾""久病入络"，肾系疾病常伴有血瘀，《血证论》中指出"血与水本不相离，病血者未尝不病水，病水者未尝不病血"，瘀与水相结；另外，瘀久则化热，瘀与热相结合；瘀阻脉络可致出血，瘀与血并见等。为了减少并发症和缩短病程，应合理及时应用活血化瘀药。桃仁红花煎中桃仁、红花、丹参、当归等活血药有良好的活血化瘀之效。在临床中，血瘀多与气滞、阳虚、阴虚、痰等同时出现，故常与理气药、温阳药、养阴药、祛痰药等其他功效的药物联合使用，方能使治疗效果更佳。

清·柯韵伯《伤寒来苏集》云："泽泻味咸入肾，而培水之本；猪苓色黑入肾，以利水之用。"泽泻甘淡咸寒，甘淡渗泄，咸走水府，利水渗湿；猪苓淡渗，通调水道，下输膀胱，增强利水渗湿之力；桂枝助膀胱气化，以利小便。《本草再新》提出了红花、丹参、益母草均可入肾经，直接作用于肾，行化瘀之功，去肾中之血瘀，还可作为引经药，引他药于肾，增强活血化瘀的功效；当归、莪术、桃仁虽未明确指出可入肾经，但其入肝经，肾为肝之母，肝为肾之子，母病必及子，若肝木不疏，则气机逆乱，气乱则血不循经，以行气活血；黄芪、防风、党参取玉屏风散之意，既可补脾气以统摄精微物质，减少蛋白尿，又防外邪趁虚而入；巴戟天、杜仲温肾益精；山药、芡实补脾益气，以振中焦气血生化之源。激素乃大热之品，长久用之，可见热炽咽喉、热扰心神、伤及津液，而见咽红、咽痛、脾气暴躁等，冬凌草清热解毒利咽，煅龙骨、煅牡蛎镇心安神，鱼腥草清热泻火，火麻仁润肠通便，大小蓟清热凉血，减少红细胞的外漏。

（张博 整理）

案 7：IgA 肾病（气阴两虚兼血瘀证）

杨某，男，12 岁，以"发作性肉眼血尿伴尿检异常 4 个月"为代主诉，于 2020 年 6 月 19 日初诊。

现病史：患儿 4 个月前无明显诱因出现肉眼血尿，夹有泡沫，尿量正常，至河南省人民医院入院治疗。查尿常规：尿蛋白（+++），隐血（+++），红细胞 239.20/μL，镜检红细胞 4～6 个 /HP。24 小时尿蛋白定量 3.42g。血生化：白蛋白 27g/L，行肾穿示 IgA 肾病（Ⅳ

级，牛津分型 M1E1TOC1，小球废弃 23.53%、细胞性新月体 11.76%、纤维细胞性新月体 5.88%、节段球囊粘连 11.76%，小管间质灶性急性炎症和灶性慢性病变）。予甲泼尼龙针、阿奇霉素针静滴及百令胶囊、匹多莫德口服液、卡托普利片等口服治疗，病情好转出院。院外口服甲泼尼龙片（40mg，1 日 1 次，口服）、百令胶囊、匹多莫德口服液、卡托普利片、碳酸钙 D3 片、骨化醇软胶囊等药物治疗，3 个月前尿蛋白转阴。刻下症：患儿神志清，精神可，眼睑浮肿，易疲劳乏力，盗汗，泡沫尿，纳眠可，大便偏干，2 日 1 次。

查体：眼睑浮肿，满月脸，咽充血。舌淡，边有齿痕，苔薄白，脉沉细。

辅助检查：血常规：白细胞 $6.7×10^9/L$，红细胞 $4.22×10^{12}/L$，血红蛋白 144g/L，血小板 $267×10^9/L$，中性粒细胞百分比 63.4%，淋巴细胞百分比 28.8%。尿常规：尿蛋白（++），隐血（+），镜检红细胞 108.9/μL，镜检红细胞 3 ～ 6 个 /HP。24 小时尿蛋白定量 3071mg。血生化：白蛋白 28g/L，余未见异常。

西医诊断：IgA 肾病（小管间质灶性急性炎症和灶性慢性病变，肾综型）。

中医诊断：尿浊。

中医证型：气阴两虚兼血瘀。

治法：益气养阴，活血化瘀。

方药：知柏地黄汤合桃红四物汤加减。

处方：熟地黄 10g，酒萸肉 10g，当归 10g，黄芪 30g，知母 10g，黄柏 10g，桃仁 9g，红花 9g，丹参 10g，茯苓 10g，益母草 10g，泽泻 10g，陈皮 10g，菟丝子 10g，积雪草 10g，煅牡蛎 30g，五味子 6g，炙甘草 9g。中药配方颗粒 7 剂，每日 1 剂，分 2 次冲服。停服百令胶囊、卡托普利片；行环磷酰胺冲击（每次 2 天，用量分别为 0.4g，0.6g，每 2 ～ 8 周冲击 1 次，视病情冲击 6 ～ 8 次，总量不超过 7g）；甲泼尼龙片（16mg，1 日 3 次，口服）；雷公藤多苷片（40mg，1 日 3 次，口服）；硫酸羟氯喹片（0.1g，1 日 2 次，口服）；厄贝沙坦片（0.15g，1 日 1 次，口服）；钙片（1 粒，1 日 1 次，口服）；骨化三醇胶囊（1 粒，1 日 1 次，口服）。

二诊：2020 年 6 月 27 日。患者 6 天前行第 1 次环磷酰胺冲击，自测尿蛋白（+），无浮肿，疲劳乏力、盗汗较前好转，食欲旺盛，泡沫尿，纳眠可，大便干。满月脸，皮纹断裂，咽充血。舌淡，边有齿痕，苔薄白，脉沉细。复查血常规：白细胞 $9.7×10^9/L$，红细胞 $4.4×10^{12}/L$，血红蛋白 133g/L，血小板 $220×10^9/L$，中性粒细胞百分比 63.4%，淋巴细胞百分比 27.6%，C 反应蛋白 3.4mg/L。尿常规：尿蛋白（+），隐血（-），红细胞 27 个 /μL，沉渣镜检红细胞 1 ～ 4 个 /HP。24 小时尿蛋白定量 935.20mg。中药守上方加水牛角粉 20g，继服 14 剂，每日 1 剂，分 2 次冲服。加服复方磺胺甲恶唑片（0.48g，1 日 2 次，口服，双日服）；甲泼尼龙片调整为醋酸泼尼松片（60mg、55mg交替，1日1次，口服，每6天减5mg）；雷公藤多苷片减至（30mg，1日3次，口服）；余药同前。

三诊：2020年7月10日。1周前患儿行环磷酰胺第2次冲击治疗，自测尿蛋白（±），诸症减轻，纳眠可，二便调。满月脸，皮纹断裂，咽充血。舌淡，边有齿痕，苔薄白，脉沉细。复查血常规：白细胞6.3×10⁹/L，红细胞4.1×10¹²/L，血红蛋白147g/L，血小板212×10⁹/L，中性粒细胞百分比57.4%，淋巴细胞百分比32.6%，C反应蛋白0.4mg/L。尿常规：尿蛋白（+），隐血（-），红细胞23/μL，镜检红细胞1～3个/HP。24小时尿蛋白定量500.40mg。中药守上方继服14剂，每日1剂，分2次冲服。醋酸泼尼松片（60mg、45mg交替，1日1次，口服，每6天减5mg）；余药同前。

四诊：2020年7月25日。患儿1周前行第3次环磷酰胺冲击治疗，自测尿蛋白（-）～（±），诸症减轻，新增鼻塞、咽痛症状，纳眠可，二便调。满月脸，皮纹断裂，咽充血。舌淡，边有齿痕，苔薄白，脉沉细。复查血常规：白细胞8.1×10⁹/L，红细胞4.23×10¹²/L，血红蛋白145g/L，血小板203×10⁹/L，中性粒细胞比例67.4%，淋巴细胞比例28.6%，C反应蛋白4.5mg/L。尿常规：尿蛋白（-），隐血（-），红细胞20/μL，镜检红细胞1～3个/HP。24小时尿蛋白定量213mg。血生化：未见异常。①中药守上方去水牛角粉，加辛夷9g，牛蒡子10g，继服7剂，每日1剂，分两次冲服。②中药守上方继服7剂，每日1剂，分2次冲服。醋酸泼尼松片（60mg，35mg交替，1日1次，口服，每6天减5mg）；雷公藤多苷片减至（30mg，1日2次，口服）；余药同前。

五诊：2020年8月9日。患儿自测尿蛋白（-），病情稳定，纳眠可，二便调。满月脸，皮纹断裂，咽充血。舌淡，边有齿痕，苔薄白，脉沉细。复查血常规：白细胞6.2×10⁹/L，红细胞4.3×10¹²/L，血红蛋白152g/L，血小板212×10⁹/L，中性粒细胞比例61.4%，淋巴细胞比例24.6%，C反应蛋白0.5mg/L。尿常规：尿蛋白（-），隐血（-），红细胞22/μL，镜检红细胞1～2个/HP。24小时尿蛋白定量197mg。中药守上方去煅牡蛎、五味子，继服14剂，每日1剂，分2次冲服。醋酸泼尼松片（60mg，25mg交替，1日1次，口服，每6天减5mg）；余药同前。

随访：患儿病情稳定，于2020年9月26日停用雷公藤多苷片，于2021年4月11日完成8次环磷酰胺冲击（用量共8g），醋酸泼尼松片持续减量。

按： 本病例患儿因复发大量蛋白尿，服用激素已久，阴虚燥热耗伤气阴，导致气阴两虚兼血瘀，病机关键离不开"虚"与"瘀"，初为气阴两虚，后由虚致实，虚处留邪，瘀血、湿热内生结聚，阻滞肾络，尤其注重对脾肾的治疗。调理脏腑，固其根本，蠲痰化饮，利湿消肿，活血化瘀，以益肾泄浊、化瘀通络为要。气虚则行血无权，阴虚则火旺伤津，脉道不充，血行瘀滞，阻滞肾络，而见血尿、蛋白尿之症。

方中熟地黄、山萸肉主入肾阴，功可滋肾养阴，填精益髓；菟丝子主入肾经，功可温补肾阳；当归可补血活血；黄芪可益气固表，敛汗固脱，利水消肿，现代研究认为，黄芪甲苷对肾脏有明显保护作用，能降低血糖和尿白蛋白排泄量，改善低蛋白血症；丹参、桃仁、红花主入血分，可行散化瘀，有祛瘀生新之功；益母草功可消水行血，去瘀生新，善治水瘀互结之证，现代研究认为，丹参、桃仁、红花、益母草能通过改善微循环、促进纤溶、抑制凝血、增加肾血流量等机制减少蛋白尿，且能清除自由基，保护肾脏，减少肾脏损害；泽泻主入肾经，为甘寒之药，可利水渗湿、泄膀胱之邪热，《药品化义》中言其"因能利水道，令邪水去，则真水得养，故消渴能止，又能除湿热，通淋沥，分消痞满，透三焦蓄热停水，此为利水第一良品"；积雪草清热利湿，解毒消肿，药理研究证实，积雪草具有抗氧化应激、抗炎、改善微炎症状态、抑制细胞凋亡、改善微循环等多种功效，可抑制肾间质细胞基质增厚和成纤维细胞增生，明显抑制系膜细胞增殖，防止肾小球内组织粘连，并能明显抑制肾小球硬化，达到保护肾功能的作用；知母主入肺肾二经，可润肾燥、滋肾阴，《本草纲目》中曰其"下则润肾燥而滋阴，上则清肺金而泄火"，因而有清肺滋肾使金水相生之妙，其祛火可以保阴，使阴液不耗，为滋阴降火之要药，善治消渴阴虚燥热、肢体浮肿之证；黄柏为苦寒之品，长于清热泻火、燥湿祛邪，有泻火补阴之功，其与知母配伍强化滋阴降火之效；泽泻、知母、黄柏配伍，重在清热泄浊，润燥坚阴；茯苓、陈皮健脾行气、利水渗湿、燥湿化痰，有防止滋腻碍胃之效；甘草调和诸药。煅牡蛎、五味子对药可滋阴敛汗，改善多汗之症；水牛角清热凉血止血，减少血尿，并改善热秘症状；辛夷、牛蒡子宣通鼻窍、疏风利咽解毒，以解鼻塞、咽痛的表证。全方标本兼顾、攻补兼施、固本培元，共奏益气补肾、泄浊坚阴、化瘀通络之功，使气阴得补、瘀浊热去、脉络通畅。

（李阳、张博　整理）

案 8：IgA 肾病（下焦湿热证）

李某，女，12 岁，以"发现肉眼血尿伴浮肿半个月"为代主诉，于 2020 年 3 月 4 日初诊。

现病史：患儿半个月前无明显诱因出现肉眼血尿，至当地人民医院查尿常规：尿蛋白（+++），隐血（+++），镜检红细胞 228/μL。行肾穿示 IgA 肾病（Ⅲ级，M0EOS1TOC1，小球废弃 10.53%、节段硬化和小型纤维细胞性新月体 10.53%，小管间质灶性慢性病变），予青霉素针、西咪替丁、维生素 C、维生素 B、维生素 K 静滴及醋酸泼尼松 0.5 片（口服 5 天）、百令胶囊、钙片等治疗 9 天，住院期间查尿常规：尿蛋白（++）～（+++），隐血（+++），红细胞 1648～4565 个 /μL。24 小时尿蛋白定量不详。血生化：白蛋白 32g/L，出院后小便仍呈淡红色。刻下症：患儿神志清，精神可，眼睑轻度浮肿，肉眼血尿，无发热、咳嗽、腰部酸痛等不适，纳眠可，大便基本正常。

查体：咽充血。舌红，苔黄腻，脉数。

辅助检查：血常规：白细胞 5.9×10^9/L，红细胞 4.71×10^{12}/L，血红蛋白 104g/L，血小板 306×10^9/L，中性粒细胞百分比 3.3%，淋巴细胞百分比 37.7%。尿常规：尿蛋白（++），隐血（+++），红细胞 2386/μL，镜检红细胞（++++）/HP。24 小时尿蛋白定量 1973mg。

西医诊断：IgA 肾病（Ⅲ级）。

中医诊断：尿血。

中医证型：下焦湿热。

治法：清热利湿，凉血止血。

方药：小蓟饮子加减。

处方：大蓟 15g，小蓟 15g，藕节 10g，炒蒲黄 6g，地黄 10g，当归 10g，白茅根 15g，茜草 10g，侧柏叶 10g，陈皮 6g，薏苡仁 15g，茯苓 10g，甘草 6g。醋酸泼尼松片（15mg，1 日 3 次，口服）。中药配方颗粒 7 剂，每日 1 剂，分两次冲服。来氟米特片（前 3 天 15mg，1 日 2 次，口服，后 10mg，1 日 1 次，口服）；贝那普利片（10mg，1 日 1 次，口服）。嘱患儿下次就诊时复查 24 小时尿蛋白、血常规 +CRP、尿常规、血生化。

二诊：2020 年 3 月 12 日。患儿浮肿、肉眼血尿消失，口干，纳眠可，大便基本正常。咽轻度充血。舌红，苔薄黄，脉数。复查血常规：白细胞 5.4×10^9/L，红细胞 4.3×10^{12}/L，血红蛋白 123g/L，血小板 206×10^9/L，中性粒细胞比例 65.3%，淋巴细胞比例 24.7%。尿常规：尿蛋白（+），隐血（++），镜检红细胞 1042/μL，镜检红细胞（++）/HP。24 小时尿蛋白定量 503mg。血生化：白蛋白 39g/L。中药守上方加知母 10g，黄柏 6g，麦冬 10g，继服 14 剂，每日 1 剂，分 2 次冲服。加用醋酸泼尼松片（15mg，1 日 3 次，口服）；余药同前。

三诊：2020 年 3 月 20 日。患儿诸症好转，新增腰困、乏力症状，纳眠可，二便基本正常。咽无充血。舌红，苔薄白，脉数。复查血常规：白细胞 4.9×10^9/L，红细胞 4.2×10^{12}/L，血红蛋白 132g/L，血小板 224×10^9/L，中性粒细胞比例 59.5%，淋巴细胞比例 33.6%。尿常规：尿蛋白（-），隐血（++），镜检红细胞 424/μL，镜检红细胞（+）/HP。24 小时尿蛋白定量 178mg。中药守上方加酒萸肉 6g，山药 10g，黄芪 20g，党参 10g，继服 14 剂，每日 1 剂，分 2 次冲服。醋酸泼尼松片（45mg，1 日 1 次，口服，每 4 天减 5mg）；余药同前。

四诊：2020 年 4 月 3 日。患儿诸症好转，易烦躁，纳眠可，二便基本正常。咽无充血。舌红，苔薄白，脉数。复查血常规：白细胞 $6.2×10^9$/L，红细胞 $4.7×10^{12}$/L，血红蛋白 135g/L，血小板 $212×10^9$/L，中性粒细胞百分比 61.2%，淋巴细胞百分比 28.6%，C 反应蛋白 0.8mg/L。尿常规：尿蛋白（－），隐血（＋），镜检红细胞 304/μL，镜检红细胞（＋）/HP。24 小时尿蛋白定量 154mg。中药守上方加牡丹皮 6g，丹参 10g，继服 14 剂，每日 1 剂，分 2 次冲服。醋酸泼尼松片（45mg，30mg 交替，1 日 1 次，口服，每 4 天减 5mg）；余药同前。

五诊：2020 年 4 月 18 日。患儿诸症好转，未诉不适，纳眠可，二便基本正常。咽无充血。舌淡红，苔薄白，脉数。复查血常规：白细胞 $7.4×10^9$/L，红细胞 $4.3×10^{12}$/L，血红蛋白 145g/L，血小板 $197×10^9$/L，中性粒细胞百分比 60.7%，淋巴细胞百分比 29.3%，C 反应蛋白 3.2mg/L。尿常规：尿蛋白（－），隐血（＋），镜检红细胞 264/μL，镜检红细胞 4 ～ 8 个 /HP。24 小时尿蛋白定量 137mg。血生化：未见异常。中药守上方继服 14 剂，每日 1 剂，分 2 次冲服。醋酸泼尼松片（40mg，10mg 交替，1 日 1 次，口服，每 6 天减 5mg）；余药同前。嘱其下次就诊时复查 24 小时尿蛋白定量、血常规 +CRP、尿常规。

随访：患儿病情稳定，规律复诊，缓慢减停激素及来氟米特片、贝那普利片，中药巩固治疗 3 月。

按： "肉眼血尿" 多发于 IgA 肾病病早期，常在外感热病后出现，所见尿色鲜红、咽红、咽干痛、心烦口渴、小便灼热微痛，舌质红，苔黄，脉沉或数，治以清热解毒，凉血止血，兼以化瘀通络。以 "镜下血尿" 为主者，患者常无明显的自觉症状，病情常呈缓慢的发展状态，此时当以益气养血、止血、化瘀通络为主要治法。清·唐宗海《血证论·尿血》谓 "膀胱与血室并域而居，热入血室则蓄血，热结膀胱则尿血，其致病之由，则有内外二因。外因，乃太阳、阳明传经之热，结于下焦；内因，乃心经遗热于小肠，肝经遗热于血室"。汉·张仲景《金匮要略·五脏风寒积聚病脉证并治》曰 "热在下焦者，则尿血"。本病例患儿处于该病早期，机体感受风热、湿热、疮毒等热邪，热邪客于下焦或心火下移，热伤肾络，迫血妄行，肾失蛰藏，精失固摄，出现尿血、蛋白尿；腰为肾之府，肾络损伤日久，可见腰困；精微物质外泄，无以滋养他脏、经络、筋骨，而见乏力。

方中小蓟甘凉入血分，善清血分之热而凉血止血，又可利尿通淋，清利膀胱湿热，其具有止血而不留瘀血的特点，尤宜于尿血之症，是为君药；生地黄始载于《神农本草经》，具有凉血止血、养阴清热的作用，为清热、凉血、止血之要药，又其性甘寒质润，能清热、生津、止渴，善治血热之尿血，共为君药；蒲黄性味甘、平，止血而消瘀血；炒藕节性平、味甘涩，《本草纲目》里记载能止溺血、下血、血痢、血崩等症，有止血散瘀之效；茜草苦、寒，功能凉血化瘀止血，止血易留瘀血，故用藕节、蒲黄、茜草适其用而制其弊；白茅根凉血止血，清热利尿，导湿热从小便而去；墨旱莲滋补肝肾，凉血止血，尿血易耗伤阴血，故应用墨旱莲而滋补肝肾，并能消散瘀血；大蓟、侧柏叶性凉，凉血止血兼活血；陈皮、薏苡仁、茯苓健脾利湿，健运中焦以运化水液，使得上下调达；当归伍生地黄而滋阴养血，合蒲黄而活血行血，引血归经，当归性味甘、辛、温，具有防诸药寒凉之效；甘草缓急止痛，和中调药。君臣相配，使血止而不留瘀。热易伤津，口渴者加知母、黄柏、麦冬，以滋阴清热为主；久而腰困乏力加酒萸肉、山药、黄芪、党参，以补肾益脾为效；热扰心神，烦躁者加牡丹皮、丹参清热凉血、活血化瘀兼养血安神。

（李阳、张博 整理）

案 9：IgA 肾病（血热妄行兼血瘀证）

王某，男，11 岁，以"发作性肉眼血尿伴尿检异常半年"为代主诉，于 2021 年 3 月 31 日初诊。

现病史：患儿半年前外感后出现肉眼血尿，无浮肿，尿量正常，未处理自行好转。外感后再次出现肉眼血尿，至郑州市儿童医院查尿常规：尿蛋白（－），隐血（＋＋＋），镜检红细胞 382./μL。24 小时尿蛋白定量 468mg，予抗感染治疗 5 天，效欠佳。5 个月前至我院，症见泡沫尿，咳嗽、咳痰、咽痛，查尿常规：尿蛋白（－），隐血（＋＋＋），红细胞 393.7/μL，镜检红细胞（＋）～（＋＋＋＋）/HP。24 小时尿蛋白定量 442～457.2mg。抗"O"283.9IU/mL。行肾穿示 IgA 肾病（Ⅱ级，MIE0S0T0C0，小管间质灶性急性炎症，灶性慢性病变），予抗感染及来氟米特片（20mg，1 日 1 次，口服）、厄贝沙坦片（0.15g，1 日 1 次，口服）、百令胶囊（2 粒，1 日 3 次，口服）、中药口服治疗。刻下症：患儿自测尿蛋白（±）～（＋），偶头晕，血压 129/83mmHg，易自汗，纳眠可，大便日 3～4 次，小便调。

查体：2 个月前行扁桃体摘除术，咽充血。舌红，苔薄黄，脉数。

辅助检查：血常规：白细胞 7.8×10^9/L，红细胞 4.71×10^{12}/L，血红蛋白 128g/L，血小板 375×10^9/L，中性粒细胞百分比 52.9%，淋巴细胞百分比 33.2%。尿常规：尿蛋白（－），隐血（＋＋＋），镜检红细胞 1762/μL，镜检红细胞（＋）/HP。24 小时尿蛋白定量 928mg。血生化、肾小管七项未见异常。

西医诊断：IgA 肾病（Ⅱ级）。

中医诊断：尿血。

中医证型：血热妄行兼血瘀。

治法：清热凉血，活血化瘀。

方药：自拟清热止血方加减。

处方：生地黄15g，牡丹皮12g，墨旱莲15g，茜草15g，女贞子15g，白及12g，仙鹤草15g，当归12g，黄芩12g，连翘12g，大蓟10g，小蓟15g，甘草6g，砂仁6g，煅牡蛎15g。中药配方颗粒14剂，每日1剂，分2次冲服。来氟米特片（20mg，1日1次，口服，若服用后不适可改为10mg，12小时1次，口服）；贝那普利片（10mg，1日1次，口服）。

二诊：2021年4月13日。自测尿蛋白（-），自汗较前好转，食后服中药见胃脘部胀满，2小时后缓解，怕热，纳眠可，二便调。咽无充血。舌红，苔薄少，脉数。复查血常规：白细胞7.2×10⁹/L，红细胞4.92×10¹²/L，血红蛋白136g/L，血小板343×10⁹/L，中性粒细胞百分比37.7%，淋巴细胞百分比50%。尿常规：尿蛋白（-），隐血（+++），红细胞234/μL，镜检红细胞2～5个/HP。中药守上方去煅牡蛎，加鸡内金10g，继服14剂，每日1剂，分2次冲服。余药同前。

三诊：2021年4月27日。自测尿蛋白（-）～（±），诸症减轻，纳眠可，二便调。咽充血。舌淡红，苔薄少，脉数。复查血常规：白细胞8×10⁹/L，红细胞5×10¹²/L，血红蛋白138g/L，血小板317×10⁹/L，中性粒细胞百分比41.4%，淋巴细胞百分比45.6%。尿常规：尿蛋白（-），隐血（+++），镜检红细胞121.1/μL，镜检红细胞1～4个/HP。中药守上方加冬凌草15g，继服21剂，每日1剂，分2次冲服。余药同前。嘱患儿下次就诊时复查血常规、尿常规。

四诊：2021年5月28日。自测尿蛋白（±），诸症减轻，纳眠可，二便调。咽充血。舌尖红，苔黄腻，脉数。复查血常规：白细胞8.6×10⁹/L，红细胞5.28×10¹²/L，血红蛋白145g/L，血小板378×10⁹/L，中性粒细胞比例41.7%，淋巴细胞比例44.4%。尿常规：尿蛋白（-），隐血（+++），镜检红细胞138.3/μL，镜检红细胞2～6个/HP。中药守上方墨旱莲加至30g，加鱼腥草15g，继服14剂，每日1剂，分2次冲服。余药同前。

五诊：2021年6月22日。自测尿蛋白（-），自行停用中药1周，1天前剧烈活动，今晨出现肉眼血尿，纳眠可，大便调。咽充血，舌尖红，苔薄白，脉数。复查血常规：白细胞8.8×10⁹/L，红细胞4.82×10¹²/L，血红蛋白134g/L，血小板334×10⁹/L，中性粒细胞百分比49.1%，淋巴细胞百分比38.1%。尿常规：尿蛋白（±），隐血（+++），镜检红细胞4469.9/μL，镜检红细胞（++++）/HP。中药守上方加琥珀3g，继服14剂，每日1

剂，分 2 次冲服。余药同前。

六诊：2021 年 7 月 7 日。自测尿蛋白（－），纳眠可，二便调。咽无充血。舌尖红，苔薄白，脉数。复查血常规：白细胞 99.9×10⁹/L，红细胞 4.72×10¹²/L，血红蛋白 137g/L，血小板 312×10⁹/L，中性粒细胞百分比 50.2%，淋巴细胞百分比 37.4%。尿常规：尿蛋白（－），隐血（＋），红细胞 117.2/μL，镜检红细胞 2 ～ 6 个/HP。中药守上方继服 14 剂，每日 1 剂，分 2 次冲服。余药同前。

随访：患儿病情稳定，规律复诊逐渐减停来氟米特片、贝那普利片，中药巩固治疗 2 个月后停药。

按：丁樱教授结合多年丰富的临床经验，认为 IgA 肾病病因多为外感风热等邪气，或进食海鲜、辛辣等腥发燥热动风之品，内因主要为素体有热，血分伏热；病机为风热相搏或热毒炽盛、血分伏热、瘀血阻滞及脾肾亏虚，导致血液不循脉道而溢出脉络之外，从而加重病情，缠绵难愈。因此本病病机可以概括为"热""虚""瘀"；强调该病早期以"风热"及"血热"为主，治法以疏风清热，凉血为主；后期以"阴虚""气虚"为主，治法以养阴益气、补肾为主，而血瘀则贯穿该病始终，治疗时不能单纯止血，而当化瘀止血，故而活血化瘀是治疗本病的关键。本案例患儿发病初期为血热妄行兼血瘀之证，自拟清热止血方依据 IgA 肾病热、虚、瘀的病机，集凉血止血、化瘀止血、收敛止血方药于一身，共收消血尿之效，经用药 28 剂治疗后，尿检中镜检红细胞数目从 1762/μL 下降至 121.1/μL，五诊时患儿自行停用中药后出现肉眼血尿，中药组方时加入琥珀一味、散瘀止痛、利水通淋，使得效专更强，血尿得到明显改善；丁教授认为，扶正与祛邪相辅相成，任何阶段都不能顾此失彼，故在治疗 IgA 肾病全程中，用墨旱莲、女贞子滋补肝肾以扶正，黄芩、连翘清热解毒以祛邪。

方中生地黄、牡丹皮清热凉血；大蓟、小蓟凉血止血，散瘀解毒；茜草化瘀止血；白及、仙鹤草收敛止血；当归活血养血；黄芩、连翘清热解毒；墨旱莲、女贞子滋补肝肾；甘草调和诸药，全方合用，共奏清热凉血、活血化瘀之效。大便稀，加砂仁温中化湿止泻；多汗加煅牡蛎收敛止汗；食滞加鸡内金健脾消食；咽红加冬凌草清热解毒利咽；鱼腥草一直有"中药抗生素"之称，也为我国重要的药食两用资源，性微寒，清热解毒，药理学研究其具有抑菌抗病毒、免疫调节及抗炎等作用；《名医别录》载琥珀能"主安五脏，定魂魄，消瘀血，通五淋"，琥珀味甘、性平，归心、肝、膀胱经，专入血分，有安神定惊、活血散瘀、利尿通淋的功效，尤对血尿效佳。五诊时患儿因未按时服药，加上剧烈活动而发作肉眼血尿，丁樱教授巧用琥珀治疗血尿，使得血尿迅速好转。

（张博 整理）

案 10：IgA 肾病（肺脾气虚兼血瘀证）

徐某，男，16 岁，以"发作性肉眼血尿 3 年 10 月余"为代主诉，于 2019 年 7 月 16 日初诊。

现病史：患儿 3 年 10 个月前患外感后出现浓茶色肉眼血尿，至郑州大学第一附属医院查尿常规：尿蛋白（+++），隐血（+++）。24 小时尿蛋白定量 1.43g。血生化：肌酐 166μmol/L。行肾穿示轻度系膜增生型 IgA 肾病伴急性肾小管损伤，确诊"IgA 肾病"，予注射用甲泼尼龙（0.5g，1 日 1 次，静脉滴注 3 天）冲击治疗，院外口服醋酸泼尼松片（20mg，1 日 3 次，口服，3 周改为隔日 60mg，1 日 1 次，口服，现已停 2 年），1 周内尿蛋白转阴，院外规律复查，尿蛋白持续阴性，隐血（+）～（+++）。1 年半前因外感后再次出现肉眼血尿，查尿蛋白阴性，住院抗感染治疗 1 周后好转出院。1 周前查尿常规：尿蛋白（++），隐血（+++），拒绝住院治疗。刻下症：患儿自测尿蛋白（+）～（++），少气懒言，食欲不振，纳少，眠可，二便调。

查体：咽轻度充血。舌淡红，苔薄白，脉细弱。

辅助检查：血常规：白细胞 11.3×10⁹/L，红细胞 5.54×10¹²/L，血红蛋白 164g/L，血小板 345×10⁹/L，中性粒细胞百分比 64.1%，淋巴细胞百分比 27.7%。尿常规：尿蛋白（+），隐血（+++），红细胞 191.9/μL，镜检红细胞（+）/HP。24 小时尿蛋白定量 642.6mg。

西医诊断：IgA 肾病（轻度系膜增生性 IgA 肾病伴急性肾小管损伤）。

中医诊断：尿浊。

中医证型：肺脾气虚兼血瘀。

治法：补肺健脾，益气活血。

方药：归脾汤加减。

处方：黄芪 30g，党参 15g，白术 10g，当归 10g，茯苓 12g，防风 10g，白及 12g，仙鹤草 30g，芡实 30g，益母草 15g，丹参 10g，桃仁 10g，甘草 10g。中药配方颗粒 14 剂，每日 1 剂，分两次冲服。贝那普利片（10mg，1 日 1 次，口服）。

二诊：2019 年 7 月 30 日。患儿诸症好转，纳眠可，二便调。舌淡红，苔薄白，脉细弱。复查血常规：白细胞 9.1×10⁹/L，红细胞 5.05×10¹²/L，血红蛋白 151g/L，血小板 315×10⁹/L，中性粒细胞比例 55.3%，淋巴细胞比例 35.4%。尿常规：尿蛋白（±），隐血（+++），镜检红细胞 28.9/μL，镜检红细胞 2～6 个/HP。24 小时尿蛋白定量 153mg。肾损七项：尿微量白蛋白 163.55mg，尿免疫球蛋白 G：15.328mg/L，尿 α₁ 微球蛋白 5.41mg/L，尿 β₂ 微球蛋白 0.05mg/L，N-乙酰-β-D-葡萄糖苷（NAG）酶 4.5U/L，余未见异常。

食物不耐受：鳕鱼 171.1U/mL，余未见异常。中药守上方继服 14 剂，每日 1 剂，分 2 次冲服。余药同前。交代患儿近 3 个月禁食鱼类及相关的半成品食物，3 个月后再复查食物不耐受。

三诊：2019 年 8 月 13 日。患儿咽痛，时咳，少痰，纳眠可，二便调。咽充血。舌尖红，苔薄白，脉细弱。复查血常规：白细胞 8.4×10⁹/L，红细胞 5.32×10¹²/L，血红蛋白 158g/L，血小板 292×10⁹/L，中性粒细胞百分比 59.2%，淋巴细胞百分比 32.1%。尿常规：尿蛋白（±），隐血（+++），红细胞 126.8/μL，镜检红细胞 5～10 个/HP。24 小时尿蛋白定量 256mg。肾损七项：尿微量白蛋白 80.1mg，尿免疫球蛋白 G 8.596mg/L，尿 α₁ 微球蛋白 5.98mg/L，尿 β₂ 微球蛋白 0.06mg/L，NAG 酶 6.7U/L，余未见异常。中药守上方加山豆根 6g，浙贝母 10g，继服 14 剂，每日 1 剂，分 2 次冲服。余药同前。

四诊：2019 年 8 月 27 日。患儿自测尿蛋白（-）～（±），现鼻塞，咽轻度充血，舌尖红，苔薄白，脉细弱。复查血常规：白细胞 9.9×10⁹/L，红细胞 5.22×10¹²/L，血红蛋白 156g/L，血小板 306×10⁹/L，中性粒细胞百分比 62.7%，淋巴细胞百分比 27%。尿常规：尿蛋白（-），隐血（+++），镜检红细胞 5173/μL，镜检红细胞（+++）/HP。24 小时尿蛋白定量 256mg。处方：①中药守上方去山豆根、浙贝母，加鱼腥草 15g，白芷 12g，继服 6 剂，每日 1 剂，分两次冲服。②中药守上方去山豆根、浙贝母，加鱼腥草 15g，继服 8 剂，每日 1 剂，分两次冲服，6 天后服用。加用来氟米特片（前 3 天 30mg，1 日 2 次，口服，后改为 30mg，1 日 1 次，口服）；余药同前。

五诊：2019 年 9 月 19 日。患儿未诉不适，纳眠可，二便调。舌淡红，苔薄白，脉细弱。复查血常规：白细胞 7.4×10⁹/L，红细胞 4.91×10¹²/L，血红蛋白 146g/L，血小板 289×10⁹/L，中性粒细胞百分比 61.1%，淋巴细胞百分比 29.1%。尿常规：尿蛋白（±），隐血（±），红细胞 38.8/μL，镜检红细胞 2～5 个/HP。中药守上方继服 28 剂，每日 1 剂，分 2 次冲服。余药同前。

随访：后患儿规律复诊，病情持续稳定，于 2020 年 4 月 7 日停用来氟米特片，2020 年 6 月 12 日停用所有药物。

按：IgA 肾病的病机多为正虚标实。根据患儿患病时脏腑的功能状态，肺脾为本或脾肾为本，多数患者因虚致实，常又伴有病邪，如湿阻、瘀血、痰浊等。脾肺气虚在本病发病中有重要作用，常认为脾虚失运，无力统摄血液，不能为胃行津布津，肺失宣降，水道不通，气虚固摄，精微外泄，则可发为血尿、蛋白尿等证；久而则引发病邪之物，多种因素相互作用表现出气短懒言、自汗等症。

归脾汤中寓含四君子汤和当归补血汤之意，主要补脾肺之气为主，以生血之源阳生阴长，气旺血生，在临床中应用广泛。方中黄芪健脾补中、利尿消肿，尤其善补助脾肾之气，作用广泛，集补虚、利水、固表为一体，不仅补助脾气，同时还可以利尿，改善患者临床症状，故为本方君药；党参补脾肺气，补血，生津，肺为水液代谢的重要器官，补助肺气，可以有助于水液的代谢；白术健脾益气，燥湿利水；当归养血活血，对免疫功能处于抑制状态的机体具有免疫调节与恢复作用，当归水煎液对多种致炎症引起的急慢性炎症均有显著的抑制作用；茯苓利水渗湿、健脾；防风祛风解表，与黄芪、白术成玉屏散之意，以防外邪袭表；白及、仙鹤草收敛止血；芡实补脾肺，益肾固精，减少蛋白外泄；益母草、丹参、桃仁活血养血，利尿消肿；甘草健脾和中，调和诸药。诸药合用共奏健脾益气、补肺化瘀、收敛止血、活血养血之功。伴咽痛、咳嗽、少痰，加山豆根、浙贝母清热解毒，利咽化痰。伴鼻塞，加白芷通鼻窍、宣肺气。伴血象高，加鱼腥草，清热解毒，以抗感染，减轻炎症反应。

有研究提出食物过敏可能参与 IgA 肾病的发病，通过直肠黏膜斑贴试验来评估 IgA 肾病患者对大豆和牛奶蛋白的直肠黏膜敏感性，发现将近 50% 的 IgA 肾病患者对大豆和牛奶具有直肠黏膜反应，且其血清食物抗原特异性抗体 IgG 显著升高。肠道通透性增加可促进肠道内多种食物抗原进入血循环而诱发全身免疫反应，长期大量的食物抗原刺激可导致含食物抗原的 IgA1 在肾小球的沉积，从而激活补体导致或加重 IgA 肾病。避免食用某些高致敏性或富含食物凝集素的食物可能对部分 IgA 肾病患者，尤其是血清多种食物特异性抗体滴度较高的患者有一定疗效。

（张博　整理）

第五节　狼疮性肾炎

案 1：狼疮性肾炎（热入血络证）

马某，女，16 岁，以"低热伴皮疹 20 余日"为主诉，于 2009 年 1 月 17 日初诊。

现病史：患儿 20 天前因发热于郑州大学第一附属医院住院治疗，体温 37.5℃左右，躯干及颜面部皮肤散发红色斑疹，伴全身乏力不适，查抗 ANA 抗体（1 ：1000 阳性），抗 ds-DNA（±）。诊断为系统红斑狼疮（SLE），予白芍总苷胶囊、糖皮质激素等经治疗十余日，症状好转出院。但患儿仍觉乏力，遂来诊。刻下症：体温正常，全身乏力不适，汗出多，偶有指关节、腕关节酸痛不适，皮肤散在红色斑丘疹，晚间出现，白天消退，无蝶形红斑、关节变形及日光敏感等，小便少，大便偏稀。

体格检查：舌暗红，苔少，脉细涩。神志清，精神好，营养中等，全身皮肤黏膜散发红色斑丘疹，颜面部无蝶形红斑及盘状红斑，浅表淋巴结未触及肿大，咽部稍红，扁桃体无肿大，心肺无异常，上腹部无压痛，腹平软，肝脾胁下未及，双肾压痛、叩击痛（－），神经系统检查无异常。

辅助检查：尿常规：潜血（－），白细胞（±），蛋白（±）；镜检红细胞 0～2 个/HP，镜检白细胞（＋）/HP，上皮细胞（＋＋）/HP；抗 ANA 抗体（1：1000 阳性），抗 ds-DNA（±）。

西医诊断：系统红斑狼疮（SLE）。

中医诊断：痹证。

中医证型：热入血络。

治法：清热凉血，活血通络。

方药：自拟凉血通络方。

处方：生地黄 15g，牡丹皮 15g，知母 15g，当归 15g，丹参 15g，首乌藤 15g，鸡血藤 30g，海风藤 12g，徐长卿 12g，云苓 15g，薏苡仁 15g，煅牡蛎 15g，甘草 10g。15 剂，日 1 剂，水煎分 2 次服。

二诊：2009 年 2 月 11 日。患者无发热，四肢仍出点片状皮疹（较前减轻），压之退色，不瘙痒，颜面部自觉发热，偶有皮疹，皮疹消退快，反复发作，偶有指关节痛，近十余日开始脱发，舌暗红，苔少，脉细涩。辅助检查：尿常规：红细胞 1～4 个/HP，白细胞 0～2 个/HP，酮体（±）。血常规：白细胞：$4.4×10^9$/L，红细胞：$4.2×10^{12}$/L，血红蛋白 115g/L，血小板 $138×10^9$/L。上方加乌梅 10g 酸甘敛阴，养血生津。30 剂，日 1 剂，水煎服。

三诊：2009 年 3 月 20 日。仍时见皮疹，瘙痒明显，部位及时间同上，但较前减轻，脱发稍好转，未见手指关节疼痛，二便可。辅助检查：血常规：白细胞 $3.9×10^9$/L，红细胞 $4.6×10^{12}$/L，血红蛋白 112g/L，血小板 $128×10^9$/L。上方加地肤子 15g，解表化湿，祛风止痒。25 剂，日 1 剂，水煎服。

四诊：2009 年 3 月 20 日。仍时见皮疹，瘙痒明显，部位及时间同上，但较前减轻，脱发稍好转，未见手指关节疼痛，二便可。效不更方，继服上方 20 剂。

五诊：2009 年 6 月 15 日。体温正常，近期颜面部皮疹出现脱屑，其他部位偶见皮疹，脱发明显好转，阴雨天偶见指、腕关节酸痛，二便可，舌脉同前。辅助检查：血常规：白细胞 $4.2×10^9$/L，红细胞 $4.5×10^{12}$/L，血红蛋白 115g/L，血小板 $122×10^9$/L。尿常规：尿蛋白（－），潜血（－），白细胞（±），镜检红细胞 0～1 个/HP，镜检白细胞 0～1 个/

HP。守上方继服 20 剂，日 1 剂，水煎服。

六诊：2009 年 8 月 18 日。体温正常，近期未出现皮疹，脱发消失，关节偶痛，较前明显减轻，全身乏力明显好转。上方改为 2 日 1 剂，30 剂，以巩固治疗。

随访：此后患者病情持续稳定。

按：系统性红斑狼疮（SLE）是一种侵犯多系统和多脏器的全身结缔组织的自身免疫性疾病。患者体内存在多种自身抗体和其他免疫学改变。本病发病原因和病机尚未明了，大量研究表明，本病是在遗传易感体质的基础上，因外界环境作用激发体内免疫功能紊乱和免疫调节障碍所引起的自身免疫疾病。研究发现，本病患者 T–B 淋巴细胞及淋巴细胞亚群之间平衡失调，T 淋巴细胞绝对值及抑制性 T 淋巴细胞减少，致使 B 淋巴细胞亢进，产生大量的自身抗体而致病。临床特点为多器官、多脏器损害，临床症状多样，首发症状各异。早期表现多为非特异的全身症状，如低热，全身乏力不适，体重减轻，关节酸痛；也可以是某一系统或某一器官的症状为早期表现，如皮疹、雷诺现象、脱发、口腔溃疡、淋巴结肿大、贫血、紫癜等；也可以以某一项或几项化验室指标异常为首发症状，如蛋白尿或血尿，不明原因血沉加快，肝功能异常，心电图异常。上述异常可单独出现数月或数年，其他症状不出现。小儿易发生狼疮危象。本例患儿表现多为低热、全身乏力、关节酸痛等早期全身非特异性症状和皮疹等皮肤黏膜系统早期表现，加之化验室指标抗 ANA 抗体（阳性）和抗 ds-DNA（±），故可确诊。患者属于早期，症状不典型，一旦出现典型症状，治疗十分困难，故早期治疗很重要，尤其是中医药治疗，效果值得肯定。丁樱教授对本病的辨治有三点认识，首先要在以本病的早期为切入点，常可截断扭转，丁樱教授处方以"清热凉血，活血通络"为治法，方中以生地黄、牡丹皮、当归、丹参等凉血、活血的药物为主，可改善患者的高凝状态，亦可能会调节患者的免疫紊乱和障碍；首乌藤、鸡血藤、海风藤不但可以凉血，又可以通络搜邪，通利关节，直达病所，为丁樱教授治疗风湿免疫性疾病的用药特色，现代药理研究发现，藤类药物多具有抑制免疫反应作用，甚合本病的免疫功能亢进病理机制；患儿表邪未解，皮疹散发，以徐长卿解表；患儿久病伤脾，水失健运，大便偏稀，以云苓、薏苡仁健脾化湿，又可反佐，防药物过寒伤阳；汗出较多，以煅牡蛎收敛固表；甘草调和诸药。方证相合，诸药切合病机，故收效甚捷；二诊，患儿诸症好转，但出现脱发症状，"发为血之余"，因此丁樱教授于方中加入乌梅酸甘敛阴，养血生津。三诊时患儿脱发好转，但仍有皮疹反复，伴瘙痒，丁樱教授于方中加入地肤子解表化湿，祛风止痒，此后患儿病情稳定，复查血尿常规亦无明显异常，守方治疗半年余，终获全效。

（李向峰、白明晖　整理）

案2：狼疮性肾炎（瘀热内结，血瘀水阻证）

钱某，女，17岁，以"反复浮肿5年，再发1周"为主诉，于2019年3月15日初诊。

现病史：患者5年前无明显诱因眼睑及双下肢浮肿，查尿常规：尿蛋白（+++）。当地医院诊断为肾病综合征。予足量强的松（60mg/d）口服，效果不佳，又至我院就诊，查ANA（+），抗–dsDNA（+），诊为"狼疮性肾炎"，加服雷公藤多苷和环磷酰胺冲击治疗（具体不详），并服用中药治疗一年余，尿蛋白转阴，浮肿消退，病情稳定。1周前双下肢脚踝部水肿，明显指凹性，伴乏力，遂来诊。因患儿病情较重，丁樱教授门诊开具中药后，将患儿收住院治疗。刻下症：口渴少尿，肿处皮肤光亮，纳差眠可，大便干。

查体：双下肢脚踝部明显水肿，按之凹陷；咽红，双侧扁桃体未见明显肿大；舌质暗红，苔黄腻，舌体胖大，脉数。

辅助检查：尿常规：蛋白（+++），潜血（+++）。尿沉渣镜检：红细胞（++++）/HP。24小时尿蛋白定量6.33g。抗核抗体（ANA）：1：3200（+++）；尿放免检查：微量白蛋白2712μg/mL，IgG206.3μg/mL。肾脏穿刺病理报告示狼疮性肾炎（Ⅴ型）。

西医诊断：狼疮性肾炎（Ⅴ型）。

中医诊断：水肿。

中医证型：瘀热内结，血瘀水阻。

治法：清热活血，利水消肿。

方药：（自拟）活血利水方。

处方：生地黄10g，当归15g，怀牛膝15g，红花6g，丹参15g，三七粉3g，玄参15g，菊花15g，夏枯草15g，北沙参15g，钩藤12g，木蝴蝶3g，黄芩12g，泽泻15g，猪苓15g，车前子30g，大腹皮20g，陈皮10g，甘草4g。14剂，日1剂，水煎服。西药予洛丁新、科素亚、强的松、雷公藤口服，及肝素静滴治疗，并于4月3日至8日行甲泼尼龙冲击，4月23至28日第二次甲泼尼龙冲击治疗。

二诊：2019年5月13日。患者出院后尿量正常，经2次激素冲击治疗后水肿较前减退，但时有反复，伴四肢乏力，易出汗。自测尿蛋白（±），尿潜血（+）。24时尿蛋白定量1.06g，月经推迟，纳可，大便正常，舌质淡，苔薄白，脉沉细。四诊合参，证属"肺脾气虚"，治以"益气活血，利水消肿"为法，调整处方如下：黄芪30g，茯苓15g，丹参15g，川芎15g，红花6g，当归15g，怀牛膝15g，桂枝9g，白芍15g，泽泻15g，车前子15g，大腹皮20g，甘草4g。14剂，日1剂，水煎服。

三诊：2019 年 6 月 12 日。患者近 1 个月来下蹲后双膝时有酸困，右手指出现雷诺现象，且手指发凉发白，重时发青发紫，下肢伴轻度浮肿，月经半年未来。余无特殊不适，自测尿蛋白每日晨起中段尿尿蛋白（−），尿常规：尿蛋白（−），潜血（−），镜检红细胞（＋）/HP。血常规：白细胞 4.8×10⁹/L，血红蛋白 110g/L，淋巴细胞百分比 29.8%，中性粒细胞百分比 62.3%，血小板 174×10⁹/L。舌质淡红，苔薄白，脉细。患儿阳气不足，水湿阻络，血脉瘀阻，治以"益气活血，健脾祛湿兼温阳"为法。处方如下：生黄芪 30g，云茯苓 20g，白术 15g，防风 6g，川芎 15g，丹参 15g，当归 15g，红花 10g，怀牛膝 15g，冬瓜皮 30g，杜仲 10g，制附子 10g，枸杞子 10g，白芍 15g，细辛 6g，通草 12g，甘草 4g。28 剂，日 1 剂，水煎分 3 次服。

四诊：2019 年 7 月 28 日。患者近 1 个月病情稳定，手指转温，雷诺现象消失，午后双下肢仍有轻度浮肿，月经量少，色淡。24 小时尿蛋白 0.51g。患儿病情好转，治以"益气活血，补益肝肾"为法。处方如下：生黄芪 45g，太子参 15g，菟丝子 15g，桑寄生 15g，川断 15g，肉苁蓉 15g，当归 15g，丹参 30g，芡实 20g，细辛 6g，通草 10g，鸡血藤 30g，甘草 10g。14 剂，日 1 剂，水煎分 3 次服。

五诊：2019 年 8 月 20 日。自诉下午常觉面部瘀胀，月经正常，纳眠可，大便正常，舌质红，苔黄稍厚。查尿常规（−）。血常规：白细胞 4.3×10⁹/L，红细胞 4.24×10⁹/L，血红蛋白 102g/L，血小板 117×10⁹/L。患儿病情稳定，自觉面部瘀胀因瘀血阻络，气化不利而致，治以"益气活血、补益肝肾"为法。处方如下：生黄芪 45g，太子参 15g，菟丝子 15g，桑寄生 15g，肉苁蓉 15g，泽泻 12g，丹参 30g，当归 15g，云茯苓 15g，玉米须 30g，佩兰 12g，黄芩 15g，鸡血藤 15g，甘草 6g。28 剂，日 1 剂，水煎服。

六诊：2019 年 10 月 13 日。患者一般情况可，晨起偶有恶心，自觉面稍胀，纳眠可，二便正常，咽红，舌质红，苔薄黄。查 24 时尿蛋白 0.085g，今查尿常规（−）。血常规：白细胞 2.5×10⁹/L，红细胞 3.59×10⁹/L，血红蛋白 106g/L，血小板 109×10⁹/L。上方去佩兰加冬凌草 15g 清热利咽，巩固治疗。14 剂，日 1 剂，水煎服。

七诊：2020 年 4 月 10 日。半年来患者病情稳定，无特殊不适，纳眠可，二便正常，各项检查基本正常，停药观察，门诊随诊。

按： 狼疮性肾炎，是以肾脏损害为主要表现的系统性红斑狼疮，是一种累及多系统、多器官的具有多种自身抗体并有明显的免疫紊乱的自身免疫性疾病。本病多见于中、青年女性，轻者为无症状蛋白尿或血尿，无水肿、高血压；多数病例可有蛋白尿、红白细胞尿、管型尿或呈肾病综合征表现，伴有浮肿、高血压或肾功能减退，夜尿增多较常见；少数病例起病急剧，肾功能迅速恶化。多数肾受累发生于发热、关节炎、皮疹等肾外表现之后，重型病例病变常迅速累及浆膜、心、肺、肝、造血器官和其他脏器组织，并伴相应的临床表现。本患者为 LN（Ⅴ型），症状较为典型，病情较重。丁樱教授根据患者的症状体征，遵循中医"血不利则为水"理论，初诊以清热活血，利水消肿为主，活血药与利水药并用，以治水肿之标为主。然水肿之证皆有肺脾肾三脏功能失调，三焦气化不利，水泛肌肤所致，其本为虚，二诊患者明显表现出水肿反复发作，四肢乏力，易出汗，舌质淡，苔薄白等症。肺脾两脏亏虚明显，然瘀血化水之病理机制未变，故以益气活血，利水消肿为主。三诊时患者明显出现阳虚症状，故在益气活血的基础上加制附子、细辛等温阳之品，以助肾之气化。四诊中，患者由于久病及肾，出现肝肾不足，故在原方基础上加菟丝子、桑寄生、川断等补肝肾之品。五诊至八诊患者病情基本稳定，仅在守原治则基础上适当加减，巩固治疗，体现了治慢性病"有方有守"的原则。

（李向峰、李阳　整理）

案 3：狼疮性肾炎（气阴两虚兼瘀血证）

张某，女，13 岁，以"浮肿伴尿常规异常 2 年余"为代主诉，于 2019 年 6 月 15 日初诊。

现病史：患者于 2017 年 6 月因神疲乏力、失眠，在郑州市某医院被诊为"系统性红斑狼疮"，服用强的松治疗两月余，病情缓解。2017 年 12 月出现下肢浮肿，浮肿逐渐加重，查尿常规：蛋白（++）；抗核抗体（1：100 阳性）。在某医院诊断为狼疮性肾炎住院治疗 2 个月余，病情未见明显好转，遂求治于丁樱教授诊治。刻下症：全身高度浮肿，以双下肢为甚，压之深陷不起，腰膝酸痛，身困乏力，小便量少，舌红、舌下瘀筋紫暗，苔薄白，脉弦缓。查尿常规：尿蛋白（++++），余（-）。24 小时尿蛋白定量 4.5g。

西医诊断：狼疮性肾炎。

中医诊断：水肿。

中医证型：气阴两虚兼瘀血。

治法：益气养阴，解毒化瘀，活血利水。

方药：六味地黄丸加减。

处方：太子参 15g，黄芪 30g，生地黄、泽泻、石韦各 12g，山茱萸、牡丹皮各 9g，茯苓 15g，白茅根、益母草各 30g，连翘 15g，鱼腥草 28g，白术、蒲公英各 15g，丹参 15g。20 剂水煎服，日 1 剂，分 3 次服。西药予雷公藤多苷片 1.5mg/（kg·d），每日分 3 次口服。

二诊：服上方 20 剂后，水肿减轻，腰痛好转，神疲乏力也减，查尿常规：尿蛋白

（+++）。24 小时尿蛋白定量 2.2g。处方上方加泽兰 15g，菟丝子 15g。30 剂，水煎服，日 1 剂，分 3 次服。查肝功能、雌激素等内分泌功能检查未见异常。

三诊：上方续服 3 个月，症状基本消失。查尿常规蛋白（﹣）。24 小时尿蛋白定量 0.07g。抗核抗体转阴。查肝功能、雌激素等内分泌功能检查未见异常。

守方继服，巩固治疗。雷公藤多苷片停服。

按： 系统性红斑狼疮、狼疮性肾炎初期多表现为热毒内盛，或湿热内蕴，日久则耗气伤阴，煎熬血液，瘀血内阻，血不利则为水，而致水肿的发生。本例患儿气阴两虚、瘀血内阻、水湿内生，故治以益气养阴，活血利水。方中黄芪、太子参、生地黄、山萸肉益气养阴；丹参、牡丹皮活血化瘀，连翘、蒲公英清热解毒；茯苓、泽泻、石韦、茅根以利水渗湿，利水消肿；益母草、泽兰既可活血，又能利水，共奏滋阴益气、解毒化瘀之功，故获良效。丁樱教授从大量的临床实践中认识到，瘀血是导致肾脏疾病发生发展不可忽视的因素，瘀血形成后，可影响整个病程的转归，是肾病迁延不愈的主要原因。"血不利则为水"，瘀血又阻碍肾脏的气化，使体内水液代谢失常，从而进一步加重病情。故在辨证论治的基础上常酌情佐用活血化瘀之药，对于瘀血证候突出者，常以活血化瘀为主，实践证明，确能提高疗效。

（李向峰、白明晖　整理）

案 4：狼疮性肾炎（气阴两虚兼血瘀证）

林某，女，14 岁。以"面部红斑、浮肿伴尿检异常 17 个月"为代主诉，于 2017 年 3 月 8 日初诊。

现病史：患儿 17 个月前不明原因出现颜面部红斑及浮肿，当地医院查抗核抗体、ds-DNA 均为阳性。尿常规：尿蛋白（++），潜血（+），镜检红细胞（+）/HP。诊断考虑狼疮性肾炎，予以泼尼松片口服 ［2mg/（kg·d）］，病情未完全缓解，时轻时重，遂来诊。刻下症：神清，精神差，乏力，关节酸痛，手足心热，汗出较多，大便偏干。

体格检查：舌质暗红，苔黄，脉细弱。双眼睑轻度浮肿，咽暗红，扁桃体Ⅰ°肿大，心肺（﹣），肝脾无肿大，双下肢无水肿。

辅助检查：尿常规：尿蛋白（++），潜血（+），镜检红细胞（++++）/HP。

西医诊断：狼疮性肾炎。

中医诊断：水肿。

中医证型：气阴两虚兼血瘀。

治法：益气养阴，活血化瘀。

方药：（自拟）肾病序贯Ⅱ号方加减。

处方：生黄芪 30g，太子参 10g，桑寄生 10g，菟丝子 10g，生地黄 10g，知母 10g，黄柏 10g，丹参 15g，当归 10g，旱莲草 15g，女贞子 10g，三七粉 3g（冲），甘草 6g。15剂，日 1 剂，水煎，分二次服。西药予泼尼松片改为晨起顿服，并予西药雷公藤多苷片[1.5mg/（kg·d）] 口服。同时予医嘱避光，忌辛辣刺激饮食。

二诊：2017 年 3 月 22 日。患儿诸症稍减，但新增腰部酸痛，舌质暗红，苔白，脉细弱。辅助检查：尿常规：尿蛋白（+），潜血（+），镜检红细胞 5 ～ 8 个 /HP。此乃刚烈燥热之激素损伤肾阳所致。上方加巴戟天 10g 以加强补肾之功。30 剂，日 1 剂，水煎，分 2次服。西药予泼尼松片减量为隔日晨起顿服，雷公藤多苷片 [1.5mg/（kg·d）] 继服。

三诊：2017 年 4 月 25 日。患儿上述症状基本消失，仍留有面部稍许红斑，舌红苔少，脉细数。辅助检查：尿常规：尿蛋白（－），潜血（+），镜检红细胞 3 ～ 6 个 /HP。效不更方，上方继服 30 剂。西药予泼尼松片 4 周减 5mg 至停用，雷公藤多苷片减为 1mg/（kg·d）继服。

随访：此后患儿守上方随症加减，门诊随诊半年，狼疮未再活动，尿蛋白持续阴性，潜血（+），病情稳定。

按： 狼疮性肾炎的形成关乎内、外因，内因多为先天不足，后天失养，损伤五脏精气，或七情内伤，阴阳失调；外因多为复感邪毒，或服食毒热之品，致气血阻滞，运行不畅，邪毒久稽经络血脉所致。总之，"热、虚、瘀"为本病基本病机。本病例为水肿气阴两虚证（激素减量期）。阶段治疗当温肾固阳为主，兼于气阴双补。故方中生黄芪、太子参、菟丝子、桑寄生、巴戟天温补脾肾阳气。生地黄、知母、黄柏、女贞子、旱莲草以滋阴清热，当归、丹参、三七粉活血化瘀，体现了"血瘀贯穿病程始终"的学术理念。甘草调和诸药。本方配伍精当，谨守病机，调整阴阳，故获良效。

（李向峰、胡明格　整理）

第六节　遗　尿

案1：遗尿（下元虚寒、心肾不交证）

王某，女，8 岁 6 个月，以"夜间遗尿 3 年余"为代主诉，于 2020 年 9 月 23 日初诊。

现病史：患儿自 5 岁开始，常夜间遗尿，夜梦纷纭，睡眠较深，不易唤醒，每周2 ～ 3 次，严重时每周 5 ～ 7 次。曾多方求治，先后用遗尿丁、氯醋酯等西药及中药贴剂、民间验方等治疗，症状改善不明显，遂来诊。刻下症：夜间遗尿，白天小便正常，纳差，大便偏稀，四肢怕冷，纳食不佳。

体格检查：面色萎黄，神疲乏力，形体偏瘦，咽无充血。心肺查体无异常。舌淡红，苔白厚，脉沉细。

辅助检查：骶椎正位片提示未见阴性脊柱裂。尿常规未见异常。

西医诊断：原发性夜遗尿。

中医诊断：遗尿。

中医证型：下元虚寒，心肾不交。

治法：温肾固涩，缩尿止遗。

方药：自拟醒脑止遗方加减。

处方：覆盆子 10g，枸杞子 10g，桑螵蛸 10g，益智仁 10g，石菖蒲 6g，郁金 10g，菟丝子 15g，五味子 6g，金樱子 10g，山药 20g，乌药 6g，麻黄 6g，炙甘草 6g。中药配方颗粒 14 剂，日 1 剂，水冲服。

辅助治疗：夜间减少饮水、睡前排尿、膀胱功能训练、夜间定时叫醒，鼓励患儿醒后自主排尿，以站起后自主排尿为目的。

二诊：2020 年 10 月 9 日。服药期间患儿仍有夜间尿床，每周 1～2 次，但较前容易唤醒，手脚发凉较前缓解。因患儿下元虚寒症状仍在，上方加肉苁蓉 6g 温补肾阳，继服上方 28 剂。

三诊：2020 年 11 月 3 日。患儿症状已明显缓解，偶有白天过度疲惫后尿床，夜间容易唤醒。继服 28 剂巩固治疗，仍配合以上非药物疗法。

四诊：2020 年 12 月 15 日。患儿近 1 个月来仅 1 次夜间尿床，四肢发凉已明显改善，家长要求继续服药，丁樱教授建议其停药观察 2 周，后随访得知，停药近半个月未再发夜间遗尿，家长仍坚持夜间唤醒。

按：本例患儿为原发夜遗尿，其发病可能与幼时不良排便习惯相关。患儿平素大便偏稀，四肢怕冷，舌淡红、苔白厚，脉沉细。中医属"遗尿"范畴，四诊合参，证属下元虚寒，心肾不交。因此，丁樱教授予自拟醒脑止遗方加减，方中菟丝子补益肾精，固脬止遗；覆盆子益肾固精缩尿；五味子收敛止遗；枸杞子滋补肝肾；金樱子固精缩尿；桑螵蛸补肾助阳，固精缩尿；石菖蒲、郁金醒神开窍；山药、乌药、益智仁即缩泉丸，可温脾暖肾，固精缩尿；甘草调和诸药。方中最妙处，为生麻黄，可发散阳气，有助于唤醒；诸药合用，宣肺温肾健脾，固精缩尿止遗，直达病所。因患儿病程久，慢病宜守方缓图。二诊时，虽遗尿症状仍有，但脾肾阳虚之候已有改善，丁樱教授于方中加入肉苁蓉填精益肾，温补下元。三诊时，患儿症状已明显好转，家长仍坚持服药，并配合膀胱训练、控制饮水等辅助治疗，最终取得了满意疗效。

（李向峰、高敏　整理）

案 2：遗尿（肝肾阴虚兼湿热证）

葛某，男，10岁，以"尿床 4 年余"为代主诉，于 2016 年 5 月 20 日初诊。

现病史：4 年来患儿常夜间遗尿，夜梦纷纭，说梦话，多于梦中尿床，每周 2～3 次，严重时每晚必遗 1 次，不易唤醒。患儿未经系统治疗，曾自服民间偏方并于当地医院针灸治疗月余，症状未见明显改善。患儿学习成绩一般，有自卑感，性情急躁，平素喜欢吃辛辣之品。刻下症：夜间遗尿，饮水多时更为明显，纳差，大便溏稀，形体消瘦，手足心热，夜间盗汗明显，纳食不佳，小便略黄、尿味重。

既往史：无特殊。

过敏史：否认药物及食物过敏

体格检查：形体消瘦，咽红，舌质红，苔黄稍腻，脉细数。

辅助检查：骶椎片提示未见隐性脊柱裂。尿常规：尿蛋白（–），潜血（–），白细胞 3.9/μL，细菌：282.3/μL，红细胞 0/μL。

西医诊断：原发性夜遗尿。

中医诊断：遗尿。

中医证型：肝肾阴虚兼湿热。

治法：滋补肝肾，清热化湿，缩尿止遗。

方药：五子衍宗丸合知柏地黄丸加减。

处方：覆盆子 10g，菟丝子 15g，枸杞子 10g，桑螵蛸 10，五味子 6g，金樱子 10g，知母 6g，黄柏 10g，熟地黄 10g，山药 20g，益智仁 20g，乌药 6g，石菖蒲 6g，郁金 10g，酸枣仁 15g，炙甘草 3g，砂仁 6g，鸡内金 6g。中药配方颗粒 7 剂，日 1 剂，水冲服。

辅助治疗：嘱家长切勿责骂患儿，多鼓励支持；夜间少饮水，睡前排尿；坚持夜间唤醒排尿一次。

二诊：2016 年 5 月 27 日。近 1 周仅尿床 1 次（遗尿量较前少），睡眠后仍汗出较多，睡眠后较前容易唤醒，饮食较前好转，大便仍偏稀，舌质红，苔白厚，脉细数。上药加煅龙骨、煅牡蛎各 30g，继服 14 剂。

三诊：2016 年 6 月 15 日。服上方后患儿症状明显好转，近 20 天尿床 2 次，其中 1 次因睡前饮水过多所致，患儿精神状态也明显改善，夜间汗出减少，大便基本成形。舌质略红，舌苔白稍厚，脉滑数略细。效不更方，家长要求多开几天药，继服上方28剂。嘱咐家长仍坚持夜间唤醒，夜间尽量减少饮水。

此后该患儿未按时复诊。2018年9月11日患儿因患他病来丁樱教授门诊求诊，经咨询得知，家长又在当地按丁樱教授药方抓药煎服，坚持3月之久，现患儿未再发夜间遗尿，即使夜间不唤醒也能安睡至天亮。

按：本患儿属肝肾阴虚为主，故长期尿床，性情急躁，夜间盗汗明显。一般肝胆郁热患儿多半伴有尿路感染，但本患儿尿常规正常，而尿味腥臊较重，舌苔黄厚，兼湿热证无疑。丁樱教授治以"滋补肝肾，清热化湿，缩尿止遗"为则，予五子衍宗丸合知柏地黄丸加减。方中菟丝子补益肾精，固脬止遗；覆盆子益肾固精缩尿；五味子收敛止遗；枸杞子滋补肝肾；金樱子固精缩尿；乌药、益智仁温脾暖肾，固精缩尿，再加上方中的山药即治遗尿方缩泉丸；阴阳互根，方中桑螵蛸既能补肾助阳，又能固精缩尿；石菖蒲、郁金醒神开窍；砂仁、鸡内金健脾消食，合山药培土制水，这组药物也是本方精妙之处；甘草调和诸药。诸药合用，切合病机，故患儿服药1周症状已有所改善。二诊时患儿仍夜眠多汗，丁樱教授于方中加入煅龙骨、煅牡蛎，既收敛止汗，又能敛正气入肾，固本培元。诸药合用，再加上家长积极配合，故本患儿最终也取得了满意疗效。

（李向峰、高敏　整理）

案3：遗尿（肺脾气虚证）

李某，男6岁5个月，郑州市金水区人，以"尿床2年余"为代主诉，于2019年3月29日初诊。

现病史：患儿自幼穿纸尿裤至4岁，4岁后夜间仍穿纸尿裤，家长发现患儿几乎每晚尿床，少则1次，严重则2～3次，尿量多，每次尿布浸透外渗，难以唤醒，偶尔不遗尿。1年前曾于郑州市儿童医院查泌尿系彩超及尿常规等无异常发现，至今遗尿未做治疗。纳眠可，大便正常。刻下症：夜间遗尿每晚至少一次，睡眠欠安，汗出较多，动则多汗，易感冒，纳差，大便溏薄，自汗出，易感冒，舌淡，苔白厚，脉缓弱。

西医诊断：原发性夜遗尿。

中医诊断：遗尿。

中医证型：肺脾气虚。

治法：补肺健脾，固摄止遗。

方药：补中益气汤合缩泉丸加减。

处方：太子参10g，生黄芪10g，炒白术10g，当归6g，北柴胡5g，升麻3g，乌药

6g，山药 20g，盐益智仁 10g，桑螵蛸 10g，砂仁 3g，鸡内金 6g，金樱子 10g，桑螵蛸 10g，麻黄 6g，炙甘草 6g。中药配方颗粒 7 剂，每日 1 剂，水冲服。嘱患儿家长逐渐减少纸尿裤使用。

二诊：2019 年 4 月 9 号。在服用上方 3 剂后，其母亲晚上没有为其使用纸尿裤，患儿尿床次数也大幅减少，每有尿意都会起床小便，大便成形，仍汗出较多，查咽红，苔薄白，脉浮缓弱。上方去砂仁，减麻黄为 3g，加五味子 6g，继服 14 剂。

三诊：2019 年 4 月 16 号。上方服 1 周后，尿床症状基本消失，患儿自汗减轻，纳食可。嘱停药观察，后门诊随访半年，未再发。

按：本患儿遗尿原因有二：其一长期用纸尿裤，其二患儿体质较弱，肺脾气虚，上虚不能制下，以致睡中遗尿，尿频量多。故以补中益气汤升阳举陷，补益肺脾；缩泉丸加桑螵蛸收摄固约，缩尿止遗；患儿脾虚湿盛，纳食欠佳，故于方中加入砂仁、鸡内金既能健脾消食，又可培土制水；又于方中可加入麻黄以加强其宣发温煦之功，俾肺气得宣，膀胱得固，则遗尿可止。于缩尿止遗方中加入麻黄为丁樱教授治疗遗尿的经验用药，除肝经湿热证外，其余各证均可配合应用，常用量为 3～5 岁每剂 4g，6～12 岁每剂 6g，12 岁以上每剂 9g，临床未发现心悸、多汗、失眠等剂作用，一般在服药第 3 天起即可能取效。

（李向峰、高敏　整理）

案 4：遗尿（隐性脊柱裂，脾肾阳虚证）

牛某，男，9 岁，郑州市经开区人。以"遗尿 6 年"为代主诉，于 2019 年 3 月 12 日初诊。

现病史：患儿自幼（3 岁起）遗尿，每晚遗尿 1 次，睡眠较深，不易唤醒，身材较同龄儿偏矮，学习成绩较差。先后于郑州市多家医院及私人中医诊所就诊，服精氨加压素、氯醒酯等西药及中药、针灸等治疗，患儿症状改善不加，仍每晚遗尿。4 天前我院行 X 线检查，结果示第 1 骶椎椎板未完全闭合，提示隐性脊柱裂。刻下症：患儿每晚遗尿 1 次，量多，尿色清，寐深不易唤醒，夜眠多汗，面色淡白，精神不振，纳呆，大便干稀不调，舌淡，苔薄白，脉沉缓。

西医诊断：隐性脊柱裂。

中医诊断：遗尿。

中医证型：脾肾阳虚。

治法：温补脾肾，缩尿止遗。

方药：五子衍宗丸合桑螵蛸散加减。

处方：覆盆子 10g，金樱子 10g，菟丝子 10g，五味子 10g，枸杞子 10g，桑螵蛸 10g，石菖蒲 12g，煅龙骨 30g，郁金 10g，益智仁 10g，砂仁 6g，鸡内金 9g，麻黄 6g，甘草 6g。中药配方颗粒 14 剂，每日 1 剂，水冲服。嘱夜间少饮水，睡前排尿，定时唤醒。

二诊：2019 年 3 月 29 日。患儿服上方后，仍夜间遗尿，但易于唤醒，若家长夜间按时唤醒则无遗尿，若未按时唤醒则夜间仍遗尿一次，尿量较前减少，夜眠仍有汗出，较前稍轻。效不更方，上方加煅牡蛎 30g，合龙骨收涩止汗，14 剂，每日 1 剂。

三诊：2019 年 4 月 16 日。患儿夜间遗尿较前改善明显，配合夜间饮水控制及定时唤醒，近 2 周来仅有 2 次尿床，其中 1 次因睡眠太晚而尿床，较前改善明显的症状是即便家长夜间没有唤醒，患儿于夜间 1～2 点有尿意时也会主动起床排尿，夜间出汗较前明显减少，大便偏干，舌质红，苔白稍厚，脉沉，沉按时脉稍数。症状改善明显，上方去龙骨、牡蛎，继服 14 剂。

四诊：2019 年 5 月 10 日。近半月来患儿家长仍坚持夜间唤醒，患儿未发生一次遗尿，去龙骨、牡蛎后，大便基本正常，夜间仍有汗出，但较前明显减少，入睡后汗出消失，舌尖红，苔厚微黄，脉细数。继服三诊方 14 剂。

五诊：2019 年 6 月 1 日。服药期间未发遗尿，近 1 周来心烦，夜眠多梦，舌尖红，小便黄、味重，舌苔稍厚微黄，脉细数略沉。考虑患儿服温补脾肾日久生热，上方加淡竹叶 10g，清心泻火，反佐诸药，14 剂。

六诊：2019 年 6 月 21 日。患儿服上方后心烦、夜眠多梦等症状明显好转，小便转清，仍舌苔白稍厚，脉细数略沉。嘱其继服上方 14 剂巩固治疗。

随访：后患儿未再复诊，2 个月后经电话随访，患儿家长诉，患儿近期病情稳定，2 月间近一次因外出游玩疲劳而偶发遗尿。因患儿病情稳定，加上居住地离医院较远，就诊不便，故病情稳定后已停药，但仍坚持夜间少饮水，睡前排尿。

按： 本患儿为隐性脊柱裂所致遗尿，脊柱裂会引起马尾神经的病变，经常表现为患儿对大小便的控制力较弱，出现反复尿床的行为，故患儿此前多方就诊，而症状改善不佳。本患儿伴有脊柱裂，但位置靠骶椎，且椎板缺失症状较轻，故经合理的行为疗法及配合中药疗症状应该可以改善。结合患儿每晚遗尿，尿量多，尿色清，寐深不易唤醒，夜眠多汗，面色淡白，精神不振，纳呆，大便干稀不调，舌淡，苔薄白，脉沉缓等证候，四诊合参，属中医脾肾阳虚证，肾主骨生髓，脊柱裂患儿也当属肾阳虚范畴。脾肾两虚，水无所制，故遗尿量多次频；肾虚火不暖土，脾虚运化失健，故见面色淡白，纳呆便溏。本证论治，重在脾肾双补，塞流澄源，故丁樱教授治以"温补脾肾，缩尿止遗"，予五子衍宗丸合桑螵蛸散加减。五子衍宗丸补肾益元，桑螵蛸散收摄固约，二方合用，共奏补益脾肾元气以澄源，约束膀胱水道以固涩之功。因患儿病程较长，初服方药遗尿虽没有明显改善，但尿量及睡眠较深等症状的较前明显好转，因夜眠汗出较多，二诊于基本方中加入煅牡蛎，和煅龙骨一起收收敛止汗，收缩治遗之效。三诊后患儿症状改善明显，大便偏干，考虑龙骨、牡蛎所致，方中去龙骨、牡蛎后继服巩固治疗，遗尿症状基本控制。由于小儿体质瘦弱，易实易热，所服药物温补为主，疗程又长，易从阳化热，故出现心烦，夜眠不安，小便短黄等心火亢进证候，丁樱教授于方中可酌加淡竹叶，起反佐之用。诸药配合，切合病机，加上加战悉心护理，夜间定时唤醒，本患儿经治疗三月余，最终疗效显著。

（李向峰、高敏　整理）

第五章 其他疾病

第一节 发热相关性疾病

案1：亚急性坏死性淋巴结炎（热毒炽盛，痰瘀阻络证）

席某，男，16岁。以"发热伴颈部包块肿痛3天"为代主诉，于2019年2月14日初诊。

现病史：患儿3天前不明原因发热，体温最高39℃，恶寒、无汗，伴左侧颈部包块肿大、疼痛，触痛明显，无咳嗽、流涕等伴随症状，当地诊所予布洛芬、头孢克肟、蒲地蓝消炎口服液等治疗，患儿发热不退。刻下症：高热，恶寒、寒战、左侧颈部包块肿大、疼痛，触痛明显，无咳嗽、流涕，无皮疹，纳食一般，大便偏干，小便短黄。

既往史：无特殊。

过敏史：否认药物及食物过敏。

体格检查：舌红苔白厚腻，脉浮数。神志清，精神可，全身为见皮疹，左侧颈部可触及一枚直径约3cm×3cm大小淋巴结，边界清晰，触痛明显，活动度可。咽充血明显，扁桃体Ⅰ°大，心肺查体未见异常；四肢关节无肿胀畸形。神经系统查体未见异常。

辅助检查：血常规：白细胞$5.5×10^9$/L，中性粒细胞百分比52.2%，淋巴细胞百分比37%，血小板$144×10^9$/L，血红蛋白148g/L。异常淋巴细胞比率1%；第1小时末血沉28mm。血生化及病原学未见异常，结明三项及结核菌感染T细胞斑点试验（Tsport）均阴性，胸部正位片未见肺部炎症改变。

西医诊断：发热淋巴结肿大待查，亚急性坏死性淋巴结炎？

中医诊断：瘰疬。

中医证型：热毒炽盛，痰瘀阻络。

治法：清热解毒，散结消瘀。

方药：普济消毒饮加减。

处方：黄芩 10g，黄连 6g，连翘 10g，板蓝根 15g，玄参 10g，桔梗 6g，柴胡 6g，升麻 3g，陈皮 6g，炒僵蚕 10g，浙贝母 10g，炒牛蒡子 10g，生石膏 30g，知母 10g，甘草 3g。3 剂，水煎服，日 1 剂。

二诊：2019 年 2 月 20 日。仍发热，恶寒，寒战，无汗，心烦，大便干，淋巴结肿大同前，咽红，舌红，苔厚腻。患儿太阳表证明显，结合伤寒论 39 条"太阳中风脉浮紧，发热无汗身疼痛，不汗出而烦躁者，大青龙汤主治"，调整用药思路及处方，改予大青龙汤加味。处方：麻黄 18g，桂枝 12g，白芍 10g，杏仁 10g，生石膏 30g，生姜 9g，大枣 10g，炙甘草 6g。中药配方颗粒剂 1 剂，4 个小时内分 2 次冲服。

三诊：2019 年 2 月 21 日。服上方后患儿持续微汗出 2 小时，体温渐降至正常，24 小时后来诊。症见无发热，恶寒及头痛等症状缓解，颈部淋巴结肿大同前，舌苔白厚腻，脉滑数。表证已解，里热稍清，痰浊阻络仍在，调整处方为三仁汤合小柴胡汤加减。处方：杏仁 10g，豆蔻 6g，生薏苡仁 20g，滑石 20g，甘草 6g，姜厚朴 6g，淡竹叶 10g，法半夏 6g，小通草 6g，北柴胡 24g，黄芩 10g，生石膏 30g，桔梗 6g。中药配方颗粒剂 3 剂，每日 1 剂，冲服。

四诊：患儿服上方后体温持续正常，大便正常，舌苔消退，颈部淋巴结明显缩小。上方加芦根、瓜蒌各 10g，继服 3 剂巩固治疗。

随访：1 周后，患儿体温持续正常，复查颈部淋巴结 B 超提示淋巴结较前明显缩小，大小约 1cm×1cm。

按：本患儿西医疑似亚急性坏死性淋巴结炎，明确诊断需进行淋巴结活检，若确诊，治疗需用糖皮质激素方能获效。患儿家长不愿接受颈部淋巴结活检，也抗拒激素治疗，遂转求丁樱教授会诊，治疗过程中由于辨病治疗不效而改为六经辨证。患儿四诊合参，初诊辨证属热毒炽盛，痰瘀阻络，选用普济消毒饮加减，貌似切合病证，但患儿太阳表证未解，时方难以奏效，患儿症状改善不佳。二诊时患儿"发热、无汗、恶寒、头痛"等表证仍在，改予大青龙汤先解其表，患儿药后汗出微汗，汗出时间较长，发汗后热退、头痛恶寒等症状随之消退。三诊时表证既解，湿热及痰浊仍在，改予三仁汤合小柴胡汤加减，方中三仁汤宣上焦、畅中焦化湿清热；合用柴胡、黄芩、生石膏，取小柴胡汤合生石膏汤之意，瘰疬病位在少阳，故合用小柴胡汤运转枢机，加石膏取白虎汤之意，兼清阳明。经方时方合用，诸药切合病机，故终获良效。

（李向峰　整理）

案 2：药物热（不药而愈案）

王某之宝，女，6 月龄。以"反复发热 20 余天"为代主诉，于 2019 年 7 月 26 日收入河南中医药大学第一附属医院儿科五病区。

现病史：20 天前患儿无明显诱因出现发热，最高温度 38.6℃，病初无鼻塞、流涕、咳嗽、皮疹、水肿等症状，在当地诊所查血常规提示血象高（未见报告），查体见咽喉红肿，给予药物肌注 3 天又输液 4 天（含头孢类抗生素，具体用药不详）等治疗 7 天，治疗过程中躯干部出现一过性粟粒样红色皮疹，仍反复发热。13 天前至商丘某医院查血常规：白细胞 $24.24×10^9$/L，红细胞 $4.44×10^{12}$/L，中性粒细胞百分比 10.4%，淋巴细胞百分比 84.2%，单核细胞百分比 4.7%，C 反应蛋白 <10mg/L。考虑感染较重，收住该院 PICU。入院后查优生优育四项（巨细胞、单纯疱疹病毒、风疹等常见病原）、EB 病毒壳抗原 VCR-IgM 抗体、EB 病毒（VCR-IgA）抗体等病原检查均阴性。免疫四项、肝肾功等也未见异常。因怀疑病毒性脑炎行腰椎穿刺查脑脊液（脑脊液细胞数 $28×10^6$/L）检查。彩超（肝胆脾胰、双肾及心脏）等均未见明显异常。胸片：双肺纹理增多、增粗，双肺门影增浓。骨髓细胞学检查：骨髓象增生减低，可见异型淋巴细胞，巨核细胞、血小板少见。该患儿住院期间按"EB 病毒感染"给予"头孢他啶针、氢化可的松针、更昔洛韦针"等药物住院治疗 10 余天，期间患儿仍反复发热，体温波动在 38.1℃～39.0℃之间，伴见鼻塞、流清涕、咳嗽、少痰。2 天前，在家长要求下转至普通病房，复查血常规 +CRP：白细胞 $9.33×10^9$/L，红细胞 $4.17×10^{12}$/L，中性粒细胞占比 21.9%，淋巴细胞占比 73.6%，单核细胞占比 3.2%，嗜酸性粒细胞占比 1.3%，C 反应蛋白 <10mg/L。EB 病毒核酸检查、巨细胞病毒核酸检查均阴性。胸片：双肺纹理增多、增粗，双肺门影增浓。继予上述治疗 2 天，仍发热。因家长听说我院儿科五病区为河南省中西医结合儿童不明原因发热诊疗中心，遂连夜转院入科。刻下症：发热，中低热为主，偶咳，稍流涕，纳乳好，二便正常。

查体：神志清，精神佳，全身散发淡红色皮疹，无瘙痒，双侧颈部可触及数枚淋花生豆大小淋巴结；心肺查体无异常；腹软，肝脏肋下及边，质软，脾脏未触及；四肢关节无肿胀畸形；神经系统查体无殊。

辅助检查：脊液常规：潘氏试验（-），白细胞 $6×10^6$/L；脑脊液生化（-）；脑脊液病原：均阴；血沉 21mm/h；彩超：双下肢动静脉（-），双侧颈部淋巴结可见（较大者 10mm×5mm）；骨髓涂片未见异常。

西医诊断：不明原因发热（中枢神经系统感染？ EB 病毒感染？ ）。

中医诊断：温病。

中医证型：邪犯卫气。

诊疗经过：入院后暂予抗病毒及补液对症治疗，中药予柴胡桂枝各半汤加减。入院后体温波动在 38.5～39.2℃，每日 3 次热峰，口服布洛芬可降至正常，于入院第 3 天请丁樱教授会诊。

丁教授查看患儿后发现虽然体温在 38℃以上，但精神状态却很好，除偶咳、流涕外无其他症状，结合患儿的病史特点及排查的各项检查结果，最后把病因锁定在病毒性脑炎及药物热两种可能性上，丁樱教授指出，既然患儿精神状态好，脑脊液细胞数较前明显下降，提示脑炎引起的发热可能性不大，不建议过度治疗；因患儿年龄小，先前用药过于杂乱，结合目前发热、伴有皮疹，应首先考虑药物热可能，建议停用一切药物，观察患者的体温变化，如若体温逐渐降至正常，就可明确为药物热，若体温仍持续不降，再考虑其他因素。

丁樱教授会诊后次日，患儿体温就降到了正常，而且皮疹也逐渐消退，持续监测体温正常 3 天后办理出院。出院一周后，电话随访患儿家长很高兴地说出院后体温一直正常，饮食、睡眠等各方面均正常。这样的结果再次印证了丁樱教授的判断是正确的。

按：药物热指用药所致的发热，是临床常见的药源性疾病，是药物过敏反应的一种特殊表现。药物热一般是持续高热，常达 39～40℃。但发热虽高，患者的一般情况尚好，与热度不成比例。应用各种退热措施（如退热药）效果不好，但如停用致敏药物，有时即使不采取抗过敏措施，体温也能自行下降。药物热常伴药疹，也有不伴药疹的单纯性药热。表现有恶寒（或寒战）发热，热型有弛张热、稽留热、间歇热或微热。还可伴有周身不适、头痛、肌肉疼痛、关节痛、淋巴结肿痛和消化系统症状等，继而部分患者还可出现皮疹、血管神经性水肿等。皮疹呈多形性对称性分布，并往往伴有瘙痒或烧灼感；皮疹类型有猩红热样红疹、荨麻疹及麻疹样红斑、固定性红斑等；皮疹严重者，停药后热度可持续较长时间。若患者原有感染已获控制，且无新感染或二重感染的证据，白细胞总数不高，无明显的左移与中毒性颗粒，或有嗜酸粒细胞增多，停药而热度下降、皮疹消退者，则"药物热"的诊断即可肯定。我们在临床上曾不止一次地遇到药物热的患儿，如果不去认真分析寻找原因，很容易导致误诊，引起患儿反复发热。借此案例，也再次提醒所有的医务人员，遇到不明原因的发热，请不要忘记了，还有用药惹的祸，请记住除外"药物热"。

（李向峰　整理）

案3：夏季热（肺脾气虚证）

岳某，女，8个月，以"发热20余天"为代主诉，于2005年7月25日入院。

现病史：患儿20余天前不明原因发热，体温最高39℃，当地医院查外周血白细胞11.6×10⁹/L，中性粒细胞为主，胸部正位片无异常，外周血培养两次均提示表皮葡萄球菌生长。诊断为"败血症"，予万古霉素等静点治疗3天，患儿仍发热，遂来诊，由门诊以"败血症"收入儿科病房。入院症见：发热，体温波动于37.2～39.3℃，无皮疹，无咳嗽等不适，纳入可，饮水多，大便正常，小便量多。

既往史、个人史、家族史等无异常。

体格检查：咽轻度充血，舌质淡，苔白稍厚，指纹淡紫。神志清，精神好，面色淡白，偏瘦，全身无皮疹，未触及浅表淋巴结肿大。心肺查体未见异常，腹软，肝脾肋下未触及明显肿大。神经系统查体无异常。

辅助检查：血常规：白细胞8.6×10⁹/L，中性粒细胞百分比52.6%，淋巴细胞百分比41.5%，血红蛋白115g/L，血小板262×10⁹/L。尿常规（－）。肝肾功能未见异常。病原学未见异常。

西医诊断：败血症。

中医诊断：温病。

中医证型：邪犯卫气。

诊疗经过：入院后积极完善检查，复查血培养，西医治疗拟予万古霉素静点，因患儿家长惧怕万古霉素不良反应，希望请丁樱教授会诊后予中医治疗。入院次日丁樱教授应管床医师请求查看患儿。丁樱教授系统查看患儿后发现患儿虽然中高热为主，但精神尚佳，易逗笑，除额头微汗外，虽房间闷热，身体却无明显出汗，而且患儿饮水量多，除正常喝奶外每日能喝3～4奶瓶水（约800～900mL），小便量亦多。而且该患儿所住病房闷热，询问得知因患儿发热，家长怕感染加重未开空调。丁樱教授将患儿所有情况详细了解并结合查房所见，当即对管床医生说，这个孩子应为"夏季热"，结合患儿面色淡白，消瘦等症状，辨证属"肺脾气虚"，建议暂时不要用西药抗感染治疗，将房间空调开至28℃，保持凉爽，予中药治疗即可。

西医诊断：捂热综合征。

中医诊断：夏季热。

中医证型：肺脾气虚。

中医治法：甘温除热，养阴生津。

方药：补中益气汤加减

处方：生黄芪 9g，生白术 6g，陈皮 3g，升麻 3g，北柴胡 6g，太子参 9g，当归 6g，石膏 15g，知母 6g，麦门冬 6g，炙甘草 3g。3 剂，浓煎，每日 1 剂。

患儿当日房间温度调整后，体温即明显下降，服中药次日体温即接近正常（<37.5℃），住院观察 3 天，体温持续稳定，本院 2 次血常规回报均无异常。家长甚为高兴，还专门联系了当年河南发行量最大的报纸《大河报》报道此事。

按：夏季热为小儿特有的一种疾病，发病多见于 6 个月至 3 岁以下小儿。发病时间多集中于 6、7、8 三个月，与气候有密切关系，气温愈高，发病愈多，但在秋凉以后，症状多能自行消退。本病发病原因主要与小儿体质因素有关。因小儿先天禀赋不足，如早产儿、未成熟儿，肾气不足者；或因后天脾胃不足，发育营养较差，脾胃虚弱者；或因病后体虚，气阴不足者，入夏后不能耐受暑热气候的熏蒸，易患本病。本患儿偏瘦，面色淡白，证属肺脾气虚，丁樱教授予补中益气汤"甘温除热"，方中加石膏、知母，仿白虎汤之意，清气分之热，稍佐麦冬养阴生津。在药物治疗的同时，配合避暑降温，保持居住环境通风凉爽，故患儿体温很快降至正常。

（李向峰、陈文霞　整理）

第二节　皮肤相关性疾病

案 1：肺风粉刺（热毒炽盛，瘀血阻络证）

张某，男，14 岁。以"反复额面部、躯干部皮疹 1 年"为主诉，于 2018 年 8 月 3 日初诊。

现病史：1 年前患儿无明显诱因出现额面部、前胸、背部多发炎性丘疹，伴皮脂溢出，双上肢也有散发丘疹，无疼痛及瘙痒感。先后至多家医院就诊，按"痤疮"予"抗感染（罗红霉素、克林霉素等）、消痤丸、甘草锌"等药物口服，并外用复方黄柏洗液、百多邦等药物，皮疹仍反复，遂来诊。刻下症：患儿前额、面部、前胸、背部及双上肢大量炎性丘疹，伴皮脂溢出，无疼痛及瘙痒感，纳眠可，大便黏滞不爽。舌质暗红，舌苔白厚腻，脉滑数。

辅助检查：血常规示白细胞 $8×10^9$/L，红细胞 $5.58×10^{12}$/L，血红蛋白 163g/L，血小板 $264×10^9$/L，中性粒细胞占比 64.6%，淋巴细胞占比 29.5%。

西医诊断：痤疮。

中医诊断：肺风粉刺。

中医证型：热毒炽盛，瘀血阻络。

治法：清热凉血，化瘀通络。

方药：犀角地黄汤加减。

处方：生地黄 15g，牡丹皮 15g，赤芍 15g，水牛角粉 15g，栀子 10g，蒲公英 15g，忍冬藤 15g，海风藤 15g，当归 10g，生薏苡仁 30g，菊花 10g，甘草 10g。中药配方颗粒 14 剂，每日 1 剂，分 2 次温服。

大椎穴点刺放血。

忌辛辣、油腻饮食，少食生冷。

二诊：2018 年 8 月 14 日。颜面部及躯干部皮疹仍有少量新出，较前较少，余未诉不适，纳眠可，大便较前好转，仍黏滞不爽。舌质暗红，舌苔白厚稍腻，脉滑数。患儿病情好转，大便仍黏滞不爽，观其舌脉，患儿体内湿气较重，考虑为病程日久，兼之饮食不节，致使中焦湿热阻滞。上方加炒苍术 15g，佩兰 15g。继服 14 剂。

三诊：2018 年 9 月 15 日。患儿皮疹较前明显减少，少量新出，余未诉不适，纳食欠佳，大便基本正常。舌红，苔白厚，脉滑数。上方去藿香、佩兰，加紫花地丁 15g。中药配方颗粒 15 剂，温服。

四诊：2018 年 10 月 8 日。面部痤疮及躯干部丘疹未见新出，余无不适，纳眠可，二便正常。患儿要求巩固治疗。处方：生地黄 30g，牡丹皮 15g，土茯苓 15g，蒲公英 15g，紫花地丁 15g，菊花 15g，栀子 15g，黄芩 10g，川芎 10g，薏苡仁 15g，甘草 6g。中药配方颗粒 21 剂，2 日 1 剂，温服。仍忌辛辣、油腻饮食，少食生冷。

按：痤疮是毛囊、皮脂腺的一种慢性炎症性皮肤病，通常好发于面颈部、胸背部、肩膀和上臂，临床以白头粉刺、黑头粉刺、炎性丘疹、脓疱、结节、囊肿等为主要表现，常伴皮脂溢出。痤疮的发生主要与皮脂分泌过多油脂、毛囊皮脂腺导管角化、堵塞、痤疮丙酸杆菌感染和炎症反应等因素密切相关。多见于青春期患儿，和身体发育导致体内雄激素分泌旺盛有关，情绪及饮食等因素也会有影响。

本例患儿为男孩，正值青春期，体内雄激素分泌旺盛，兼之饮食不节，喜食辛辣、油腻食物，故致使颜面及躯干、上肢痤疮迁延不愈，热毒炽盛，夹瘀、夹湿。《素问·至真要大论》曰"诸痛痒疮，皆属于心"，心主血脉，患儿热毒炽盛致使湿浊、瘀血阻络，血脉不畅故发为本病。丁樱教授治以清热凉血，化瘀通络为法，予犀角地黄汤为底方加减治疗。方中生地黄、牡丹皮、赤芍、水牛角清热凉血；栀子、蒲公英清热解毒，通泻三焦之火；忍冬藤、海风藤搜风通络，使邪无所匿；当归活血养血，使心有所主；薏苡仁清热化湿，即清中焦湿热，有起反佐之效，防诸药过寒；菊花清热，兼清表邪，甘草调和诸药。诸药合用，切合病机，配合大椎点刺放血及饮食调理，使患儿迁延 1 年之顽疾，服药后明显好转。二诊时患儿病情好转，但大便仍黏滞不爽，观其舌脉，患儿体内湿气较重，考虑为病程日久，兼之饮食不节，中焦湿热阻滞所致，故方加炒苍术、佩兰芳香化湿。三诊时患儿体内湿邪明显消退，皮疹仍少量新出，故去藿香、佩兰，加紫花地丁 15g，加强清热之效，服药半个月后皮疹基本消退，无新出。四诊时丁樱教授仍以上方化裁清热化瘀，减轻清余邪，告诫患儿仍需注意饮食，以免病情反复。

（李向峰、高敏　整理）

案 2：荨麻疹（风热相搏证）

常某，男，5 岁，周口市人。以"皮疹 1 周"为代主诉，于 2019 年 3 月 18 日初诊。

现病史：1 周前患儿无明显诱因躯干部出现红色斑丘疹，伴痒感，量多。2 天前患儿右臂出现紫癜样皮疹，针尖至绿豆大小，量少，偶腹痛，至当地医院诊断为"过敏性紫癜"，未治疗。1 天前患儿出现左膝关节疼痛。刻下症：患儿皮肤散见中等量红色皮疹，不痒，伴腹痛、膝关节疼痛，余无不适，纳眠可，二便调。

体格检查：皮肤散见红色斑丘疹，高出皮面，压之退色，皮肤划痕征（+），脐周轻压痛，无反跳痛，左膝关节无肿胀、压痛，活动可。舌红，苔黄，脉浮数。

辅助检查：血常规：白细胞 7.5×10^9/L，红细胞 4.74×10^{12}/L，血红蛋白 137g/L，血小板计数 269×10^9/L，中性粒细胞百分比 39.4%，淋巴粒细胞百分比 51.8%，单核细胞百分比 4.2%，嗜酸性粒细胞百分比 4.2%。尿常规：尿蛋白（-），隐血（-），白细胞 2.1/μL，红细胞 0/μL。

西医诊断：荨麻疹。

中医诊断：瘾疹。

中医证型：风热相搏。

治法：疏风清热。

方药：自拟风热消疹方加减。

处方：白鲜皮 10g，地肤子 6g，浮萍 10g，菊花 10g，连翘 10g，板蓝根 10g，忍冬藤 10g，络石藤 10g，萆薢 6g，川芎 6g，甘草 6g。7 剂，日 1 剂，水煎服。

西药：氯雷他定片每次 5mg，1 日 1 次，口服。

二诊：2019 年 3 月 25 日。服上药后，患儿皮疹渐消退，现偶有少量红色皮疹反复，无明显瘙痒，无腹痛、关节痛，稍咽痛，纳眠可，二便调。查体：躯干部皮肤散见少量淡红色斑丘疹，压之退色，舌红，苔微黄，脉浮。中医辨证为风热相搏证，治疗以"疏风清热，滋阴养血"为则，上方加冬凌草10g。14剂，日1剂，水煎服。西药同前。

三诊：2019年4月4日。患儿皮疹消退，无瘙痒，咽痛缓解，无发热、腹痛等症，纳眠可，二便调。查体无异常，舌红，苔薄白，脉平。停药观察。

按：荨麻疹俗称风疹块，是由于皮肤、黏膜小血管扩张及渗透性增加而出现的一种局限性超敏反应，通常在2～24小时内消退，但反复发生新的皮疹。病程迁延数日至数月。其病因非常复杂，约3/4的患儿找不到原因，特别是慢性荨麻疹。常见原因有：食物及食物添加剂；吸入物；感染；药物；物理因素如机械刺激、冷热、日光等；昆虫叮咬；精神因素和内分泌改变；遗传因素等。中医认为，本患儿禀赋不耐，风热外袭，蕴于肌腠而发，风热相搏，外不得透达，内不得疏泄，损伤肌表皮毛，皮疹外显以风团为红色。《诸病源候论·风候》曰："夫人阳气外虚则多汗，汗出当风，风气搏于肌肉，与热气并，则生瘾疹。"故治当以疏风清热。用白鲜皮、地肤子、浮萍祛风清热，解毒止痒；菊花、连翘、板蓝根疏风清热解毒；风热相搏、气血搏结不通则痛，故患儿腹痛、关节痛，忍冬藤、络石藤、萆薢祛风通络，清热利湿兼止痛，"治风先治血、血行风自灭"，故加川芎以活血化瘀；甘草清热解毒，调和诸药。

（黄文龙　整理）

案3：荨麻疹（血热兼风热相搏证）

韩某，女，7岁，驻马店人。以"反复皮疹2年，加重40余天"为代主诉，于2019年8月16日初诊。

现病史：2年前患儿无明显诱因出现双手掌心，眼部、耳朵处皮疹，伴痒感，时隐时现，就诊于泌阳县人民医院，诊断为"荨麻疹"，予对症治疗后皮疹反复。后至驻马店中医院，予"复方甘草酸苷、西替利嗪"治疗，皮疹仍有反复，2～3个月反复1次。刻下症：患儿皮疹较前加重，每天新出，颜面、背部、前阴均可见，余无不适，纳欠佳，眠可，二便调。

查体：咽腔稍充血，全身散在红色皮疹，高出皮面，压之退色，舌红，苔腻略黄，脉浮数。

辅助检查：血常规：白细胞$8.91×10^9$/L，红细胞$4.73×10^{12}$/L，血红蛋白125.9g/L，血小板计数$258×10^9$/L，中性粒细胞百分比51.8%，淋巴细胞百分比39.9%，单核细胞百分比7.1%，嗜酸性粒细胞百分比1.0%。尿常规：尿蛋白（－），隐血（±），白细胞0/μL，红细胞0/μL。过敏原：猫毛皮屑0.61IU/L，混合草0.44IU/L，牛奶0.45IU/L，总

IgE>200IU/L。

西医诊断：顽固性荨麻疹。

中医诊断：瘾疹。

中医证型：血热兼风热相搏。

治法：清热凉血，疏风清热。

方药：自拟清热消疹方加减。

处方：生地黄 10g，玄参 10g，川芎 10g，当归 10g，浮萍 15g，白蒺藜 10g，络石藤 10g，忍冬藤 15g，海风藤 10g，薏苡仁 10g，砂仁 6g，鸡内金 6g，甘草 6g。14 剂，日 1 剂，水煎服。

西药：氯雷他定片每次 10mg，1 日 1 次，口服。

二诊：2019 年 8 月 30 日。服药期间，半月来皮疹新出 1 次，量较前明显减少，1 天消退，无明显瘙痒，余未诉不适，纳眠可，二便调。舌红，苔白厚，脉浮数。中医辨证为血热兼风热搏结证，治疗以"清热凉血，疏风清热"为则，守上方 28 剂，日 1 剂，水煎服。西药同前。

三诊：2019 年 10 月 8 日。患儿近 1 个月荨麻疹未见新出，余未诉不适，纳眠可，二便调。查体无异常，舌质红，苔白，脉稍数。辅助检查：血常规：白细胞 5.7×10^9/L，红细胞 4.56×10^{12}/L，血红蛋白 125g/L，血小板计数 267×10^9/L，中性粒细胞百分比 39.1%，淋巴细胞百分比 52.7%，单核细胞百分比 5.0%，嗜酸性粒细胞百分比 2.9%。治疗以"清热凉血，疏风清热"为则，守前方 28 剂，日 1 剂，水煎服。西药：停服氯雷他定片。

四诊：2019 年 11 月 5 日。患儿近 1 个月荨麻疹未见新出，无特殊不适，查体无异常，舌质红，苔薄白，脉平。嘱停药观察，2 个月后复诊，无异常。

按：本病患儿素体血热，血热妄行损伤血络，可见斑疹色鲜红，又遇风热外袭，风热损伤皮毛肌肉，"两阳相劫"，乃见鲜红皮疹，高出皮面，并可兼见发热、咽红、咽痛、皮肤瘙痒诸症。历来医家多从"风、热、湿、毒"等论治本病，本患儿内有血热，当清热凉血，外有风热，当疏风清热。患儿荨麻疹反复，病久必然伤及阴血，"渠清如许"，故以生地黄、玄参、当归养血凉血，清热解毒；络石藤、忍冬藤、海风藤清热解毒，凉血通络；川芎为血中气药，当助血行，如此则血行风自灭；浮萍、白蒺藜疏风清热，祛风止痒；患儿平素纳食欠佳，结合患儿舌脉，乃是有脾胃湿热，故佐以薏苡仁、砂仁、鸡内金以健脾助运化并燥湿利湿，"脾胃者，后天之本，中焦化气取汁，奉心化赤"，脾运健，气血生化则有源；甘草补中益气并调和诸药。

（黄文龙 整理）

案 4：婴儿湿疹（风湿热淫证）

马某，男，3 个半月，郑州市人。以"皮疹 3 月余"为代主诉，于 2019 年 1 月 8 日初诊。

现病史：患儿自出生至今颜面及躯干部出现游走性红色斑丘疹皮疹，瘙痒，无明显渗出，未予特殊处理。2 个月前颜面部皮疹，可见少量液体渗出，部分皮疹顶部出现脓点，间断外用药物后皮疹消退，但持续反复至今。现为求进一步治疗至我院门诊就诊。刻下症：颜面部出现大量红色斑丘疹，可见少量液体渗出，部分带有脓点，瘙痒，纳眠可，大便黏腻，5 日一解，小便可。

体格检查：全身皮肤黏膜无黄染，颜面部见大量红色斑丘疹，可见少量液体渗出，部分带有脓点。心肺腹查体无异常。舌质红，苔黄厚腻，指纹紫。

辅助检查：无。

西医诊断：婴儿湿疹。

中医诊断：奶癣。

中医证候：风湿热淫。

治法：清热利湿，祛风止痒。

方药：麻黄连翘赤豆汤加减。

处方：麻黄 6g，连翘 9g，杏仁 9g，赤小豆 30g，大枣 12 枚，桑白皮 10g，生姜 6g，炙甘草 6g。5 剂，两日 1 剂，水煎服。

外用除湿止痒洗液 面部湿敷，每日 1 次。

二诊：2019 年 1 月 18 日。患儿面部皮疹全部消退，无瘙痒，纳眠可，大便日行 1 次，小便调。查体：患儿精神可，全身皮肤黏膜无异常，咽无充血，心肺腹查体无异常。舌质红，苔白厚，指纹紫。患儿热象较前明显消退，辨证属风湿热淫证，治以"清热利湿，祛风止痒"为主，守前方加白术 10g，薏苡仁 10g。5 剂，两日 1 剂，水煎服。除湿止痒洗液停用。

三诊：2019 年 1 月 28 日。服上方后近 10 天无皮疹反复，纳眠可，大便日行 1～2 次，小便调。查体无异常。舌质淡红，苔白，指纹红。停药观察。1 个月后复诊，无皮疹反复。

按：婴儿湿疹，俗名奶癣，亦名"胎癥疮"，是婴幼儿期（0～2 岁）常见的一种慢性、复发性、炎症性皮肤病，主要表现为皮肤的瘙痒、干燥，严重者有渗出、皮肤增厚，多分布于两面颊、额部和头皮，亦可见于爬行的四肢。《外科正宗·奶癣》曰："奶癣因儿在胎中，母食五辛，父餐炙煿，遗热与儿，生后头面遍身发为奶癣，流滋成片，睡卧不安，瘙痒不绝。"父母过食五辛炙煿等致使湿热蕴结传于胎儿，生后又复感风邪，风湿热淫外发肌肤，乃见红色斑丘疹、水疱甚至糜烂，滋水淋漓，或有结痂，瘙痒剧烈，伴小便短赤、大便干结，甚者小儿烦哭不宁，其舌红，苔腻或黄腻，指纹紫或青紫，此乃湿热蕴郁于内、外阻经络肌肤之病候。治以"清热利湿，祛风止痒"，丁樱教授予经方"麻黄连翘赤小豆汤"，方中麻黄、杏仁、生姜辛温宣发，解表散邪于表；连翘、桑白皮、赤小豆苦寒清热解毒于内；甘草、大枣甘平和中，诸药共奏解表散邪、解热祛湿之效。服药后热象轻，但湿邪仍在，遂加健脾燥湿利水之白术、健脾渗湿除痹之薏苡仁，如此湿热风邪去，诸症得解。

（黄文龙　整理）

附 录

本院儿科散剂索引（按笔画排列）

1. 二陈止嗽散：陈皮、半夏、茯苓、紫苏子。

2. 三甲散：制鳖甲、制龟甲、炮山甲、鸡内金、炒槟榔、大砂仁、番泻叶。

3. 太苍散：太子参、苍术、云苓、车前子、藿香、乌梅。

4. 白蔻散：白蔻、砂仁、青皮、陈皮、香附、莪术、炙甘草、

5. 加味泻白散：桑皮、骨皮、麦冬、知母、川贝、黄芩、薄荷、桔梗、甘草。

6. 参苓白术散：莲子肉、薏苡仁、砂仁、桔梗、陈皮、白术、白扁豆、白茯苓、山药、党参、甘草。

7. 宣消散：麻黄、荆芥、薄荷、杏仁、苏叶、炒麦芽、焦山楂、炒神曲、番泻叶。

8. 养阴散：南沙参、麦冬、生地黄、石斛、天花粉、乌梅。

9. 消积健脾散：炒鸡内金、炒麦芽、炒神曲、焦山楂、陈皮、炒扁豆。

10. 顿咳散：百部、白前、紫菀、白及、前胡、车前子。

11. 寒咳散：杏仁、苏叶、陈皮、茯苓、干姜、细辛、制半夏。

12. 葶苈散：炒葶苈子、川贝母、白僵蚕、射干、甘草。

13. 藿香和胃散：藿香、陈皮、姜半夏、丁香。